薬のデギュスタシオン

製薬メーカーに頼らずに薬を勉強するために

岩田健太郎 編集
神戸大学医学部附属病院感染症内科教授

DÉGUSTATION OF MEDICINE

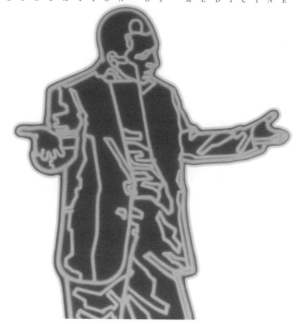

金芳堂

執筆者一覧（五十音順）

青島 周一	徳仁会中野病院薬局
赤木 祐貴	国立病院機構横浜医療センター薬剤部
岩岡 秀明	船橋市立医療センター代謝内科
岩田 健太郎	神戸大学医学部附属病院感染症内科
岩本 修一	元広島大学病院総合内科・総合診療科
大野 智	大阪大学大学院医学系研究科統合医療学寄附講座
鎌田 一宏	東京城東病院総合内科
岸田 直樹	感染症コンサルタント／北海道薬科大学客員教授
金城 紀与史	沖縄県立中部病院総合内科
金城 光代	沖縄県立中部病院総合内科・リウマチ膠原病科
倉原 優	国立病院機構近畿中央胸部疾患センター内科
笹木 晋	高槻病院総合内科
佐藤 直行	沖縄県立中部病院総合内科
徳田 安春	総合診療医学教育研究所
名郷 直樹	武蔵国分寺公園クリニック
能登 洋	聖路加国際病院内分泌代謝科／東京医科歯科大学
林 哲朗	国立病院機構東京医療センター総合内科
尾藤 誠司	国立病院機構東京医療センター総合内科
福士 元春	武蔵国分寺公園クリニック
宮内 倫也	可知記念病院精神科
本村 和久	沖縄県立中部病院プライマリケア・総合内科
森川 日出男	国立病院機構東京医療センター総合内科
森田 達也	聖隷三方原病院緩和支持治療科
山田 康博	国立病院機構東京医療センター総合内科
山本 舜悟	京都大学医学部附属病院臨床研究教育・研修部
横林 賢一	ほーむけあクリニック／広島大学病院

ＡがなぜＡであって，Ａ以外ではないかということを，十分にみたすにたる（究極的な）理由がなければ，どんな事実も真ではない，存在もできない。またどんな命題も，正しくないということになる。

　　　　　　　　　　　　　　ライプニッツ「モナドロジー」
　　　　　　　　　　　　　　（清水富雄ら訳　中公クラシックスより）

はじめに

　医薬品の価値は「他者との比較」によってなされる。単にある医薬品の効能や副作用を勉強するだけではだめで，その薬が他との相対的な関係からどの位置にいるか，そのポジショニングが重要になる。それが分からなければ A という薬と B という薬の使い分けはできない。

　典型例はスルペラゾン（セフォペラゾン・スルバクタム）である。しばしば「胆汁移行性がよい」という理由で胆管炎に用いられるセフェム系抗菌薬がスルペラゾンだ。確かに，セフォペラゾンは胆汁に濃縮されやすい。しかしアンピシリンやトリメトプリム，メトロニダゾールやクリンダマイシンも胆汁移行性は十分にある。スルペラゾンが胆管炎に対して特別優れた抗菌薬ではないのだが，スルペラゾン「だけ」単独で勉強すると，そして製薬メーカーの説明会はたいていそういう内容なのだが，このような事実は学べないのである。

　他者との相対的な違いを学ぶ学び方は，単独である事物について学ぶよりもより構造主義的で，より学習者の成熟を要する学びである。製薬メーカーの印象操作に踊らされ，臨床的に妥当ではない医薬品を選択する医師はとても多い。薬の学び方が相対的ではないからである。ディオバンのような臨床試験上の捏造が起きるのも，使用者たる医師や薬剤師が「相対的に医薬品を学ぶ習慣」を持っていないことが遠因である。

　漫然と A という薬を使い，「お気に入り」にしてしまうのではなく，なぜ B ではなく，C でもなく，A なのかをきちんと整理して使えるようになって初めて A という薬は十全に理解されるのである。ライプニッツの論理学のように，なぜ A なのかだけではなく，なぜ B ではないのか，まで突き詰めて考えなくてはならない。

　もちろん，類似薬の head to head の比較試験は少ない。A と B のガチンコ

勝負は両者を作るメーカーにとっても危険なギャンブルだからである．従って本書もすべてを（いわゆる）evidence based にすることは叶わない．しかしながら，プロフェッショナルが虚心坦懐に医薬品を吟味し，相対的に，臨床的に評価することはたとえガチンコのエビデンスが乏しくても可能であると思う．

　本書は「あれ」のみを単独で学ぶのではなく，「あれ」と「これ」の違いを臨床的に吟味し，どのように使い分けるか（あるいは差別化するのか）を検討するものである．大事なことは「臨床的に意味のある違い」である．些細な構造式の違いや臨床的にはどうでもよい薬理学上の属性には本書は拘泥しない．あくまで現場で役に立つ差別化が本書の目的だ．本書を読んで，医薬品の学び方を学んでいただきたい．

　2015 年 10 月

岩田健太郎

目次 CONTENTS

1. 先発医薬品と後発医薬品の比較〈金城紀与史〉 — 1
2. 風邪に対する総合感冒薬, 解熱鎮痛薬, 葛根湯, うがい薬の比較〈青島周一〉— 8
3. タミフルとリレンザとイナビルとラピアクタの比較〈佐藤直行〉— 18
4. 季節性アレルギー性鼻炎への抗ヒスタミン薬, 抗ロイコトリエン薬, 鼻噴霧ステロイド薬の比較〈青島周一〉— 25
5. 抗アレルギー薬の比較〈鎌田一宏・徳田安春〉— 36
6. アレグラとアレロックとクラリチンとジルテックとポララミンの比較〈岩本修一・横林賢一〉— 44
7. フロモックスとメイアクトとバナンとセフゾンとトミロンの比較（と次いでにケフレックスについて）〈岩田健太郎〉— 53
8. シプロキサンとクラビットとジェニナックとアベロックスの比較〈岸田直樹〉— 57
9. マクロライド系抗菌薬, キノロン系抗菌薬の重篤な有害事象〈青島周一〉— 63
10. バンコマイシンとテイコプラニンとダプトマイシンとリネゾリドとクリンダマイシンとST合剤とその他の比較〈山本舜悟〉— 74
11. 急性腰痛に対するアセトアミノフェン〈大野　智〉— 88
12. カロナール（アセトアミノフェン）, トラムセット（トラマドール／アセトアミノフェン）, ロキソニン（ロキソプロフェン）, ペンタジン／ソセゴン（ペンタゾシン）の比較〈山田康博・尾藤誠司〉— 93
13. アセトアミノフェンとNSAIDsとコルヒチンの比較〈笹木　晋・徳田安春〉— 102
14. NSAIDsの消化器系および心血管系有害事象の比較〈青島周一〉— 108
15. 片頭痛予防薬の比較〈本村和久〉— 117
16. ムコダインとムコソルバンとビソルボンとスペリアの比較〈倉原　優〉— 126
17. 鎮咳剤の比較〈福士元春〉— 130
18. 気管支喘息治療：吸入ステロイド薬, 合剤吸入薬, テオフィリン, ロイコトリエン拮抗薬の比較〈倉原　優〉— 136
19. オルベスコとパルミコートとフルタイドとキュバールとアズマネックスの比較〈倉原　優〉— 142

20. COPD治療：吸入抗コリン薬，吸入長時間作用性β_2刺激薬，合剤吸入薬，テオフィリンの比較（倉原 優）——— 148
21. スピリーバレスピマットとスピリーバカプセルの死亡リスクの比較（青島周一）——— 154
22. タケプロンとガスターとアルサルミンとサイトテックとムコスタの比較（佐藤直行）——— 163
23. オピオイド導入後の便秘対策（大野 智）——— 170
24. マグラックスとラクツロースとプルゼニドとラキソベロンの比較（佐藤直行）——— 175
25. 整腸剤とヨーグルト（森川日出男・尾藤誠司）——— 181
26. 止痢剤の比較（福士元春）——— 190
27. ACE阻害薬とARBの血管浮腫リスクの比較（青島周一）——— 196
28. アンジオテンシン変換酵素阻害薬（ACE）とアンジオテンシン受容体拮抗薬（ARB）の比較（名郷直樹）——— 205
29. スタチンと糖尿病発症リスクの比較（青島周一）——— 213
30. 糖尿病治療の経口薬の比較：ビグアナイド薬，スルホニル尿素薬，グリニド系薬，α-グルコシダーゼ阻害薬，DPP-4阻害薬，チアゾリジン薬，SGLT2阻害薬（能登 洋）——— 223
31. 各種インスリン療法の比較（岩岡秀明）——— 233
32. DPP-4阻害薬の比較：ジャヌビア／グラクティブ，エクア，ネシーナ，トラゼンタ，テネリア，スイニー，オングリザ，ザファテック（能登 洋）— 241
33. メトグルコとアクトスの比較（名郷直樹）——— 246
34. 普通の経腸栄養剤と病態別経腸栄養剤と免疫賦活系経腸栄養剤の比較（尾藤誠司・赤木祐貴）——— 251
35. ビスフォスフォネートとPTH製剤とRANKL製剤の比較（金城光代）— 260
36. 禁煙補助薬の比較：ニコチンガム，ニコチンパッチ，バレニクリン（青島周一）——— 266
37. スローケーとグルコン酸KとK.C.L.エリキシルの比較（佐藤直行）——— 277
38. 終末期患者の不眠に対する睡眠薬の経静脈投与：ロヒプノールとドルミカムの比較（森田達也）——— 282

39. 三環系抗うつ薬と四環系抗うつ薬とSSRIとSNRIの比較
　　（林　哲朗・尾藤誠司） ——————————————————— 287
40. SSRIとSNRIとNaSSAの比較（宮内倫也） ——————————— 295
41. ベンゾジアゼピン系抗不安薬の比較（宮内倫也） ———————— 301
42. 統合失調症治療における定型抗精神病薬と非定型抗精神病薬（宮内倫也） 307
43. がん患者におけるせん妄治療：抗精神病薬の選択（大野　智） —— 313
44. がん疼痛のベースライン鎮痛に使用するオピオイドの比較：
　　オキシコドンとフェンタニル貼付剤とモルヒネ（森田達也） ——— 317
45. がん疼痛のレスキュー薬として使用するオピオイドの比較：
　　オキシコドンとモルヒネとフェンタニル口腔粘膜吸収薬（森田達也）— 327
46. がん疼痛に対する経口の鎮痛補助薬の比較：リリカとトリプタノールと
　　サインバルタとテグレトールとメキシチールと経口ケタミン
　　（森田達也） ———————————————————————— 335
47. がん疼痛に対する非経口の鎮痛補助薬の比較：ケタミンとキシロカイン
　　（森田達也） ———————————————————————— 345
48. 終末期患者の死前喘鳴（デスラットル）に対する抗コリン薬の比較：
　　ハイスコとブスコパンとアトロピン（森田達也） ———————— 352
49. オピオイド導入時の嘔気対策（大野　智） ——————————— 358
50. バセドウ病治療法の比較：抗甲状腺薬, 無機ヨード療法, ^{131}I内用療法,
　　手術療法（岩岡秀明） ———————————————————— 364
51. メファキンとマラロンとビブラマイシンの比較
　　（岩本修一・横林賢一） ——————————————————— 374

付記：利益相反表明 ————————————————————————— 382
あとがき ————————————————————————————— 385
索引　薬：商品名の索引 ——————————————————————— 390
　　　　薬：一般名ほか総合索引 —————————————————— 395

1 先発医薬品と後発医薬品の比較

Dégustation

金城紀与史

ポイント

- 後発医薬品（ジェネリック）は医療費削減のため国が推進している。欧米に比較して普及率はまだ低い。
- ジェネリック薬品は先発医薬品と同一の成分が同一量含まれており，生物学的同等試験が義務付けられている。
- 症例報告や後ろ向き研究でジェネリック薬品が先発医薬品に劣るとの報告がなされているが，前向き・ランダム化試験では臨床効果は同等である。
- ジェネリック医薬品のほうが患者負担も減るために先発医薬品に比べて臨床効果が上回るという報告もある。
- 患者は同等とわかっていても高価な先発医薬品を選ぶことがある。

イントロダクション

後発医薬品，いわゆるジェネリック医薬品は先発医薬品（新薬）の特許期間が切れた後に製造販売される，新薬と同一の有効成分を同一量含み，同一の効果・効能をもつ医薬品のことである（厚労省HPより）。ジェネリック医薬品

は先発医薬品よりも安価であることが多く，医療費支出抑制策として国が推進している。日本のジェネリック普及率は2013年の調査では約40％にとどまり，米国91％，ドイツ82％に比べて低い水準である。国は平成29年度までに60％以上を目標としており，様々なキャンペーンや医療機関へのインセンティブによりジェネリック推進策を展開している。

ジェネリック医薬品は先発医薬品と同一の有効成分が同一量含まれることと定められており，有効成分を変更したり修飾したりできない。また，先発医薬品と同じ販売名で売りだしてはいけないため，同じような名前で次々と（ぞろぞろ）発売される（これがゾロ薬の語源らしい）。

後発医薬品の承認条件として，①先発医薬品と有効成分の含有量，不純物の程度，溶出の程度が同レベルでなければならない，②先発医薬品と同レベルの安定性をもたなければならない（つまり保存期間が同等），③生物学的同等性試験を行ってヒトでの有効性と安全性が先発医薬品と同レベルでなければならない，とされている。③は健常人に服用させて最高血中濃度（Cmax）と血中濃度-時間曲線下面積（AUC）の対数値の平均値の90％信頼区間が$\log(0.8)$〜$\log(1.25)$の範囲内であることとされている。この判定基準は欧米と足並みを揃えている。局所投与する薬剤では原則として薬物動態学的試験・薬理作用もしくは治療効果を比較する臨床試験を行う。直接静脈内投与する場合には生物学的同等性試験は免除されている。添加物は先発医薬品と異なる場合があるが，薬理作用を発揮したり有効成分の治療効果を妨げたりするものは使用してはいけない。

一方，先発医薬品は承認前に毒性試験や薬理作用の試験と臨床試験（治験）を行い，医薬品の有効成分と製剤の有効性と安全性が確認される。さらに市販後調査もある。これらは後発医薬品では免除されている。有効成分が同一で同量であることが，投与した時の血中濃度が同じということにより証明されれば，先発医薬品と同等の臨床作用をもつだろうとの考えに基づいている。つまり後発医薬品を発売するハードルは新薬よりも低い。すなわち販売価格に転嫁

される開発費も省けるため低価で出すことが可能である。また先発医薬品も後発医薬品との競争にさらされるため定価が下がることが期待できる。

　安価で同等の効果が見込めるならジェネリック医薬品を使わない手はない，と言いたいところだが患者も同等だとわかった上でなお先発医薬品を選ぶ行動を取ることがある。

デギュスタシオン

　いくら血中濃度が同じだとしても本当に臨床効果が先発医薬品と同じなのだろうか，という疑念がくすぶり続けている。臨床効果とは，降圧薬なら血圧低下，抗血小板薬なら血小板凝集阻害作用を指すが，ひいては心血管系イベントの減少や死亡率の低下といった患者にとって意味のあるアウトカムが同等でなければいけない。そのようなエビデンスはどの程度あるのだろうか。

　ジェネリックが先発医薬品に比較して劣るとか，毒性が強かったなどとする症例報告や後ろ向き観察研究がある[1,2]。しかし前向き無作為研究（RCT）になるとおおむねジェネリック医薬品と先発医薬品との間に差はないとする報告が多い。たとえば心血管系の薬剤でジェネリックと先発医薬品を直接比較した研究のメタ解析[3]によると，β遮断薬，利尿薬，カルシウム受容体拮抗薬，抗血小板薬，ACE阻害薬，α阻害薬，ワーファリンにおいて有意差はないと結論している。ワーファリンは治療域が狭い薬剤の代表であるが，システマティックレビュー[4]（5つのRCT，6つの観察研究を含む総患者数4万人以上）によると，ジェネリックと先発医薬品をクロスオーバーしてもINRの平均値は差がなく，ジェネリックと先発医薬品との間で用量の変更の程度も差がなかった。抗けいれん薬も血中濃度の変動によりてんかんのコントロールが悪化するリスクがあるが，ジェネリックと先発医薬品の間でけいれん発作のコントロールの差はおおむねないとしている[5,6]。

　これらの研究は観察期間がおおむね1回投与〜1年以内と短い。短期的アウ

トカムに差がなかったとしても，長期的アウトカムは差がないのだろうか。入院や死亡，後遺症といった長期的アウトカムを検討したものは少ないが，スタチン（HMG-CoA還元酵素阻害薬，脂質異常症治療薬）の比較効果試験（comparative effectiveness research）がある。米国の65歳以上を対象とした国の医療保険（メディケア）をもつ患者で，ジェネリックと先発医薬品のスタチンを服用した患者を比較すると，ジェネリックのスタチンのほうが服薬遵守率は高く（77％対71％），心血管イベント（急性冠症候群や脳卒中による入院）・全死亡の複合エンドポイントも低かった[7]。つまり，患者負担がジェネリック医薬品では低くなり，服用遵守率が改善して心血管イベント予防効果が高まるという訳である。ただしイベントの予防効果は劇的な差ではない。別の研究[8]では，心筋梗塞で退院後の患者に，内服薬の自己負担をない群とある群に無作為に割り当てたが，患者のスタチン服薬遵守率は49〜55％しかなかった。つまり前述の研究での7割の服薬遵守率は高すぎるかもしれない。一般的に長期的な内服薬の服薬遵守率は50％程度という[9]。また，ジェネリックに変更することで薬の外見が変わってしまって患者が混乱し，服薬遵守率がむしろ悪化するという報告もある[10]。

市販薬に関する患者調査[11]によれば90％がジェネリックと先発医薬品の効果・安全性は同等と信じていたが，それでも症状が強い場合には先発医薬品を購入すると答えた割合が多かった。NHKの白熱教室にも登場した行動経済学者ダン・アリエリーのベストセラー「予想どおりに不合理」[12]によれば，1セントのアスピリンと50セントのアスピリンを，価格を知らせて服用させた場合，1セントのアスピリンのほうが効き目が劣るのだそうだ。つまり「高い薬＝より効果的」，というプラセボ効果が働いているのだろう。症状が強い場合には，やはり少しくらい高くても先発医薬品を買ったほうがいいだろうという心理が働く。そもそも人間は雰囲気に弱いものだ。景色のよい高級レストランで食べる1万円のフランス料理を，1,000円でそっくりそのまま定食屋で出されたら「同じ味だ」と言い切れるだろうか？

ジェネリックは必ず安くなるという訳でもない事例もあるらしい[13]。寄生虫感染症治療薬のエスカゾール®（アルベンダゾール）は1982年にグラクソ・スミスクライン社で発売され，米国食品医薬品局（FDA）により1996年に承認された。特許は切れたがジェネリック医薬品として発売する製薬会社はなく，2010年に平均小売価格が5ドル92セントだったのが2013年には119ドル58セントにまで高騰しているという。これはアルベンダゾールを売る会社が一社しかなく独占的市場状態であるためである。米国内では寄生虫感染症は比較的稀であり，ジェネリック医薬品が安価に売り出されるにはある程度のマーケットがないといけないということであろう。

最後に生物学的製剤について触れる。ここ10年間で様々な疾患に対する生物学的製剤が開発され，治療成績が劇的に向上している。しかし非常に高価であることが多い。なぜジェネリック製品が存在しないのか。それは生物学的製剤の分子量が大きく構造が複雑であるため，先行薬品と後発品の同一性を証明することが極めて困難であるからである。生物学的製剤は古くは1921年に発見されたインスリンがある。それまで致死的であった1型糖尿病はインスリンの開発により慢性疾患とすることができた。その後ウシやブタ由来から遺伝子組換えによりヒト・インスリンとなり，さらに様々な化合物やアミノ酸入れ替えにより作用時間が調整できるようになった。90年以上経った今でも段階的に改良してきたため，先発医薬品がインスリンの市場の大勢を占めている[15]。

先発医薬品とまったく同一なものを作るのは困難であるが，ある程度似ている後発品（バイオシミラーともいう）を承認しようという動きが欧米でみられ，日本では平成21年に「バイオ後続品の承認申請について」が通知された[16]。先発医薬品と同等の品質・有効性・安全性を確保するため，通常のジェネリックのように生物学的同等性試験だけでなく，臨床試験も含むいくつものステップをクリアしなければ承認されない。つまり後発医薬品を作るメーカーにとってはハードルがそれだけ高く，薬価も先発品の7割程度と比較的高価である。現在ソマトロピン，エポエチンアルファ，フィルグラスチム，インフリ

キシマブ，インスリングラルギンがバイオ後続品として承認されている。バイオ後続品が他の生物学的製剤でも発売されれば患者負担が軽くなるだろう。

[参考文献]

1) Sekine I, Kubota K, Tamura Y, et al. Innovator and generic cisplatin formulations: comparison of renal toxicity. Cancer Sci. 2011; 102（1）: 162-165.
2) Madian AG, Panigrahi A, Perera MA, et al. Case report: Inability to achieve a therapeutic dose of tacrolimus in a pediatric allogeneic stem cell transplant patient after generic substitution. BMC Pharmacol Toxicol 2014; 15: 69.
3) Kesselheim AS, Misono AS, Lee JL, et al. Clinical equivalence of generic and brand-name drugs used in cardiovascular disease: a systematic review and meta-analysis. JAMA 2008; 300（21）: 2514-2526.
4) Dentali F, Donadini MP, Clark N, et al. Warfarin Associated Research Projects and Other Endeavors（WARPED）Consortium. Brand name versus generic warfarin: a systematic review of the literature. Pharmacotherapy 2011; 31（4）: 386-393.
5) Kesselheim AS, Stedman MR, Bubrick EJ, et al. Seizure outcomes following use of generic vs. brand-name antiepileptic drugs: a systematic review and meta-analysis. Drugs 2010; 70（5）: 605-621.
6) Yamada M and Welty TE. Generic substitution of antiepileptic drugs: a systematic review of prospective and retrospective studies. Ann Pharmacother 2011; 45: 1406-1415.
7) Gagne JJ, Choudhry NK, Kesselheim AS, et al. Comparative effectiveness of generic and brand-name statins on patient outcomes: a cohort study. Ann Intern Med 2014; 161: 400-407.
8) Choudhry NK, Avorn J, Glynn RJ, et al. Full coverage for preventive medications after myocardial infarction. New Engl J Med 2011; 365: 208-297.
9) McDonald HP, Garg AX, Haynes RB. Interventions to enhance patient adherence to medication prescriptions: scientific review. JAMA. 2002; 288（22）: 2868-2879.
10) Kesselheim AS, Bykov K, Avorn J, et al. Burden of changes in pill appearance for patients receiving generic cardiovascular medications after myocardial infarction: cohort and nested case-control studies. Ann Intern Med 2014; 161: 96-103.
11) Kohli E, Buler A. Factors influencing customer purchasing patterns of generic versus brand name over-the-counter drugs. South Med J 2013; 106: 155-160.
12) Dan Ariely. Predictably Irrational, Revised and Expanded Edition: The Hidden Forces That Shape Our Decisions. Harper Perennial, 2010.（熊谷淳子訳．予想どおり不合理：行動経済学が明かす「あなたがそれを選ぶわけ」〈ハヤカワ・ノンフィクション文庫〉．早川書房，2013.）
13) Alpern JD, Stauffer WM, Kesselheim AS. High-Cost Generic Drugs-Implications for Patients and Policymakers. New Engl J Med 2014; 371: 1859-1862.
14) 日本におけるジェネリック医薬品の普及率，承認条件などについては厚労省の

ホームページに詳しい。
http://www.mhlw.go.jp/stf/seisakunitsuite/bunya/kenkou_iryou/iryou/kouhatu-iyaku/
15) Greene JA, Riggs KR. Why is there no generic insulin? Historical origins of a modern problem. New Engl J Med 2015; 372: 1171-1175.
16) 厚生労働省医薬食品局審査管理課長. バイオ後続品の品質・安全性・有効性確保のための指針.
http://www.nihs.go.jp/dbcb/TEXT/yakusyokushinsahatu-0304007.pdf

2 風邪に対する総合感冒薬，解熱鎮痛薬，葛根湯，うがい薬の比較

Dégustation

青島周一

ポイント

- 市販の総合感冒薬は風邪症状の緩和に有効性を示唆する報告もあるが，小児に対する有効性根拠は少なく，特に2歳未満の乳幼児に使用すべきではない。
- 総合感冒薬の有害事象として，過去5年間に死亡例が12例報告されている。
- 小児の風邪，特に咳嗽には，塗るタイプの風邪薬（ヴェポラップ®）やハチミツなどの使用も考慮に値する。ただしハチミツは乳幼児ボツリヌス症に留意し1歳未満には使用しない。
- 風邪に対する解熱鎮痛薬の効果は一貫していないものの，鎮痛効果に関して有効性が期待できる可能性がある。ただしインフルエンザ流行期ではライ症候群発症リスクに留意し，安易な使用は避けるべきである。
- 風邪予防に対するうがいは水道水で十分であり，うがい薬を使用することの臨床的意義は低い。

イントロダクション

　風邪は誰しもが経験する，ありふれた疾患の一つであり，基本的にはウイルス感染症である。風邪を引き起こすウイルスに対する治療薬は存在しない。あくまで風邪の症状を軽減することを目的とした対症療法である。

　市販の風邪薬は手軽に購入でき，比較的安全と考えられているが，まず明らかにしておきたいのがその有害性である。厚生労働省医薬食品局が発行している医薬品・医療機器等安全性情報2012年8月の報告[1]によれば，平成19年度から平成23年度の5年間に製造販売業者から報告された一般用医薬品の副作用報告数は合計1,220例で，薬効分類別の副作用症例数は，総合感冒薬404例，解熱鎮痛消炎剤243例，漢方製剤132例の順となっている。このうち死亡例は24例であり，その内訳は総合感冒薬12例，解熱鎮痛消炎剤4例，漢方製剤2例等であった。また後遺症が残った症例は合計15例であり，総合感冒薬8例，解熱鎮痛消炎剤2例，カルシウム剤2例等となっている。

　主な死因としては中毒性表皮壊死融解症，肝障害，間質性肺疾患，スティーブンス・ジョンソン症候群，ライ症候群，喘息重積発作，代謝性アシドーシス，間質性肺疾患等であった。報告件数は当然ながら製造販売業者から報告されたものであり，医薬品による副作用と死亡との因関係が不明のものを含んでいるが，決して軽視できないものである。

　また市販の漢方薬や総合感冒薬，鎮咳薬の中にはエフェドリン誘導体を含有する薬剤も多いが，生薬サプリメントを服用している女性で，メチルエフェドリンを含有した総合感冒薬を服用し，脳梗塞を発症した症例[2]が報告されている。

総合感冒薬

　風邪への抗ヒスタミン薬とうっ血除去薬，解熱鎮痛薬を配合した総合感冒薬

の効果を検討したメタ分析[3]によれば,風邪の症状に対して有効性が期待できる可能性も示唆されているが,小児での根拠は少ないとしている。なお,米国食品医薬品局(FDA)では2歳未満の乳幼児に市販の総合感冒薬を使用しないよう推奨している[4]。

成人に対する風邪やインフルエンザ様症状におけるアセトアミノフェン,クロルフェニラミンとフェニレフリンを含有した総合感冒薬の有効性と安全性について検討された,2重盲検ランダム化比較試験[5]を見てみよう。

この研究は中等度〜重度の持続的な風邪症状を有する患者さん146例(平均年齢33.7歳)を対象にした。1カプセルあたりアセトアミノフェン400mg,クロルフェニラミン4mg,フェニレフリン4mg含有した総合感冒薬を1日5カプセル,2〜3日,連日投与した73例と,プラセボを同様に投与した73例を比較し,4ポイントリッカート型スケール(0=症状なし;1=軽度;2=中等度;3=重度)で10症状(くしゃみ,鼻漏,鼻閉,頭痛,筋肉痛,のどの不快感,のどの痛み,発声困難,咳,発熱)のスコアの合計(0〜40点で点数が高いほど重症)にて有効性を検討している。

図1 総合感冒薬による風邪症状スコアの変化

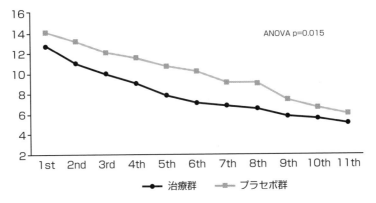

(文献5より引用)

その結果，総合感冒薬はプラセボに比べて，有意に症状スコアが低かった（p = 0.015）（図1）。スコアによる有意差が臨床上どの程度の改善効果をもたらすのかについては議論の余地があるが，この研究で示された症状スコアで最大3点の違いは，症状の合計時間で約1.5日の減少傾向にあるとしている。平均症状持続期間は総合感冒薬群で5.9日，プラセボ群で7.5日であった（p = 0.08）。標準偏差を考慮すれば，それほど大きな差はない印象である。

　また対象患者は，インフルエンザ様症状（少なくとも38.1℃以上で，中等度〜重度の頭痛，もしくは中等度〜重度の筋肉痛，または関節痛）を有する患者も組み入れ基準となっており，比較的症状の重い患者が含まれていた可能性がある。したがって，一般的な風邪症状では，この研究と同様の症状改善効果を実感できるかどうかは議論の余地がある。

　なお，全有害事象は総合感冒薬群で39件，プラセボ群で34件であり，統計的有意差は認めなかった（p = 0.508）。

解熱鎮痛薬

①アセトアミノフェン

　風邪に対するアセトアミノフェン（他剤との併用を含む）の有効性に関して4つのランダム化比較試験（解析対象758人）のレビュー文献[6]によれば，4研究中2研究で鼻閉が改善し，1研究ではプラセボに比べて鼻漏の重症度を改善したが，咳やくしゃみには効果がなかった。

　また4研究中2研究でのどの痛みや倦怠感を改善しなかった。そして，頭痛に関しては2研究で有効であったが，1研究でプラセボと差がみられなかったと報告されている。なお，このレビューの基準を満たしたランダム化比較試験において，風邪症状の持続期間を検討した研究はなかった。

表1 メタ分析による風邪症状へのNSAIDsの有効性・安全性

アウトカム	研究数	症例数	統計手法	結果 [95%信頼区間]
総合症状スコア	3	293	標準化平均差	−0.40 [−1.03〜0.24]
罹病期間	2	214	平均差（日）	−0.23 [−1.75〜1.29]
咳嗽スコア	2	159	標準化平均差	−0.05 [−0.66〜0.56]
くしゃみスコア	2	159	標準化平均差	−0.44 [−0.75〜−0.12]
頭痛スコア	2	159	標準化平均差	−0.65 [−1.11〜−0.19]
筋肉痛・関節痛スコア	2	114	標準化平均差	−0.42 [−0.86〜0.01]
耳痛スコア	1	80	標準化平均差	−0.59 [−1.04〜−0.14]
有害事象	2	220	相対危険	2.94 [0.51〜17.03]

（文献7より引用）

② NSAIDs

　風邪に対するNSAIDs（単独もしくは他剤との併用）の効果に関して9つのランダム化比較試験（解析対象1,069人）を対象としたメタ分析[7]が報告されている。その結果，風邪の諸症状には明確な効果が期待できないが，くしゃみや鎮痛効果（頭痛，耳痛，筋肉痛／関節痛）にはやや有効である可能性が示唆されている（**表1**）。

　有害事象は，明確な差がないものの，リスクは上昇傾向である。症例が少ないために有意な差がついていない可能性があり，この結果をもって安全であるとは言えない。また，市販でも購入できるロキソプロフェンを上気道炎に用いると罹病期間が長くなる傾向を示唆した，ランダム化比較試験が報告されている[8]。

うがい薬

うがいは風邪の予防法としてはありふれたものとなっているが,特に小児ではうがいそのものが,しっかりできているのかという問題もあり,感染対策として本当に効果があるのか疑問の余地がある。日本における福岡市で行われた2〜6歳までの小児19,595人を対象にうがいに対する効果を検討した観察研究[9]によれば,交絡因子で調整後,20日間の追跡で,うがいを実施したほうが37.5℃以上の発熱発症頻度は減少傾向にあると報告されている(表2)。

この研究では,37.5℃以上の発熱頻度を検討しており上気道感染発症を検討したものではないことには注意が必要であるが,成人では,うがいにより上気道感染症の発症リスクを低下させる可能性も示されている。

18〜65歳の健常者387人を対象に,1日当たり少なくとも3回水でうがいをした群と,1日当たり少なくとも3回ポビドンヨードうがい液でうがいした群を,通常ケアと比較したランダム化比較試験[10]によれば,上気道感染初発は通常ケアと比較して,水のうがいで有意に減った。しかし,ポビドンヨードうがい液では有意な差は出なかった。この結果から,うがいは水道水で十分であると考えられる。

表2 小児に対するうがいの有効性

年齢	発熱発症 調整オッズ比 [95%信頼区間]	保育園欠席 調整オッズ比 [95%信頼区間]
全体	0.68 [0.57〜0.82]	0.92 [0.84〜1.00]
2歳	0.67 [0.53〜0.86]	0.97 [0.85〜1.10]
3歳	0.75 [0.52〜1.08]	0.96 [0.83〜1.10]
4歳	0.46 [0.26〜0.80]	0.68 [0.52〜0.87]
5歳	0.41 [0.18〜0.93]	0.59 [0.38〜0.92]
6歳	―	0.63 [0.38〜1.04]

(文献9より作成)

表3　うがいによる上気道感染予防効果

		うがい	通常ケア	率比 rate ratios [95%信頼区間]
上気道感染初発	水	0.17／30人日	0.26／30人日	0.64　[0.41-0.99]
	ヨード	0.24／30人日		0.89　[0.60-1.33]

※30人日：患者1人当たり30日間うがいをした場合の上気道感染発症率

（文献10より作成）

鎮咳薬

　急性咳嗽への市販されている鎮咳薬の有効性に関して明確な効果は不明確であり，急性咳嗽に対する有効性はかなり限定的と言える[11]。

　小児の急性咳嗽や，成人の持続的な咳嗽では，医薬品ではないが，ハチミツの有効性が複数の論文で示唆されている[12-15]。

　小児ではおおむねその投与量が就寝前10g前後である。ハチミツの中には芽胞を形成し活動を休止したボツリヌス菌が含まれている場合があり，1歳未満では乳幼児ボツリヌス症を引き起こすことがあるため投与すべきではない。

　小児用の市販の風邪薬として塗るタイプの外用薬も販売されている。ベポラップ®はdl-カンフル，テレビン油，l-メントール，ユーカリ油，ニクズク油，杉葉油を含み，鼻づまり，くしゃみ等の風邪に伴う諸症状の緩和に効能を有する外用タイプの風邪薬である。このベポラップの咳嗽に対する有効性を検討したランダム化比較試験が報告されている[16]。2～11歳の小児138人（平均5.8歳）を対象にベポラップ44人，ワセリン47人，無治療47人の3群を比較し，咳の症状をスコアにて評価をした。

　その結果，無治療群に比べてベポラップ群ではスコアが改善したが，ワセリンは，咳の症状に対して有意な改善は認められなかったとしている。さらにベポラップ使用群では，小児の両親の睡眠障害スコアも改善している。ただ灼熱

感を伴うような局所刺激性の有害事象は，ベポラップ使用群で多くみられたという結果であった。

　ベポラップの有害事象として，18 か月の健康患児が鼻の下に塗ったことで呼吸困難を引き起こした症例が報告されている[17]。原因として薬剤の刺激で気道粘液の分泌が亢進し，気道閉塞を起こした可能性が動物実験のデータより示唆されている。

　わが国ではベポラップは 6 か月から使用できるとされているが，有効性を示したランダム化比較試験は対象患者が 2 歳以上だったことを踏まえ，基本的には 2 歳未満の患者への使用や鼻の下には塗布しないという点に留意すべきだと筆者は考える。

デギュスタシオン

　風邪薬として代表的な薬剤は，いわゆる総合感冒薬，そして漢方であれば葛根湯であろう。葛根湯のメリットは総合感冒薬にありがちな抗ヒスタミン作用による眠気の副作用が少ないこと，一般的には安全性の高い薬剤と考えられている点だろう。プラセボよりもやや症状改善に効果のありそうな総合感冒薬であるが，葛根湯と比較した場合にどちらが効果的なのだろうか。風邪の引き初めに対して，総合感冒薬を飲むべきか，葛根湯を飲むべきか，どちらが風邪の症状悪化を防げるのか検討したランダム化比較試験が報告されている[18]。

　この研究は風邪症状により，外来診療施設を受診した，症状発症から 48 時間以内の患者 407 人（平均 28.7 歳）を対象に，葛根湯エキス細粒 6g/日を投与した 209 人とパブロンゴールドＡ® 3.6g/日［ジヒドロコデインリン酸塩 24mg，メチルエフェドリン 60mg，グアイフェネシン 125mg，アセトアミノフェン 900mg，リゾチーム 60mg，カルビノキサミンマレイン酸 7.5mg，カフェイン 75mg，ビタミン B_1 24mg，ビタミン B_2 12mg］を投与した 198 人を比較し，研究開始から 5 日以内の，少なくとも 2 日間，持続的な中程度〜重度

の風邪症状悪化をスコアにより検討した。集められた研究対象者は発汗が無く，のどの違和感や寒気を有する患者であり葛根湯の証も考慮されている。

その結果，5日以内の症状悪化は葛根湯群で22.6％，パブロンゴールドA群で25％であり，統計的な有意差を認めなかった（p = 0.66）。

風邪の引き初めに葛根湯を服用してもパブロンゴールドAを服用しても風邪の悪化は同程度で，約25％は早めに風邪薬を飲んでも悪化する。副作用（口渇，胃腸障害，眠気や頻尿）は葛根湯でやや少ない傾向にあるが，この研究では，症例数が少ないためか統計的に差はない（p = 0.42）。ただ眠気の副作用単独で見れば理論上パブロンで多いものと推測できる。

これまで見てきたように風邪に対する総合感冒薬の効果はプラセボに比べてやや症状の緩和に有効なようであるが，小児に関しては明確な根拠は乏しく，リスクを考慮すれば，安易に使用すべきではない。小児ではベポラップやハチミツなども考慮したい。また解熱鎮痛薬の有効性に関しても一貫しておらず，頭痛などの鎮痛効果に関してはやや有効なようであるが罹病期間短縮への効果はあまり期待できないと言える。特にアスピリン等のサリチル酸系製剤薬剤では，インフルエンザ感染症での使用でライ症候群発症リスクの懸念もあり[19]，インフルエンザ流行期には，必要に応じてアセトアミノフェン単剤を選択すべきだろう。

[参考文献]

1) 厚生労働省．一般用医薬品による重篤な副作用について．医薬品・医療機器等安全性情報293号
http://www1.mhlw.go.jp/kinkyu/iyaku_j/iyaku_j/anzenseijyouhou/293-1.pdf
2) Imai N, Yagi N, Konishi T, et al. Ischemic stroke associated with cough and cold preparation containing methylephedrine and supplement containing Chinese herbal drugs. Intern Med 2010; 49（4）: 335-338.
3) Oral antihistamine-decongestant-analgesic combinations for the common cold. Cochrane Database Syst Rev 2012; 2: CD004976.
4) U.S. Food and Drug Administration. An Important FDA Reminder for Parents: Do Not Give Infants Cough and Cold Products Designed for Older Children. http://www.fda.gov/Drugs/ResourcesForYou/SpecialFeatures/ucm263948.htm

(通知日：2011年08月03日　アクセス：2014年12月22日)
5) Picon PD, Costa MB, da Veiga Picon R, et al. Symptomatic treatment of the common cold with a fixed-dose combination of paracetamol, chlorphenamine and phenylephrine: a randomized, placebo-controlled trial.BMC Infect Dis 2013; 13 (1) : 556.
6) Li S, Yue J, Dong BR, et al. Acetaminophen (paracetamol) for the common cold in adults. Cochrane Database Syst Rev 2013; 7: CD008800.
7) Kim SY, Chang YJ, Cho HM, et al. Non-steroidal anti-inflammatory drug for common cold Cochran Database Syst Rev 2013; 6: CD006362.
8) Goto M, Kawamura T, Shimbo T, et al. Influence of loxoprofen use on recovery from naturally acquired upper respiratory tract infections: a randomized controlled trial. Intern Med 2007; 46 (15) : 1179-1186.
9) Noda T, Ojima T, Hayasaka S, et al. Gargling for oral hygiene and the development of fever in childhood: a population study in japan. J Epidemiol 2012; 22 (1) : 45-49.
10) Satomura K, Kitamura T, Kawamura T, et al. Prevention of upper respiratory tract infections by gargling: a randomized trial. Am J Prev Med 2005; 29 (4) : 302-307.
11) Smith SM, Schroeder K, Fahey T.et al. Over-the-counter (OTC) medications for acute cough In children and adults in ambulatory settings. Cochrane Database Syst Rev 2012; 8: CD001831.
12) Miceli Sopo S, Greco M, Monaco S, et al. Effect of multiple honey doses on non-specific acute cough in children: an open randomised study and literature review. Allergol Immunopathol (Madr) . 2014. doi: 10.1016/j.aller.2014.06.002.
13) Raeessi MA, Aslani J, Raeessi N, et al. Honey plus coffee versus systemic steroid in the treatment of persistent post-infectious cough: a randomised controlled trial. Prim Care Respir J 2013; 22 (3) :325-330.
14) Cohen HA, Rozen J, Kristal H. et al. Effect of honey on nocturnal cough and sleep quality: a double-blind, randomized, placebo-controlled study. Pediatrics. 2012; 130 (3) : 465-471.
15) Oduwole O, Meremikwu MM, Oyo-Ita A. et al. Honey for acute cough in children. Cochrane Database Syst Rev 2012; 3: CD007094.
16) Paul IM, Beiler JS, King TS, et al. Vapor rub, petrolatum, and no treatment for children with nocturnal cough and cold symptoms. Pediatrics 2010; 126 (6) : 1092-1099.
17) Abanses JC, Arima S, Rubin BK. Vicks VapoRub induces mucin secretion, decreases ciliary beat frequency, and increases tracheal mucus transport in the ferret trachea. Chest 2009; 135 (1) : 143-148.
18) Okabayashi S, Goto M, Kawamura T, et al. Non-superiority of Kakkonto, a Japanese herbal medicine, to a representative multiple cold medicine with respect to anti-aggravation effects on the common cold: a randomized controlled trial. Intern Med 2014; 53 (9) : 949-956.
19) Forsyth BW, Horwitz RI, Acampora D, et al. New epidemiologic evidence confirming that bias does not explain the aspirin/Reye's syndrome association. JAMA 1989; 261 (17) : 2517-2524.

3 タミフルとリレンザとイナビルとラピアクタの比較

Dégustation

佐藤直行

ポイント

- 季節性インフルエンザウイルス感染症に対するノイラミニダーゼ阻害薬の比較である。
- 有効性に関する議論は決着していない。
- 医学的適応と社会的適応を考える必要がある。

イントロダクション

　古くはスペイン風邪（1918〜1919年，5千万〜1億人が死亡）やアジア風邪（1957年，100万人以上が死亡），最近では2009年の新型インフルエンザウイルスの大流行などもあって「パンデミック」という言葉も広まり，「インフルエンザウイルス感染症で死ぬ」というイメージのない一般人はほとんどいないだろう。しかし，毎年冬に流行する季節性インフルエンザウイルス感染症は，基本的に自然軽快する疾患である（健常人が罹患した場合）。もちろん，小児や高齢者を中心に，インフルエンザウイルス感染症（以後，本章では単にインフルエンザと記載）により年によっては数千人単位で死亡者が出ているこ

とも事実であり，医療介入が必要な患者層がいることに議論の余地はない。

　日本で使用できるインフルエンザ治療薬で最も使用されているのはノイラミニダーゼ阻害薬であり，タミフル®，リレンザ®，イナビル®，ラピアクタ®の4種類がある。その他のインフルエンザ治療薬として，アビガン®（ファビピラビル：RNAポリメラーゼ阻害薬）は新型インフルエンザ治療薬であり，シンメトレル®（アマンタジン：M2蛋白阻害薬）はA型インフルエンザにのみ効果があるが耐性獲得が問題となっており，どちらも通常使用は推奨されない。

　これらの"特効薬（？）"を頼りに受診する患者さんと，リスクのない患者さんに対症療法を行おうとする医療者との間のすれ違いは，日本の冬の救急外来の日常風景であろうか。そんなすれ違いもあり，毎年インフルエンザが流行する時期になると治療薬について同じような議論が巻き起こる。すなわち「インフルエンザの治療薬は必要か？　必要ならいつ・誰に処方するか？」である。本章ではインフルエンザ治療薬として最も使用されているノイラミニダーゼ阻害薬についての比較から，インフルエンザ治療薬の適応も含めてインフルエンザ診療を考えてみたい。

■ タミフル® ── オセルタミビル 中外製薬

　言わずと知れたインフルエンザ治療薬の最多処方薬。タミフルは世界で最も使用されているインフルエンザ治療薬であるが，世界のタミフル消費量の75％以上を日本が占めている[1]。1カプセル75mgの薬価は317.90円，ドライシロップ3％は1gで244.00円である。成人で通常1回1カプセルを1日2回，5日間の投与で治療終了となる。幼小児にはドライシロップでオセルタミビルとして2mg/kg/回（ドライシロップとして66.7mg/kg/回）を1日2回，5日間投与する（体重8.1kg以下の幼小児への使用経験は臨床試験にない）。1歳未満の患児への安全性は確立されていない。ドライシロップはミックスフルーツ味に工夫されているが後味が苦く，チョコレートアイスやヨーグルト，ココア，スポーツドリンクと飲み合わせるとよい（バニラアイスやリンゴ

ジュースだと飲み合わせが悪くなる）。

■ **リレンザ®** ── ザナミビル ｜グラクソ・スミスクライン｜

　リレンザは最初に開発されたノイラミニダーゼ阻害薬であるが，吸入薬であることと当初は高価だったこともありシェアはタミフルに取って代わられている。日本ではタミフルとともに2001年2月に保険適用となった。1ブリスター5mgで薬価173.50円。成人・小児で通常1回2ブリスターを1日2回，5日間投与する。4歳以下の幼児に対する安全性は確立されていない。気管支攣縮の報告があり気管支喘息や慢性閉塞性肺疾患のある患者さんへの使用は推奨されない。

■ **イナビル®** ── ラニナミビル ｜第一三共｜

　こちらも吸入薬であるが，長時間作用型であるため単回投与で治療が終了するというのが一番のウリである（確実な吸入ができない場合は効果が不確実になるという点で諸刃の剣でもある）。1容器20mgで薬価2,139.90円。成人および10歳以上の小児には40mgを単回吸入（2容器を計4回吸入），10歳未満の小児には20mgを単回吸入（1容器を計2回吸入）させる。アメリカの食品薬品管理局FDAでは認可されておらず（第Ⅱ相試験で効果が実証できなかったため），日本では多施設2重盲検の非劣性試験[2]の結果などに基づき使用されている薬剤である。気管支攣縮の報告があり気管支喘息や慢性閉塞性肺疾患のある患者さんへの使用は推奨されない。予防効果に関しては確立されていない。

■ **ラピアクタ®** ── ペラミビル ｜塩野義｜

　2010年1月に承認された，ノイラミニダーゼ阻害薬として初めての静注製剤である（日本発のノイラミニダーゼ阻害薬）。長時間作用型で単回投与で治療終了となることが利点であるが，やはり内服も吸入もできない患者さんに使用できるのが最大の利点である。150mgで薬価3,338.00円，300mgで薬価

6,126.00円と高価。通常成人には300mgを15分以上かけて単回点滴静注する（小児用量は10mg/kg）。重症化する恐れのある患者さんには最大で1日1回600mgを投与でき，症状に応じて連日反復投与できる。低出生体重児，新生児に対する安全性は確立されていない。FDAは2009年の豚由来インフルエンザの際は特例で使用を許可するまでに留めていたが，2014年12月19日には成人のインフルエンザ治療にペラミビルを認可した（アメリカ疾病予防管理センター（CDC）は投与推奨年齢を18歳以上としている[3]）。予防としての投与は推奨されていない。新しい薬でありエビデンスの蓄積が待たれる。

デギュスタシオン

インフルエンザウイルスは宿主細胞に入り込み増殖した後，細胞外に遊離していく。ウイルスのノイラミニダーゼはこの遊離の際に機能しているため，ノイラミニダーゼ阻害薬の投与によりウイルスの増殖が抑えられる（A型とB型のインフルエンザウイルスはノイラミニダーゼをもつため阻害薬の効果がある）。発症48時間以内にのみ効果が認められるのは，感染初期のウイルス量が少ないうちに増殖を抑えるためと考えられており，発症24～30時間の間に投与された場合が最も効果があると言われている。耐性株の問題も話題に挙がるが，厚生労働省のまとめによると2013～2014年のシーズンではAH3亜型とB型には耐性株は検出されず，AH1pdm09株ではオセルタミビル，ペラミビル耐性株は5%検出されたと報告されている（これらはリレンザとイナビルには感受性あり）[4]。

続いて使い分けを考えていくが，まず第一に，4つのノイラミニダーゼ阻害薬のうち使用経験が蓄積されているのはタミフルとリレンザの2剤であることは覚えておきたい。特徴は様々であるが，4剤すべてに共通していることは，因果関係は不明ではあるものの未成年者への投与で異常行動の副作用の可能性が報告されていることである。添付文書上も「自宅療養において療養を行う場

合，少なくとも2日間，保護者等は小児・未成年者が一人にならないよう配慮することについて患者・家族に対し説明を行うこと」と記載されている。そしてタミフルについては異常行動の報告が最も多く（因果関係は不明），「原則10代の患者には使用を差し控えること」と警告されている。

ここまでの注意事項と使用状況をまとめると，主な使い分けは以下の通りである。
- 吸入できない場合：タミフルあるいはラピアクタ
- 内服も吸入もできない場合：ラピアクタ
- 投与回数を少なくしたい場合：イナビルあるいはラピアクタ（ただしエビデンスが今後の課題）
- 治療の確実性を増したい場合：吸入薬は控える
- 腎機能低下がある場合：タミフルとラピアクタでは用量調整が必要
- 呼吸器疾患患者さん：タミフルあるいはラピアクタ（吸入薬は控える）
- 予防投与可能：タミフルあるいはリレンザ（どちらも保険適用外）
- 10代の患者さん：4剤すべて控えるが特にタミフルは控える
- 治療費：タミフル＜リレンザ＜イナビル＜ラピアクタ

4つのノイラミニダーゼ阻害薬の効果を比較した質の高い研究はないが（そもそも欧米ではイナビルは使用されていない），観察研究や小規模の比較試験では解熱までの時間に関してはラピアクタに優位性がある傾向が報告されている[5,6]。一方で，最近ではノイラミニダーゼ阻害薬の効果そのものに対する疑問も出てきており，治療の適応については各々で十分に検討しなくてはならない。特に2014年4月にThe Cochrane Collaboration（コクラン共同計画）とBritish Medical Journal（イギリス医師会雑誌）の出版元であるBMJが出した共同声明は大きな議論となった。共同声明の発端となった報告はThe Cochrane CollaborationのSystematic Review（Cochrane Review）[7]で，主

な結果は以下の通りである。

「成人のインフルエンザ感染者のうちタミフルを投与されたグループは，placebo を投与されたグループと比べて症状改善までの期間が 16.8 時間（7日 → 6.3 日），健常な小児で約 29 時間短縮される一方，未成年の感染者では有意な効果がみられなかった。リレンザは症状改善までの期間を成人で 0.6 日（6.6 日 → 6 日）に短縮したが，小児全体では効果は認めなかった。また，インフルエンザ感染から入院に至ったり肺炎などの合併症につながったりするリスクについては，タミフル服用によって軽減できるというエビデンスは認めなかった。一方，タミフルの副作用として吐き気・嘔吐を起こすリスクが成人で約 4％，子どもでは約 5％あることがわかった」

このレビューは 2012 年の改訂版であるが，2012 年には開示されていなかった製薬会社や行政の臨床試験データを The Cochrane Collaboration が得たことで解析された結果である。共同声明ではこの結果に基づき各国政府および医療政策関係者に向けて，タミフルの使用指針を最新のエビデンスに基づいて見直すよう求めている。

もちろんこのコクランレビューがすべてではなく，入院患者で死亡率が優位に低下するとする近年の観察研究（2009 年の新型インフルエンザに対するもの）[8] や，2015 年 1 月にはロシュの未発表データを含めた meta-analysis でタミフルが入院や下気道感染合併のリスクを優位に低下させるとの報告[9] もあり，ノイラミニダーゼ阻害薬にまったく効果がないとは言えないだろう。治療介入の基準について現時点で明確なものがないことを認識し，治療を検討すべきインフルエンザ合併症のハイリスク患者なども考慮する必要がある。主なハイリスク患者は，療養型施設入所者や長期のケアを受けている患者，65 歳以上の高齢者，呼吸器疾患患者（喘息や慢性閉塞性肺疾患など），循環動態に影響のある心疾患患者，担癌患者，慢性腎不全患者，慢性肝疾患患者，糖尿病患者，免疫抑制療法を受けている患者，HIV 感染患者，気道分泌物の排出が難しくなるような痙攣性疾患・神経筋疾患・認知機能障害患者などである（文献

10より抜粋)。

最後に，(時に"特効薬"を望んで来院する) 目の前の患者さんと向き合い，医学的な側面を無視してでも，患者さんの希望や職業などを考慮して社会的な適応から薬を処方するという選択肢も，医療の側面としては大切である。

[参考文献]

1) Yasui K, Amano Y, Minami I, et al. Recent changes in the trends of seasonal influenza outbreaks in the Nagano Prefectural area of Japan: an oseltamivir effect? J Infect Chemother 2007; 13: 429-431.
2) Watanabe A, Chang SC, Kim MJ, et al. Lomg-acting neutaminidase inhibitor laninamivir octanoate versus oseltamivir for treatment of influenza; A double-blind, randomized, noninferiority clinical trial. Clin Infect Dis 2010; 51: 1167-1175.
3) Centers for Disease Control and Prevention. Influenza Antiviral Medications: Summary for Clinicians. http://www.cdc.gov/flu/professionals/antivirals/summary-clinicians.htm
4) 国立感染症研究所．今冬のインフルエンザ発生動向（2013/14シーズン）2014年3月28日 版．http://www.mhlw.go.jp/bunya/kenkou/kekkaku-kansenshou01/dl/fludoco1314.pdf
5) Takemoto Y, Asai T, Ikezoe I, et al. Clinical effects of oseltamivir, zanamivir, laninamivir and peramivir on seasonal influenza infection in outpatients in Japan during the winter of 2012-2013. Chemotherapy 2013; 59: 373-378.
6) Shobugawa Y, Saito R, Sato I, et al. Clinical effectiveness of neuraminidase inhibitors--oseltamivir, zanamivir, laninamivir and peramivir--for treatment of influenza A (H3N2) and A (H1N1) pdm09 infection: an observantional study in the 2010-2011 influenza season in Japan. J Infect Chemother 2012; 18: 858-864.
7) Jefferson T, Jones MA, Doshi P, et al. Neuraminidase inhibitors for preventing and treating of influenza in healthy adults and children. Cochrane Database Syst Rev 2014; (4) : CD008965.
8) Muthuri SG, Venkatesan S, Myles PR, et al. Effectiveness of neuraminidase inhibitors in reducing mortality in patients admitted to hospital with influenza A H1N1pdm09 virus infection: a meta-analysis of individual participant data. Lancet Respir Med 2014; 2: 395-404.
9) Dobson J, Whitley RJ, Pocock S, et al. Oseltamivir treatment for influenza in adults: a meta-analysis of randomized controlled trials. Lancet 2015 January 29 Published online.
10) Harper SA, Bradley JS, Englund JA, et al. Seasonal influenza in adults and children—diagnosis, treatment, chemoprophylaxis, and institutional outbreak management: clinical practice guidelines of the Infectious Diseases Society of America. Clin Infect Dis 2009; 48: 1003-1032.

Dégustation

4 季節性アレルギー性鼻炎への抗ヒスタミン薬,抗ロイコトリエン薬,鼻噴霧ステロイド薬の比較

青島周一

ポイント

- 季節性アレルギー性鼻炎に対する経口抗ヒスタミン薬,経口抗ロイコトリエン薬,それぞれ単独の有効性はほぼ同等であり,併用することで,それぞれ単独に比べて高い有効性が期待できる。
- 鼻噴霧ステロイド薬は経口抗ヒスタミン薬や経口抗ロイコトリエン薬よりも鼻症状改善に優れ,また経口抗ヒスタミン薬と同等の眼症状改効果が期待できる。
- 経口抗ヒスタミン薬と鼻噴霧ステロイド薬の併用は,鼻噴霧ステロイド薬単独に比べて優れているとは明確に示されていない。
- 鼻噴霧ステロイド薬と鼻噴霧抗ヒスタミン薬の併用は,それぞれ単独に比べて高い有効性が期待できる。
- 季節性アレルギー性鼻炎の症状改善という主観的な効果をアウトカムに置いた場合,症状スコアの統計的有意な改善と患者満足度の改善は別問題であり,患者のライフスタイルに合わせた薬剤選択が肝要である。

イントロダクション

季節性アレルギー性鼻炎の薬物治療において，わが国の鼻アレルギー診療ガイドライン[1]によれば，軽症例では第二世代抗ヒスタミン薬を中心とした抗アレルギー薬をベースに鼻噴霧ステロイド薬等を必要に応じて追加することが推奨されており，中等症〜重症・最重症では鼻噴霧ステロイド薬と抗アレルギー薬の併用が推奨されている。本章では経口抗アレルギー薬として，抗ヒスタミン薬と抗ロイコトリエン薬，そして鼻噴霧ステロイド薬及び，鼻噴霧抗ヒスタミン薬の季節性アレルギー性鼻炎への有効性や，その併用効果についてまとめる。

■ 経口抗ヒスタミン薬

わが国で使用可能な経口抗ヒスタミン薬は大きく，ポララミン®（クロルフェニラミン［MSD］）やタベジール®（クレマスチン［ノバルティス］）などの第一世代抗ヒスタミン薬と，ジルテック®（セチリジン［グラクソ・スミスクライン/第一三共］），ザイザル®（レボセチリジン［グラクソ・スミスクライン］），アレグラ®（フェキソフェナジン［サノフィ］），アレロック®（オロパタジン［協和発酵キリン］），クラリチン®（ロラタジン［MSD］），エバステル®（エバスチン［大日本住友］），タリオン®（ベポタスチン［田辺三菱］）などの第二世代抗ヒスタミン薬に分けられ，第二世代抗ヒスタミン薬では第一世代抗ヒスタミン薬に比べて，眠気や抗コリン作用に基づく副作用が少なく，ヒスタミン以外にもケミカルメディエーター遊離阻害作用も併せもつものも多い。季節性アレルギー性鼻炎に対する経口抗ヒスタミン薬は，プラセボに比べて鼻汁，くしゃみ，鼻閉，鼻や眼の掻痒感などの症状を改善する[2-4,7-10]。

レボセチリジン，ロラタジンはともに1日1回の投与でプラセボに比べて，その有効性に優れているが，レボセチリジンのほうが効果的である可能性が2重盲検ランダム化比較試験7研究の間接比較[4]で示唆されている（表1）。

表1 レボセチリジンとロラタジンの花粉症総合症状スコアに対する間接比較

アウトカム	レボセチリジン	ロラタジン	有意確率
総合症状スコア 標準化平均差［95％信頼区間］ （解析対象人数）	−0.59 ［−0.89〜−0.29］ （635人）	−0.21 ［−0.31〜−0.10］ （1,603人）	p＜0.01

（文献4より作成）

■ 経口抗ロイコトリエン拮抗薬

　経口抗ロイコトリエン薬は一般的には鼻閉改善効果を期待して用いられることも多いが，シングレア®（モンテルカスト［MSD］）単独でも，プラセボと比較して，季節性アレルギー性鼻炎の症状に効果があるといわれており[5]日中の目の症状にも効果が期待できる可能性が示唆されている[6]。

　モンテルカストの有効性・安全性として，15〜81歳の季節性アレルギー性鼻炎患者1,302人を対象とした2重盲検ランダム化比較試験[7]によれば，2週間の治療で日中の鼻症状スコア（鼻閉，鼻漏，鼻の掻痒感，くしゃみ）はプラセボよりも有意な改善を示し，プラセボと同等の安全性であったとしている。

　モンテルカストとロラタジンの併用に関しては，複数のランダム化比較試験で検討されている。

　15〜75歳の春季季節性アレルギー性鼻炎患者460人に対する多施設2重盲検ランダム化比較試験[8]が報告されている。モンテルカスト10mg/日（95人），モンテルカスト20mg/日（90人），ロラタジン10mg/日（92人），モンテルカスト10mg/日＋ロラタジン10mg/日（併用群90人），プラセボ（91人）の5群に分け，2週間の治療を比較し，日中の鼻症状スコア（鼻閉，鼻漏，鼻の掻痒感，くしゃみ）を検討した。その結果，併用群がいずれの群よりも有意にスコアを改善したという結果が示された。なおこの研究では460人のうち2名はデータ欠損で解析に含まれていない。

　一方，秋の時期に行われた多施設2重盲検ランダム化比較試験[9]の結果は

やや否定的である。この研究では15～82歳の秋季季節性アレルギー性鼻炎患者907人を対象とした。モンテルカスト10mg/日（155人），ロラタジン10mg/日（301人），モンテルカスト10mg/日＋ロラタジン10mg/日（併用群）（302人），プラセボ（149人）の4群に分け，2週間の治療を比較し，日中の鼻症状スコア（鼻閉，鼻漏，鼻の掻痒感，くしゃみ）を比較検討している。その結果，プラセボに比べていずれの実薬群も統計的有意にスコアを改善し，安全性もプラセボ群と同等であったが，ロラタジン単独群とロラタジン，モンテルカスト併用群で有意な差を認めなかった。

このように抗ロイコトリエン薬と抗ヒスタミン薬の併用に関する有効性の研究結果には，ばらつきがある。しかしながら，複数の研究を結合したメタ分析[10]によれば，併用療法は単独療法に比べて有効性が高いことが示唆されており，併用することでより優れた効果を期待できるものと考えられる。

■ 鼻噴霧ステロイド薬

鼻噴霧ステロイド薬は季節性アレルギー性鼻炎の鼻症状改善に効果が期待できるが，ナゾネックス®（モメタゾンフランカルボン酸エステル［MSD］）では眼のアレルギー症状にもその有効性が示唆されている[11-13]。またフルナーゼ®（フルチカゾンプロピオン酸エステル［グラクソ・スミスクライン］）でも眼の症状に対して，プラセボよりも臨床的に有効であるだけでなく，ロラタジンよりも効果的である可能性を示唆したランダム化比較試験も報告されている[14]。

内服薬剤と比較して，鼻噴霧ステロイド薬は鼻に噴霧するという操作自体が少々面倒であり，使用感もあまりよくないいことからアドヒアランス低下につながることもしばしばであろう。また症状がひどい時のみ使用しているということも実際には多いだろう。

16～85歳の日本人のスギのアレルギー性鼻炎患者51人に対して，初期治療にフルチカゾンプロピオン酸点鼻100μgを1日2回，症状悪化時にフェキ

ソフェナジン 60mg を 1 日 2 回投与した群と，初期治療にフェキソフェナジン 60mg1 日 2 回，症状悪化時にフルチカゾンプロピオン酸点鼻 100μg を 1 日 2 回使用する群を比較し，日中の鼻症状スコア変化の曲線下面積（AUC）で評価したオープンラベルのランダム化比較試験[15]によれば，フルチカゾンで治療を開始し，症状悪化時にフェキソフェナジンを追加したほうが，その後の症状悪化が低い可能性を示し，鼻噴霧ステロイドをベースとした治療の有効性が高いことを示唆した。

デギュスタシオン

季節性アレルギー性鼻炎に用いられる薬剤として大きく，経口抗ヒスタミン薬，経口抗ロイコトリエン薬，鼻噴霧ステロイド薬を紹介してきたが，その有効性について比較をしながら考察する。

経口抗ヒスタミン薬と経口抗ロイコトリエン薬の比較においては，ブタクサに対するアレルギー患者に対してモンテルカスト 10mg/日よりもレボセチリジン 5mg/日で優れた効果を示すというランダム化比較試験の報告[16]もあるが，その有効性はほぼ同等と考えられる。

季節性アレルギー性鼻炎患者 5,781 人を解析対象として，経口抗ヒスタミン薬と経口抗ロイコトリエン薬を比較し，花粉症に対する症状スコアを検討したメタ分析[17]によれば日中の鼻症状スコアは抗ヒスタミン薬がわずかに優れていた。

また夜間の症状スコアに関しては，抗ロイコトリエン拮抗薬でわずかに優れている可能性を示唆した（表 2）。この研究の解析された元論文はランダム化比較試験であり，言語制限なく情報を検索し，2 名のレビューアーが独立して評価するなど配慮を行っているものの，研究間で結果のばらつき，すなわち異質性（I^2 統計量）が非常に高く，結果妥当性は割り引いて考えると，その有効性について明確な差は示されていないという印象である。

表2 季節性アレルギー性鼻炎に対する抗ヒスタミン薬と抗ロイコトリエン薬の比較

アウトカム	統合研究数	平均差※ [95%信頼区間]	異質性 I^2 (%)	出版バイアス P-value
日中の鼻症状スコア	9	0.06 [0.03〜0.10]	99	0.997
日中の眼症状スコア	7	0.04 [−0.01〜0.08]	99	0.547
複合症状スコア	10	0.03 [0.01〜0.05]	98	0.426
夜間症状スコア	9	−0.04 [−0.05〜−0.02]	97	0.605
鼻結膜炎QOLスコア	5	0.22 [−0.10〜0.54]	100	0.132
アウトカム		オッズ比 [95%信頼区間]	異質性 I^2 (%)	出版バイアス P-value
有害事象	8	0.92 [0.76〜1.11]	0	0.304

※平均差が正であれば抗ヒスタミン薬のほうが有効　　　　　（文献17より引用）

　また，経口抗ロイコトリエン薬，経口抗ヒスタミン薬，鼻噴霧ステロイド薬を比較したシステマテックレビュー[18]によると，経口抗ロイコトリエン薬に比べて，わずかに経口抗ヒスタミン薬が日中の花粉症症状を改善するという結果になっているが，その差は臨床的に有意なものとは言いがたく，現時点では季節性アレルギー性鼻炎に対する有効性・安全性に関して経口抗ヒスタミン薬，経口抗ロイコトリエン薬の間に著明な差はないと筆者は考えている。

　ただし，先に述べたように，経口抗ロイコトリエン薬と経口抗ヒスタミン薬，両者の併用は単独に比べて，花粉症症状改善に一定の効果が得られる可能性がある。

　一方，鼻噴霧ステロイド薬は，経口抗ヒスタミン薬に比べて，花粉症上昇改善効果は優れているといえる。抗ヒスタミン薬と鼻噴霧ステロイド薬の有効性比較に関して，16のランダム化比較試験（解析対象2,267人）を統合したメタ分析[19]によれば，鼻閉，鼻汁，くしゃみなどいずれの症状改善においても鼻噴霧ステロイド鼻噴霧薬が有効という結果が示されている（表3）。

鼻の症状であれば，経口抗ヒスタミン薬よりもその有効性に優れ，季節性アレルギー性鼻炎の治療薬として，積極的に推奨できる結果となっている。また眼の症状に関する有効性は経口抗ヒスタミン薬とほぼ同等といえよう。当然ながら経口抗ロイコトリエン薬と比較しても，鼻噴霧スロイド薬は日中の花粉症症状改善に優れている[18]。

経口抗ヒスタミン薬や経口抗ロイコトリエン薬よりも効果的な鼻噴霧ステロイド薬だが，経口抗ヒスタミン薬との併用に関する有効性は期待できるのであろうか。特に症状がある程度ひどいケースでは最初から経口抗ヒスタミン薬と鼻噴霧ステロイド薬の併用が行われることも多いだろう。

702人の季節性アレルギー性鼻炎患者を対象にモメタゾン鼻噴霧スプレー200μgとロラタジン10mg併用群（169人），モメタゾン鼻噴霧スプレー単独群（176人），ロラタジン10mg単独群（181人），プラセボ群（176人）の4群比較を比較し15日間の治療で総合症状スコア，鼻症状スコアを検討した2重盲検ランダム化比較試験[20]によれば，プラセボと比較していずれの実薬群も症状を有意に改善したが，モメタゾン鼻噴霧スプレー，ロラタジン併用群

表3 アレルギー性鼻炎に対する経口抗ヒスタミン薬と鼻噴霧ステロイド薬の比較

アウトカム	標準化平均差［95%信頼区間］
鼻閉症状	－0.628［－0.729〜－0.527］
鼻漏症状	－0.501［－0.601〜－0.401］
くしゃみ	－0.488［－0.588〜－0.387］
鼻の掻痒感	－0.379［－0.485〜－0.273］
後鼻漏	－0.238［－0.417〜－0.059］
鼻の不快感	0.093［－0.162〜0.348］
総合鼻症状	－0.423［－0.531〜－0.315］
眼症状	－0.043［－0.157〜0.072］

（文献19より作成）

と，モメタゾン鼻噴霧スプレー単独群で有意な差がつかず，鼻噴霧ステロイドに経口抗ヒスタミン薬を上乗せしても，効果の増強が期待できない可能性が示唆された。また，この研究ではロラタジン単独に比べて，モメタゾン鼻噴霧スプレーを使用した2群で有意に症状が改善しており，鼻噴霧ステロイドは経口抗ヒスタミン薬単独治療よりも効果的であることがここでも示されている。

経口抗ヒスタミン薬と鼻噴霧ステロイド薬の併用は上乗せ効果が得られない可能性があるが，鼻噴霧抗ヒスタミン薬であるアゼラスチンスプレーと鼻噴霧ステロイド薬のフルチカゾンスプレーとの併用では季節性アレルギー性鼻炎患者における総合症状スコアが，それぞれの単独治療よりも有意に改善する可能性がランダム化比較試験で示唆されている[21,22]。ただ残念ながら，アゼラスチンの鼻噴霧スプレーはわが国では承認されておらず，その使用が難しい。

しかし，アゼラスチン0.1％鼻噴霧スプレーとレボカバスチン0.05％鼻噴霧スプレーの効果はほぼ同等と報告[23]されている。また，鼻噴霧抗ヒスタミン薬と経口抗ヒスタミン薬との比較において，鼻噴霧抗ヒスタミン薬のほうが症状改善効果が高いとする2重盲検ランダム化比較試験[24]も報告されていることから，鼻噴霧ステロイド薬単独で症状コントロール不要の場合は，抗ヒスタミン薬内服の上乗せよりも，リボスチン®点鼻液（レボカバスチン点鼻液［ヤンセン］）等の鼻噴霧抗ヒスタミン薬との併用も考慮したい。

季節性アレルギー性鼻炎の治療に関して薬剤効果の強さおよび併用効果について表4にまとめる。効果の大きい，鼻噴霧スプレー剤は決してアドヒアランスが高いとはいえず，使用する患者さんの好みも大きく影響する。また症状改善という主観的な効果をアウトカムに置いた場合，症状スコアの統計的有意な改善と患者満足度の改善は別問題である。薬剤効果の強弱のみならず，患者さんの重症度および，ライフスタイル等も十分加味した上で薬剤選択がなされるべきである。

表4 季節性アレルギー性鼻炎治療薬の比較

効果	薬剤	他剤との併用
強 ↑ ↓ 弱	鼻噴霧ステロイド薬	・経口抗ヒスタミン薬との併用効果なし ・鼻噴霧抗ヒスタミン薬との併用効果あり ・アドヒアランスに注意
	鼻噴霧抗ヒスタミン薬	・鼻噴霧ステロイド薬との併用効果あり ・アドヒアランスに注意
	経口抗ヒスタミン薬	・日中の症状にやや優れる ・鼻噴霧ステロイド薬との併用効果なし ・経口抗ロイコトリエン薬との併用効果あり ・傾眠の副作用に注意
	経口抗ロイコトリエン薬	・夜間の症状にやや優れる ・経口抗ヒスタミン薬との併用効果あり

[参考文献]

1) 鼻アレルギー診療ガイドライン作成委員会. 鼻アレルギー診療ガイドライン：通年性鼻炎と花粉症 2013年版. 2013.
2) Segall N, Gawchik S, Georges G, et al. Efficacy and safety of levocetirizine in improving symptoms and health-related quality of life in US adults with seasonal allergic rhinitis: a randomized, placebo-controlled study. Ann Allergy Asthma Immunol 2010; 104 (3) : 259-267.
3) Bachert C. A review of the efficacy of desloratadine, fexofenadine, and levocetirizine in the treatment of nasal congestion in patients with allergic rhinitis. Clin Ther 2009; 31 (5) : 921-944.
4) Mösges R, König V, Köberlein J, et al. The effectiveness of levocetirizine in comparison with loratadine in treatment of allergic rhinitis: a meta-analysis. Allergol Int 2011; 60 (4) : 541-546.
5) Nayak A, Langdon RB, et al. Montelukast in the treatment of allergic rhinitis: an evidence-based review. Drugs 2007; 67 (6) : 887-901.
6) van Adelsberg J, Philip G, LaForce CF, et.al. Randomized controlled trial evaluating the clinical benefit of montelukast for treating spring seasonal allergic rhinitis.
7) Philip G, Malmstrom K, Hampel FC, et al. Montelukast for treating seasonal allergic rhinitis: a randomized, double-blind, placebo-controlled trial performed in the spring. Clin Exp Allergy 2002; 32 (7) : 1020-1028.
8) Meltzer EO, Malmstrom K, Lu S, et al. Concomitant montelukast and loratadine as treatment for seasonal allergic rhinitis: a randomized, placebo-controlled clinical

trial. J Allergy Clin Immunol 2000; 105 (5) : 917-922.
9) Nayak AS, Philip G, Lu S, Malice MP, et al. Efficacy and tolerability of montelukast alone or in combination with loratadine in seasonal allergic rhinitis: a multicenter, randomized, double-blind, placebo-controlled trial performed in the fall. Ann Allergy Asthma Immunol 2002; 88 (6) : 592-600.
10) Lu Y, Yin M, Cheng L. [Meta-analysis of leukotriene receptor antagonist montelukast in the treatment of allergic rhinitis]. Zhonghua Er Bi Yan Hou Tou Jing Wai Ke Za Zhi. 2014; 49 (8) : 659-667.
11) Prenner BM, Lanier BQ, Bernstein DI, et al. Mometasone furoate nasal spray reduces the ocular symptoms of seasonal allergic rhinitis. J Allergy Clin Immunol 2010; 125 (6) : 1247-1253.
12) Bielory L, Chun Y, Bielory BP, et al. Impact of mometasone furoate nasal spray on individual ocular symptoms of allergic rhinitis: a meta-analysis. Allergy 2011; 66 (5) : 686-693.
13) Bielory L. Ocular symptom reduction in patients with seasonal allergic rhinitis treated with the intranasal corticosteroid mometasone furoate. Ann Allergy Asthma Immunol. 2008; 100 (3) : 272-279.
14) Bernstein DI, Levy AL, Hampel FC, et al. Treatment with intranasal fluticasone propionate significantly improves ocular symptoms in patients with seasonal allergic rhinitis. Clin Exp Allergy 2004; 34 (6) : 952-957.
15) Takahashi G, Matsuzaki Z, Okamoto A, et al. A randomized control trial of stepwise treatment with fluticasone propionate nasal spray and fexofenadine hydrochloride tablet for seasonal allergic rhinitis. Allergol Int 2012; 61 (1) : 155-161.
16) Patel P, Patel D. Efficacy comparison of levocetirizine vs montelukast in ragweed sensitized patients. Ann Allergy Asthma Immunol 2008; 101 (3) : 287-294.
17) Xu Y, Zhang J, Wang J. The efficacy and safety of selective h1-antihistamine versus leukotriene receptor antagonist for seasonal allergic rhinitis: a meta-analysis. PLoS One. 2014; 9 (11) : e112815.
18) Wilson AM, O'Byrne PM, Parameswaran K. Leukotriene receptor antagonists for allergic rhinitis: a systematic review and meta-analysis. Am J Med. 2004; 116 (5) : 338-344.
19) Weiner JM, Abramson MJ, Puy RM. Intranasal corticosteroids versus oral H1 receptor antagonists in allergic rhinitis: systematic review of randomised controlled trials. BMJ 1998; 317 (7173) : 1624-1629.
20) Anolik R. Mometasone Furoate Nasal Spray With Loratadine Study Group. Clinical benefits of combination treatment with mometasone furoate nasal spray and loratadine vs monotherapy with mometasone furoate in the treatment of seasonal allergic rhinitis. Ann Allergy Asthma Immunol 2008; 100 (3) : 264-271.
21) Ratner PH, Hampel F, Van Bavel J, et al. Combination therapy with azelastine hydrochloride nasal spray and fluticasone propionate nasal spray in the treatment of patients with seasonal allergic rhinitis. Ann Allergy Asthma Immunol 2008; 100 (1) : 74-81.
22) Hampel FC, Ratner PH, Van Bavel J, et al. Double-blind, placebo-controlled study

of azelastine and fluticasone in a single nasal spray delivery device. Ann Allergy Asthma Immunol 2010; 105 (2) : 168-173.
23) Han D, Chen L, Cheng L, et al. A multicenter randomized double-blind 2-week comparison study of azelastine nasal spray 0.1% versus levocabastine nasal spray 0.05% in patients with moderate-to-severe allergic rhinitis. ORL J Otorhinolaryngol Relat Spec. 2011; 73 (5) : 260-265.
24) Corren J. Storms W, Bernstein J, et al. Effectiveness of azelastine nasal spray compared with oral cetirizine in patients with seasonal allergic rhinitis. Clin Ther 2005; 27 (5) : 543-553.

5 抗アレルギー薬の比較

Dégustation

鎌田一宏・徳田安春

ポイント

- 第二世代ヒスタミンH_1受容体拮抗薬（非鎮静性）が第一選択となることが多い。
- 自動車を運転する者や危険作業従事者に対しては，アレグラ®，クラリチン®を処方する。
- 妊婦には使用経験の多いポララミン®を，授乳中ならセルテクト®を選択する。
- 治療不応時には，ヒスタミンH_1受容体拮抗薬の増量や，ヒスタミンH_2受容体拮抗薬，ロイコトリエン拮抗薬との併用療法も考慮する。また違う構造式のヒスタミンH_1受容体拮抗薬に変えるのもよい。

イントロダクション

夜中の救急外来。「何か，蕁麻疹っぽいので"アレグラ"出して帰しておきます」と研修医。このような場面は今でもよく経験する。自分自身も，研修医時代に上級医から「抗アレルギー薬は？」と質問され悶えていると「"アレ

の付くものは，だいたいアレルギー薬だよ！」と教わり，そそくさと処方していた。いったい抗アレルギー薬の違いとは何であろう。

そもそも（I型）アレルギーとは，以前曝露したことのある抗原に再接触することで，その抗原が肥満細胞上のIgE抗体に付着し，肥満細胞の脱顆粒を起こさせ[2]，Mediator（媒介物質）が産生，放出される。この結果として，皮膚や全身に症状が出れば蕁麻疹やアナフィラキシーに，咽頭・鼻に症状が出ればアレルギー性鼻炎，気管支に症状が出れば気管支喘息と，その障害臓器によって呼び名が変わってくる。これら疾患の治療薬，つまり広義の抗アレル

 脳内ヒスタミンH_1受容体占拠率[3]

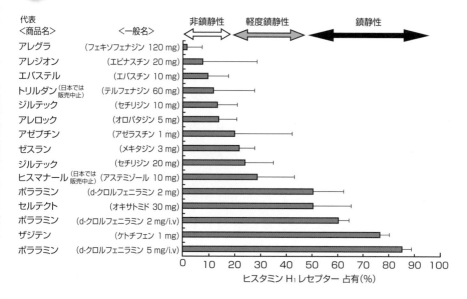

このグラフはヒスタミンH_1受容体拮抗薬による，脳内ヒスタミンH_1受容体占拠率を示したもの。脳内のヒスタミンは，神経伝達物質として働き，覚醒維持，自発運動増加などに寄与している。ヒスタミンH_1受容体拮抗薬によってこのヒスタミンH_1受容体がブロックされると眠気が出てしまう。

非鎮静性のものを占拠率0〜20％，軽度鎮静性のものを占拠率20〜50％，鎮静性のものを占拠率50〜100％としている。第二世代ヒスタミンH_1受容体拮抗薬は，押し並べて脳脊髄液関門を通過しにくいことがわかる。

ギー薬としてはヒスタミン受容体拮抗薬のほか，ロイコトリエン拮抗薬，ステロイド，免疫抑制薬等が知られている。この項目では，ヒスタミン H_1 受容体拮抗薬，なかでも第一世代から進化して，Mediator 遊離抑制作用を併せ持つものとして登場した狭義の抗アレルギー薬，第二世代ヒスタミン H_1 受容体拮抗薬を中心に述べる。

ヒスタミン H_1 受容体拮抗薬といっても，現在（2015年8月），後発品や点眼・点鼻薬を除いて第二世代には16種類の薬剤が日本では採用されている。以下，代表的なものとその特徴についてまとめた（表1参照）[1]。ヒスタミン受容体拮抗薬の副作用で最も注意すべきは，やはり鎮静効果による『眠気』であろう。そのために多くの場合，非鎮静性のヒスタミン受容体拮抗薬を選ぶことになるが，添付文章上で，自動車運転の従事に関し明記していないのは，アレグラとクラリチンだけである。したがって，車がないと不便な地域，あるいはそうでなかったとしても，自動車を運転して医療機関を受診する患者さんは多いわけで，自ずとこれらの処方が増えてくる。ただ，掻痒に伴い睡眠が障害されているような場合には，あえて鎮静性を処方するという手もある（もちろん運転は他者に任せるという約束で）。またザイザル®も使い勝手がよいと筆者は感じている。ザイザルは，ジルテック®の光学異性体のうち，より強い生理活性を有する R-エナンチオマーのみを光学分割したもので，効きがよくもともと眠気は少ない薬剤だが，基本的に1日1回就寝前の内服のため，日中の眠気は他剤に比べてさらに起きにくい。それでいて治療不応時には，添付文章上，倍量投与することができるからだ。

ただ，第一世代ヒスタミン H_1 受容体拮抗薬がもう要らないかといえば，そうではない。妊婦に対しては，今でもポララミンが第一選択となる。これは，これまでの使用経験が多く，安全性という点では，現時点でその他の薬剤と比べ実績があるからだ。また，このポララミンを含め，多くのヒスタミン受容体拮抗薬は乳中への移行が知られており，処方対象が授乳婦になると，授乳中止

の上で投与可能なのはザジテン®やセルテクト®，アレロック®となる．さらに対象が小児になれば，各ヒスタミン受容体拮抗薬によってその使用可能年齢が設けられており，処方できる薬剤が限られてくることも知っておくべきだろう（表1参照）．小児に対しどれか1つ覚えるというなら，非鎮静性のアレジオン®（エピナスチン）は年齢をほぼ気にせず（1歳以上），効果にも期待できるのではないか．

▎治療不応時

よく外来でヒスタミン H_1 受容体拮抗薬を処方することになる"蕁麻疹"を例に処方について戦略を述べる．そもそも蕁麻疹は，原因がわからないことがほとんどだと多くの教科書には書かれている．これは，遡れば1988年にChampion等が2,310例を集め，そのうち特発性蕁麻疹が最多72%を占めると報告したことに裏付けられており[5]（対してIgE依存性蕁麻疹，つまりアレルギー性の蕁麻疹は3.4%），近年では2003年にNettis等が562例を集め，同じく特発性蕁麻疹が82%を占めるとしている[6]．**蕁麻疹はその背景として感染症や疲労，ストレス等も知られているが，多くは原因不明なのである．**した

▎追加の適応

Scombroid fish poisoningによるヒスタミン中毒（腐った魚を喫食した直後に嘔吐，気分不良，皮膚紅潮，血圧低下，などをきたすもの）では，ヒスタミン H_1 受容体拮抗薬が第一選択薬となる．血圧低下があっても，エピネフリン（アドレナリン）は無効のことが多く，ステロイドも原則無効である．

また，ザジテンには肥厚性瘢痕の治療に効果がある．心臓外科手術後や食道手術などの胸部の手術後創部では肥厚性瘢痕ができやすい．このような時に，ザジテンが著効することがある．

表1 第二世代ヒスタミンH_1受容体拮抗薬の比較

	商品名	一般名	運転	投与(回)	Tmax (h)	$T_{1/2}$ (h)	妊婦
鎮静性	ザジテン	フマル酸ケトチフェン	×	2	2.8	6.7	有益性投与
	ゼスラン,ニポラジン	メキタジン	×	2	6.7	32.7	投与回避
	アゼプチン	アゼラスチン	×	2	4	16.5	有益性投与
	セルテクト	オキサトミド	×	2	2.6	10.1	×
	レミカット,ダレン	フマル酸エメダスチン	×	2	3.1	7.0	有益性投与
非鎮静性	アレジオン	エピナスチン	△	1	1.9	9.2	有益性投与
	エバステル	エバスチン	△	1	4.9	18.3	有益性投与
	ジルテック	セチリジン	×	1	1.4	6.7	有益性投与
	タリオン	ベシル酸ベポタスチン	△	2	1.2	2.4	有益性投与
	アレグラ	フェキソフェナジン	○	2	2.2	9.6	有益性投与
	アレロック	オロパタジン	×	2	1.0	8.8	有益性投与
	クラリチン	ロラタジン	○	1	2.3	14.5	投与回避
	ザイザル	レボセチリジン	×	1	1.0	7.3	有益性投与

主な薬剤とその概要を示した。対象が妊婦や授乳婦，小児であるかを確認するのはもちろん，最高血中濃度や薬剤の型，合併症の有無（たとえば腎機能障害があればジルテックやザイザルなどは使い難い。逆にこういった薬剤は肝障害患者には使いやすい）などから総合的に処方してもらいたい。

また，どのヒスタミンH_1受容体拮抗薬も口渇や尿閉などをきたすことがあり，こういった抗コリン作用には注意が必要である。特に第一世代ヒスタミンH_1受容体拮抗薬で抗コリン作用は強く，第二世代ヒスタミンH_1受容体拮抗薬では弱い。したがって，第一世代ヒスタ

5. 抗アレルギー薬の比較

授乳	薬価（¥）	錠剤	小児	構造	禁忌，慎重
授乳中止	113	C, DS, S	6か月以上	三環系	てんかん，肝障害
授乳中止	16	T, S	1歳以上	フェノチアジン系	緑内障，BPH，腎障害
授乳回避	84	T, G	×	三環系	
授乳中止	117	T, DS	2歳以上	ピペラジン系	肝障害
授乳回避	74	C	×	ジアゼパン系	肝障害
授乳中止	102	T, DS	1歳以上	三環系	肝障害
授乳回避	76	T, OD	7歳以上	ピペリジン系	肝障害
授乳回避	83	T, DS	2歳以上	ピペラジン系	腎障害，てんかん
授乳回避	100	T, OD	×	ピペリジン系	腎障害
授乳回避	144	T, OD, DS	7歳以上	ピペリジン系	肝障害
授乳中止	114	T, OD, G	2歳以上	三環系	腎障害，肝障害
授乳回避	95	T, DS	3歳以上	三環系	てんかん，肝障害
授乳中止	106	T, S	7歳以上	ピペラジン系	腎障害，てんかん

ミンH₁受容体拮抗薬は，緑内障患者や前立腺肥大症のある患者には慎重投与とすべきである．より詳細な内容に関しては，各自，添付文章等で再確認して頂きたい．

※運転の列の△は運転注意，○は記述なし
※ BPH；benign prostatic hyperplasia（前立腺肥大）
※ T；tablet（錠剤），C；capsule（カプセル），DS；dry syrup（ドライシロップ），
　 S；syrup（シロップ），G；granular type（顆粒）
※値段：小数点以下四捨五入．1日当たりの金額を示した．

がってガイドラインにも書いてあるが，一律にⅠ型アレルギー検査や採血等を行うべきではない。また1か月以上続く蕁麻疹，つまり慢性蕁麻疹では，その半数程にしかヒスタミン遊離活性の亢進を認めないとの報告もあり，ヒスタミン H_1 受容体拮抗薬だけでは効果がない時もある。そんな時は，まず以下を試みる[4, 7, 9, 10]。

1) 増量（少しでもよくなっていれば）

    倍量投与が可能と明記しているのは，ジルテックとザイザルのみ。

2) 他剤への変更（特に違う構造式のもの）

    大きく分けて，ピペリジン／ピペラジン系と三環系の2つがある。

3) 併用治療として抗ロイコトリエン薬，H_2 拮抗薬等の追加処方

    ヒスタミン以外の他の Mediator，ロイコトリエンを阻害する（ロイコトリエンはヒスタミンより強力なアレルギー症状を誘導する）。

    皮膚上のヒスタミン受容体のうち，約15％はヒスタミン H_2 受容体であると報告されている[8]。

もちろん，難治性，慢性蕁麻疹については，場合によって免疫抑制剤の使用も考慮せねばならず，皮膚科をはじめとする他科との総合的な治療も必要である。

デギュスタシオン

処方することの多いヒスタミン H_1 受容体拮抗薬のほとんどは，第二世代ヒスタミン H_1 受容体拮抗薬（非鎮静性）であり，基本姿勢としてその選択は誤りでない。しかし，妊婦や乳児，小児にはその使用経験などから，必ずしも第二世代ヒスタミン H_1 受容体拮抗薬（非鎮静性）が第一選択とならないこともある。

なにはともあれ，蕁麻疹と思いきや，患者さんの橈骨を触れると頻脈で脈の

緊張度が弱く,結果,アナフィラキシーショックだったなんてことにはならないよう願いたい。

[**参考文献**]

1) U.S. Food and Drug Administration. http://www.fda.gov/default.htm
2) Neal MJ. Medical Pharmacology at a Glance, 7th ed. Wiley, 2012.
3) Yanai K, et al. The physiological and pathophysiological roles of neuronal histamine: an insight from human positron emission tomography studies. Pharmacol Ther 2007; 113 (1) : 1-15.
4) 秀　道広, 他. 蕁麻疹診療ガイドライン. 日皮会誌 2011; 121: 1339-1388.
5) Champion RH. Urticaria: then and now. Br J Dermatol 1988; 119: 427-436.
6) Nettis E, et al. Clinical and aetiological aspects in urticaria and angio-oedema. Br J Dermatol 2003; 148: 501-506.
7) Harada S. Clinical feature and treatment of urticaria. J Environ Dermatol 2005; 12 (1) : 19-28.
8) Tedeschi, et al. Chronic urticaria: a role for newer immunomodulatory drugs? Am J Clin Dermatol 2003; 4 (5) : 297-305.
9) 原田　晋. 蕁麻疹の私見的治療法を中心に. MB Derma 2013; 203: 13-18.
10) Zuberbier T, et al. EAACI/GA (2) LEN/EDF/WAO guideline: management of urticaria. Allergy 2009; 64 (10) : 1427-1443.

Dégustation 6 アレグラとアレロックとクラリチンとジルテックとポララミンの比較

岩本修一・横林賢一

ポイント

- 第一世代抗ヒスタミン薬は第二世代抗ヒスタミン薬より総じて鎮静性が高いが,第二世代抗ヒスタミン薬にも鎮静作用の強いものがある。
- かぜ症状に対する抗ヒスタミン薬単剤の効果はほとんどない。
- 「眠気の強い抗ヒスタミン薬ほど臨床効果が高い」はウソ。
- 鎮静作用の強い抗ヒスタミン薬は労働生産性を下げる。
- コスト面ではどの種類を選ぶかよりも,まずはジェネリックを選ぼう。
- 妊婦に使うならクラリチン®,ジルテック®。

イントロダクション

　抗ヒスタミン薬はアレルギー疾患をはじめ,処方機会の多い薬剤である。アレルギー治療薬としては,ステロイドやロイコトリエン拮抗薬など他剤と併用される場合も少なくないが,本章では抗ヒスタミン薬単独投与での特徴を比較する。

　抗ヒスタミン薬は,開発の歴史から第一世代と第二世代に分けられる。抗ヒ

スタミン薬の最も頻度の高い副作用は眠気（鎮静作用）である。一般に，第一世代は第二世代より鎮静作用が強い。これは，血液脳関門を通過しやすい第一世代に親水性のカルボキシル基，アミノ基を導入することで，第二世代が血液脳関門を通過しにくく改良されたからである[1]。しかし，第二世代であっても種類によっては必ずしも非鎮静性というわけではない。たとえば，ザジテン®，セルテクト®，レミカット®は第二世代であるが，鎮静作用の強い抗ヒスタミン薬である[2]。とはいえ，全体的には，第二世代が第一世代より鎮静副作用を起こしにくく，多くの臨床医にとって馴染み深い分類なので，本章でもこれらを用いる。

　抗ヒスタミン薬は成分名だけでも20種類以上にも及び，すべての成分・ブランドをここで扱うことはできない。そこで，筆者の独断と偏見で，第一世代の代表としてポララミン®（d-クロルフェニラミン）と，第二世代の4剤，合計5剤を比較する。

■ アレグラ® ── フェキソフェナジン ［サノフィ］

　1日2回内服の第二世代抗ヒスタミン薬である。Yanaiらの報告によると，アレグラは抗ヒスタミン薬の中で最も鎮静性の低い薬剤である[2]。エリスロマイシンとの併用で，アレグラの血中濃度が上昇する。水酸化マグネシウム，水酸化アルミニウムとの併用は吸収率を下げる。薬価は，先発薬が71.9円/1錠60mg，ジェネリックの最安品が31.1円/1錠60mgである（2015年）。スイッチOTCとして市販されているアレグラFX®（久光-サノフィ）は，成分含有量は処方薬と同じ60mgで，希望小売価格は1,314円/14錠（約94円/1錠）である。

■ アレロック® ── オロパタジン ［協和発酵キリン］

　1日2回内服の第二世代抗ヒスタミン薬である。薬価は，先発薬が44.7円/1錠2.5mg，ジェネリックの最安品が17.7円/1錠2.5mgである（2015年）。

■ **クラリチン®** ── ロラタジン 塩野義製薬, MSD

　1日1回内服の第二世代抗ヒスタミン薬である。エリスロマイシン，シメチジンとの併用でクラリチンの血中濃度が上昇する。レディタブ錠は先発品にしかないが，ジェネリックのOD錠が代用できる。薬価は，先発薬が94.5円/1錠10mg，ジェネリックの最安品が36.2円/1錠10mgである（2015年）。

■ **ジルテック®** ── セチリジン 第一三共, グラクソ・スミスクライン

　1日1回内服の第二世代抗ヒスタミン薬である。テオフィリンとの併用でジルテックの血中濃度が上昇する。薬価は，先発薬が102.3円/1錠10mg，ジェネリックの最安品が26.2円/1錠10mgである（2015年）。ジルテックの光学異性体であるザイザル®（レボセチリジン［グラクソ・スミスクライン］）が2010年12月より発売されている。

■ **ポララミン®** ── d-クロルフェニラミン 高田製薬

　1日1～4回内服の第一世代抗ヒスタミン薬である。1日1回1錠（2mg）でも鎮静作用は他の4剤より強い。薬価は，5.6円/1錠2mgである（2015年）。

〰〰〰〰〰〰〰〰〰〰
デギュスタシオン
〰〰〰〰〰〰〰〰〰〰

　まず，風邪に対する抗ヒスタミン薬投与はどうだろうか。抗ヒスタミン薬は，かぜ症状の緩和目的で処方されることも多いが，実は抗ヒスタミン薬単独でかぜの症状全般を改善したとするエビデンスは存在しない。第二世代抗ヒスタミン薬はかぜ症状の緩和にほとんど効果がない。第一世代抗ヒスタミン薬は鼻水，くしゃみの症状にわずかな効果があるも，それ以上に眠気などの副作用が頻繁に起こる。小児においてはそのわずかな効果さえもない。Cochrane Collaborationは2003年に「かぜに対する抗ヒスタミン薬」と題してシステマティックレビューを発表し，以後，改訂していたが，風邪に対する抗ヒスタミ

ン薬単剤での効果はないと結論づけた[3]。2012年の最新版では「かぜに対する抗ヒスタミン薬・うっ血除去薬・鎮痛薬内服のコンビネーション」とタイトルを変更し、抗ヒスタミン薬とうっ血除去薬の併用が症状緩和に有効であるとしている[4]。したがって、アレルギー性鼻炎を合併していない単純な風邪症状に対しては抗ヒスタミン薬＋うっ血除去薬が選択肢となる。処方するとすれば、ディレグラ®（フェキソフェナジン＋シュードエフェドリン［サノフィ］）あるいは抗ヒスタミン薬と麻黄剤の併用がいいかもしれない。

次に、アレルギー疾患に対する抗ヒスタミン薬について述べる。抗ヒスタミン薬の有効性は、安全性とセットで比較されるべきである。安全性とは「鎮静作用の強さ」である。第一世代であるポララミンの鎮静作用が強いのはよく知られている。抗ヒスタミン薬の臨床効果（かゆみ軽減効果）と眠気の程度をVisual Analog Scale（VAS）を用いて調べた研究では、ポララミンとアレロックの眠気の程度はほぼ同等だったと報告されている[5]（表1）。「鎮静作用の強い抗ヒスタミン薬ほど、臨床効果も高い」という定説は複数の臨床試験で否定されているが、今回取り上げる5剤は偶然にも臨床効果とともに、眠気の程度が高くなっている。ただし、5剤の臨床効果は6.23～7.04と大差がないのに比べ、眠気の程度は最大で2倍以上の差がある。つまり、鎮静作用の強い抗ヒスタミン薬は、眠気が強まるわりに臨床効果はそれほど変わらない。

表1 抗ヒスタミン薬の臨床効果と眠気の比較

商品名	臨床効果	眠気	臨床効果/眠気
クラリチン	6.23	0.88	7.1
アレグラ	6.77	0.94	7.2
ジルテック	6.88	1.28	5.4
アレロック	7.01	2.01	3.5
ポララミン	7.04	2.06	3.4

※数値はVAS （文献5より引用）

抗ヒスタミン薬の有効性の評価指標としては，アレルギー症状改善だけでなく，労働生産性を改善しうるかも注目されている。かゆみを伴う皮膚疾患は，その患者の労働生産性を低下させるが，その治療薬である抗ヒスタミン薬の鎮静作用でも労働生産性は低下する。Murotaらの報告によると，アレグラ，クラリチンは症状とともに労働生産性も改善したが，ポララミン，アレロック，ジルテックなどは症状やQOLを改善したにもかかわらず，労働生産性を有意に改善しなかった[6]。このように，臨床効果を労働生産性で評価すると，鎮静作用の強さは安全性だけでなく，有効性にも影響する。

上記の理由から，筆者は，**アレグラかクラリチンが第一選択，次いでジルテック，それでもダメならアレロックまたはポララミンの使用を考慮する**。

薬価を比べると，先発薬ではアレグラ＞ジルテック＞クラリチン＞アレロック≫ポララミンの順，ジェネリック医薬品ではアレグラ＞クラリチン＞アレロック＞ジルテック≫ポララミンの順だった（表2）。第二世代では，先発薬，ジェネリック医薬品ともにアレグラの高価格が目立っている。しかし，それ以上に大きいのが先発薬とジェネリックの差である。先発薬最安のアレロックよりジェネリック最高のアレグラのほうが安い。通年性アレルギー性鼻炎で年中アレグラを内服しているとすると，先発薬使用とジェネリック使用時の差

表2 抗ヒスタミン薬のコストの比較

商品名	先発薬	ジェネリック医薬品[※2]
アレグラ	143.8円[※1]	62.2円[※2]
ジルテック	102.3円	26.2円
クラリチン	94.5円	36.2円
アレロック	89.4円[※1]	35.4円[※1]
ポララミン	5.6円[※1]	5.6円[※1]

※1 アレグラ，アレロックは1日2回内服，ポララミンは1日1回内服として計算した。
※2 ジェネリック医薬品は最も安いものを基に計算した。

額は年間約3万円（29,784円）になる。したがって，コスト面ではどの薬剤を選ぶかよりもまずジェネリックを選ぶことが重要である。なお，コストだけを考えるなら，ポララミンは最強である。

　アレルギー疾患といってもその治療は一様ではなく，疾患ごとに抗ヒスタミン薬の位置づけも異なる。アトピー性皮膚炎における抗ヒスタミン薬は補助治療である[7]。外用ステロイドをメインとして，かゆみ症状の軽減に用いる。逆に，蕁麻疹では抗ヒスタミン薬が主役である。その中でも頻度の高い特発性蕁麻疹は，抗ヒスタミン薬の反応性が高いことが知られている[8]。慢性蕁麻疹では，抗ヒスタミン薬の長期内服が最も確立された治療法である。機械性蕁麻疹に対して，小規模の臨床試験ではあるものの，アレロックが有効だったと示されている[9]。アレルギー性鼻炎に対しては，ジルテックがクラリチンより有効だったとの報告がある[10]。アレルギー性鼻炎や蕁麻疹の治療で抗ヒスタミン薬を頓用する場合，血中濃度がより早くピークに達するアレロックが適している。

　ドライバーやパイロット，車通勤をする人に対しては，特に鎮静性の低いものを選ぶ必要があり，ポララミンやアレロックは避けるべきである。航空機パイロットを対象とした研究では，クラリチンが操縦能力に影響を与えなかったと報告されている[11]。

　妊婦に対する抗ヒスタミン薬投与は，器官形成期である妊娠初期でも有害事象を増やさなかったことがメタ分析で示されているが[12]，各薬剤で科学的データの蓄積が異なることは考慮すべきである。FDAやオーストラリアの分類基準を参考にすると，ポララミンやクラリチン，ジルテックが選択肢になる（表3）。鎮静による転倒リスクを踏まえると，クラリチンかジルテックがファーストチョイスであると考える。授乳中ならクラリチンまたはアレグラが推奨される。

　小児のアレルギー疾患では，薬物治療よりもアレルゲンの回避を特に徹底すべきである。たとえば，通年性アレルギー性鼻炎の場合，寝具の定期的な洗

表3 抗ヒスタミン薬の妊婦，授乳婦，小児への適応

商品名	FDA 胎児危険度分類基準	オーストラリア分類基準※1	授乳婦※2	小児の適応
ポララミン	B	A	—	×
クラリチン	B	B1	○	3歳以上
ジルテック	B	B2	—	2歳以上
ザイザル	B	B2	—	6か月以上
アレグラ	C	B2	○	6か月以上
アレロック	—	—	—	2歳以上

※1　オーストラリア医薬品評価委員会の分類基準
※2　「妊娠と薬情報センター」ホームページ（http://www.ncchd.go.jp/kusuri/）を基に作成

濯，天日干し，掃除が重要である．抗ヒスタミン薬投与では，成人と異なり，鎮静の副作用は少ないが，けいれん，不穏，不眠，振戦などが出現することがあるので，過量投与には注意すべきである[13]．また，鎮静作用の強い抗ヒスタミン薬の投与により，熱性けいれんの痙攣持続時間が延長することが知られている[14]．アレグラドライシロップとザイザルシロップは，2014年1月に「6か月以上の小児」への適応が承認され[15,16]，小児や授乳婦に処方しやすくなった（表3）．ザイザル処方時のポイントは，年齢によって投与回数が異なる点と，2015年現在ではジェネリックが存在しない点である．6か月〜1歳未満の乳児では1日1回投与のザイザルがいいだろう．1〜2歳ではアレグラのジェネリックがコスト面で有利である．2歳以降は選択肢が増える．

　高齢者に対しては，少なくともポララミンやアレロックの処方を避けるべきである．鎮静作用は転倒リスク，それに伴う骨折リスクを上昇させる．さらに，第一世代抗ヒスタミン薬は抗コリン作用も強いため，口渇や尿閉，頻脈などを起こしやすい．米国老年医学会では，高齢者に対する第一世代抗ヒスタミン薬の処方を避けるよう推奨している[17]．

ちなみに，セレスタミン®配合錠はポララミン2mgとリンデロン®0.25mg（ベタメタゾン［塩野義］）の合剤である．セレスタミンを蕁麻疹やアレルギー性鼻炎などに対して対症療法的に使うのは避けるべきである．その理由は，ポララミンではなく，リンデロンである．セレスタミンの使用は，ステロイド投与量を曖昧にし，さらにはステロイドを投与しているという自覚を失わせる．リンデロン0.25mgはプレドニン®（プレドニゾロン［塩野義］）1.5mgに相当し，長期投与では薬剤性副腎不全を起こしうる．ステロイドと抗ヒスタミン薬の併用が必要な場合は，それぞれを別々に処方することをお勧めしたい．

[参考文献]

1) 宮地良樹.抗ヒスタミン薬達人の処方箋Rx. メディカルレビュー社，2013.
2) Yanai K, Zhang D, Tashiro M, et al. Positron emission tomography evaluation of sedative properties of antihistamines. Expert Opin Drug Saf. 2011; 10 (4) : 613-622.
3) Sutter AI, Lemiengre M, Campbell H, et al. Antihistamines for the common cold. Cochrane Database Syst Rev 2003; 3: Cd001267.
4) De Sutter AI, van Driel ML, Kumar AA, et al. Oral antihistamine-decongestant-analgesic combinations for the common cold. Cochrane Database Syst Rev 2012; 2: Cd004976.
5) Izumi N, Mizuguchi H, Umehara H, et al. Evaluation of efficacy and sedative profiles of H (1) antihistamines by large-scale surveillance using the visual analogue scale (VAS) . Allergol Int 2008; 57 (3) : 257-263.
6) Murota H, Kitaba S, Tani M, et al. Impact of sedative and non-sedative antihistamines on the impaired productivity and quality of life in patients with pruritic skin diseases. Allergol Int 2010; 59 (4) : 345-354.
7) 日本皮膚科学会アトピー性皮膚炎診療ガイドライン作成委員会．アトピー性皮膚炎ガイドライン．日皮会誌2009; 119 (8) : 1515-1534.
8) 秀 道広，森田栄伸，古川福実，他.蕁麻疹診療ガイドライン．日皮会誌2011; 121 (7) : 1339-1388.
9) 森田栄伸，松尾裕彰，出来尾哲．人工蕁麻疹に対するアレロック（塩酸オロパタジン）の臨床効果．西日本皮膚科2003; 65: 172-174.
10) Day JH, Briscoe M, Widlitz MD. Cetirizine, loratadine, or placebo in subjects with seasonal allergic rhinitis: effects after controlled ragweed pollen challenge in an environmental exposure unit. J Allergy Clin Immunol 1998; 101 (5) : 638-645.
11) Neves-Pinto RM, Lima GM, da Mota Teixeira R. A double-blind study of the effects of loratadine versus placebo on the performance of pilots. Am J Rhinol 1992; 6 (1) : 23-27.

12）Seto A, Einarson T, Koren G. Pregnancy outcome following first trimester exposure to antihistamines: meta-analysis. Am J Perinatol 1997; 14（3）: 119-124.
13）鼻アレルギー診療ガイドライン作成委員会編.鼻アレルギー診療ガイドライン2013年版（改訂第7版）. ライフ・サイエンス2013.
14）木村　丈, 渡辺陽和, 松岡太郎. 鎮静性抗ヒスタミン薬の投与により熱性けいれんのけいれん持続時間は延長する. 脳と発達 2014; 46（1）: 45-46.
15）久光製薬株式会社.アレグラ®医薬品インタビューフォーム2015.
16）グラクソ・スミスクライン株式会社. ザイザル®医薬品インタビューフォーム2014.
17）American Geriatrics Society 2012 Beers Criteria Update Expert Panel. American geriatrics society updated beers criteria for potentially inappropriate medication use in older adults. J Am Geriatr Soc 2012; 60（4）: 616-631.

Dégustation

7 フロモックスとメイアクトとバナンとセフゾンとトミロンの比較
（と次いでにケフレックスについて）

岩田健太郎

ポイント

- 経口3世代セフェムの比較である。
- スペクトラムには大差はない。
- 重要なのはバイオアベイラビリティで，消化管からの吸収という点からはバナンが最も優れている。
- ピボキシル基がついたものは，副作用上問題である。
- そもそも，経口3世代セフェムは臨床上ほとんど必要ない。
- 小児の場合は味覚も大事。

イントロダクション

　経口3世代セフェムは成人，小児共に日本で汎用されている抗菌薬である。肺炎球菌のようなグラム陽性菌にも効果があり，インフルエンザ菌のようなグラム陰性菌にも効果がある。セフェムなので腸球菌には効果がなく，緑膿菌にも効果がない。しかし，誤用が非常に多い。ほとんど習慣とか雰囲気で出されているきらいがある。

まず，風邪など抗菌薬を要しないウイルス感染症でよく用いられている。次いで，歯科治療後の予防薬など，目的が不明確なままで用いられることも多い。皮膚軟部組織感染症のように第一世代のセフェム（ブドウ球菌をよりカバー）のほうが妥当な場合も誤用されていることが多い。

注射薬の3世代セフェムが市中肺炎，細菌性髄膜炎，急性喉頭蓋炎など重要な感染症の第一選択薬なのに比べると，経口薬の必然性はきわめて乏しい。耐性菌の出現やClostridium difficile Infecition（CDI）といった合併症のリスクを考えると，その必然性はさらに乏しくなる。

そんな中でのこれらの比較である。要するに，「ドングリの背比べ」なのだが。

■ フロモックス® ── セフカペン・ピボキシル　塩野義

日本でも最もよく用いられている経口セフェムである。逆に，国際的にはほとんど用いられていないニッポンチャチャチャな抗菌薬でもある。吸収を高めるためにピボキシル基がついている（後述）。バイオアベイラビリティは日本化学療法学会「抗菌薬適正使用生涯教育テキスト」（改訂版）によると35％である。

■ メイアクト® ── セフジトレン・ピボキシル　明治製菓

日本でフロモックスの次に用いられる経口セフェムであり，これまた国外ではあまり用いられていない。バイオアベイラビリティは14〜16％と悪い。食事とともに内服すると吸収はやや改善される。吸収を高めるためにピボキシル基がついている（後述）。

■ バナン® ── セフポドキシム・プロキセチル　第一三共

プロキセチル基のついたプロドラッグで，バイオアベイラビリティは50％とされ，血中でセフポドキシムになる。食事とともに服用すると吸収はやや改善される。

■ セフゾン® ── セフジニル アステラス

バイオアベイラビリティは25％である。食事による吸収の改善はないとされる。

■ トミロン® ── セフテラム・ピボキシル 大正富山

大正富山なのでトミロンである（たぶん）。モラキセラ・カタラーリスに対する活性がないため、市中肺炎に対するエンピリカルな治療薬としては適していない。吸収を高めるためにピボキシル基がついている（後述）。バイオアベイラビリティは不明である。

デギュスタシオン

　抗菌スペクトラムについては大同小異でほとんど違いはない。バイオアベイラビリティの点ではどれもよろしくないが、バナンがその中では最もよい。もっとも、第一世代セフェムのケフレックス®（セファレキシン）のほうが90％とはるかによい。添付文書上の適応症である皮膚感染症ならケフレックスのほうがはるかによい。細菌性急性咽頭炎ならアモキシシリンのようなペニシリン系のほうがベターで、ガイドライン上もそちらが推奨されている。また、ピボキシル基は低カルニチン血症の原因として知られており、（特に小児の）低血糖発作の原因となるのが問題である。そのため、フロモックス、メイアクト、トミロンは他のものよりも劣る。

　3世代経口セフェムの使い道として、唯一筆者が思いつくのは、市中肺炎のエンピリカルな治療の時で、かつ入院できず、かつ何らかの事情でキノロンが使えない場合にアジスロマイシンと併用する場合である。

　その場合は上記の理由からバナンが最も望ましく、次いでセフゾンである。モラキセラをカバーしないトミロンが最もよくない。

　薬価でいうと、バナン錠100mgが75.9円。1日最大投与量が200mg1日2

回なので，1日304円程度である．セフゾン100mgカプセルが原稿執筆時点で63円．添付文書上の用量は100mgを1日3回なので1日189円となる．

小児用ではフロモックス，メイアクト，トミロンに小児用細粒が，バナンにはドライシロップがある．笠井らによると，フロモックスはイチゴ味で「はじめ甘いが，苦みが残る」，メイアクトが「バナナ味だが同時に苦い‼」，バナンが「オレンジ．わずかに苦みが残る」，セフゾンが「イチゴ味．苦みなし．少しゼラチン風味」，トミロンが「かき氷のイチゴ」味で苦みがないという．味の優劣は定かではないが，もしバナンの苦みを苦手とする小児がいたら，代替薬としてセフゾンは選択肢として「あり」かもしれない．

[参考文献]

1) Lindsay Grayson M, (ed) Kucers' The Use of Antibiotics, 6th Edition. CRC Press, 10 / 2010.
2) Johns Hopkins ABX guide Unbound Medicine Inc. iPhone app last updated September 11, 2014.
3) 日本化学療法学会．「抗菌薬適正使用生涯教育テキスト」(改訂版)．2013．
4) 戸塚恭一(監修)．抗菌薬サークル図データブック 第二版．じほう，2010．
5) Shulman ST, Bisno AL, Clegg HW, Gerber MA, Kaplan EL, Lee G, et al. Clinical Practice Guideline for the Diagnosis and Management of Group A Streptococcal Pharyngitis: 2012 Update by the Infectious Diseases Society of America. Clin Infect Dis. 2012 Sep 9; cis629.
6) (独)医薬品医療機器総合機構．PMDAからの医薬品適正使用のお願い ピボキシル基を有する抗菌薬投与による小児等の重篤な低カルニチン血症と低血糖について．http://www.info.pmda.go.jp/iyaku_info/file/tekisei_pmda_08.pdf
7) 笠井正志ら．長野県立こども病院 小児感染症と抗菌薬のトリセツ．金原出版，2012．

Dégustation 8 シプロキサンとクラビットとジェニナックとアベロックスの比較

岸田直樹

ポイント

- キノロン系抗菌薬の比較である。
- キノロン系抗菌薬はたくさんあるが，いわゆる最新の第四世代のキノロンのスペクトラムに大差はない。
- その特徴（特にスペクトラム）から，覚えるべきものは3つでよい。
- どれもバイオアベイラビリティがよく，内服抗菌薬として使用する場合に活躍することが多いようにみえるが適正使用に努める。
- 抗緑膿菌作用をもった数少ない内服抗菌薬であることを忘れないようにする。
- βラクタムアレルギーがある場合にはよい適応となることが多い。

イントロダクション

国内には多数のキノロン系抗菌薬があり，しかも種類が多いがゆえに製薬会社ごとにその違いを強調すべく様々な情報が入り，現場の医師も相互の違いにこだわりを見出したくなるであろう。その売り込みから細かい使い分けをしたくなるのもわかるが，抗菌薬には適正使用という軸があることを忘れてはいけ

ない。世代の違うキノロンでは臨床的に重要な違いはあるが，同世代間では大きな差はそれほどない。特に最新の第四世代のキノロンの違いを語ることは第三世代セフェム同様にほどほどにしたい。そして何よりエビデンスの点からも覚えるべきキノロン系抗菌薬は限られてくる。

では，シプロキサンとクラビットとジェニナックとアベロックスについてその特徴を理解しながら考えてみたい。

■ シプロキサン® ── シプロフロキサシン　バイエル

1) 緑膿菌を含む耐性傾向の強いグラム陰性桿菌（SPACE*）に活性がある。
2) 前立腺への移行がよい。
3) 連鎖球菌（特に肺炎球菌）は外していると考える。
4) バイオアベイラビリティがよい（80％程度）。
5) 国内では投与量がやや少なめ。

＊SPACE：Serratia, Pseudomonas, Acinetobacter, Citrobacter, Enterobacter

［投与量］PK/PD から効果が期待される量

・点滴：1回400mg　1日2回，緑膿菌には1回400mg 1日3回
・内服：1回500mg　1日2回

［日本の添付文書］

・点滴：1回300mg　1日2回（極量600mg/日）
・内服：1回100〜200mg　1日2〜3回（適宜増減の記載あり800mg/日まで可）

■ クラビット® ── レボフロキサシン　第一三共

1) 緑膿菌を含む耐性傾向の強いグラム陰性桿菌（SPACE）に活性がある。
2) 前立腺への移行がよい（しかし，あえて尿路感染症で使用する必要はない）。
3) 肺炎球菌など連鎖球菌のカバーがある（レスピラトリーキノロン）。
4) バイオアベイラビリティがよい（99％）。

5）国内の投与量が実はやや少なめ。

［投与量］PK/PD から効果が期待される量

・点滴/内服：1回750mg　1日1回

［日本の添付文書］

・点滴/内服：1回500mg　1日1回

■ アベロックス® ── モキシフロキサシン ［バイエル］，
　　ジェニナック® ── ガレノキサシン ［富山］

1）肺炎球菌など連鎖球菌のカバーがあり，抗菌活性もレボフロキサシンよりよい。
2）緑膿菌を含む耐性傾向の強いグラム陰性桿菌（SPACE）に活性があるが，緑膿菌への活性はシプロフロキサシンに劣る。
3）アベロックスは尿路への移行が悪いので尿路感染症には不向き。
4）バイオアベイラビリティがよい（90％以上）。
5）嫌気性菌のカバーがある。

［投与量］PK/PD から効果が期待される量（アベロックスのみ記載。ジェニナックは臨床データに乏しい）

・点滴：1回400mg　1日1回
・内服：1回400mg　1日1回

［日本の添付文書］

・点滴薬は国内にはない
・内服：1回400mg　1日1回（腎機能での調節不要）

〰〰〰〰〰〰〰
デギュスタシオン
〰〰〰〰〰〰〰

　おおまかなキノロン系抗菌薬の分類とスペクトラムを図1に示した。
　製薬会社の情報を入手している人からはきわめてシンプルにみえるかもしれ

図1 おおまかなキノロンの分類とスペクトラム

	GNR	Chlamydia, Mycoplasma. Legionella P.aeruginosa	GPC 特に肺炎球菌	Anaerobes
第一世代				
第2世代（旧）				
第2世代（新）	CPFX			
第3世代	LVFX			
第4世代	MFLX, GRNX			

ない。しかし，臨床的にはこの程度の切り口でのスペクトラムの違いを意識するくらいで問題になることは少ないし覚えやすい。また，キノロン系抗菌薬はbroad spectrumであり患者さんの忍容性も高い（薬物の服用によって，有害作用（副作用）が発生したとしても被験者が十分耐えられる程度であれば「忍容性が高い（よい）薬物」であるという）。このような特徴からキノロン系抗菌薬は外来診療などで濫用されやすいが，近年キノロン耐性菌の蔓延だけでなくキノロン使用でもメチシリン耐性黄色ブドウ球菌（MRSA）が発生することや，クロストリジウムディフィシル腸炎の発生が問題となっている[1]。適正使用を心がけ必要な時のみ処方したい。

　キノロン系抗菌薬全般に言えるが，非定型微生物と緑膿菌に活性のある点が大きな特徴である。キノロン系抗菌薬は全般的にbroad spectrumであり，何でも効きそうなイメージがあるが，シプロキサンは肺炎球菌などの連鎖球菌と嫌気性菌を外しているということを知ることが重要である。この余計なスペクトラムがないという特徴を生かした使用を心がけるようにしたい。覚えるべきキノロン系抗菌薬の中でも特にシプロキサンは緑膿菌に対して最も抗菌活性が高い。ここは感染症医としてその違いを臨床的に感じることが時々ある。

クラビットはシプロキサンの感受性に加えて肺炎球菌などの連鎖球菌のカバーが加わったもので，それゆえにレスピラトリーキノロンと言われ気道感染症を中心に使用できるが，真に必要な機会はきわめて少ない．投与方法も以前のような分割投与ではなく PK/PD に基づいた濃度依存性を踏まえた 1 日 1 回 500mg の投与が可能となり一見よさそうだが，クラビットはもはやレスピラトリーキノロンとは言えず，肺炎球菌に対する MIC が 0.5mg/l 以下の抗菌活性を有するものがレスピラトリーキノロンであるという意見がある．肺炎球菌の MIC は「シプロキサンで 3.13，クラビットで 1.56，アベロックスで 0.12」とされている．そこで近年ではクラビットは 1 回の投与量 750mg が標準となり，この高用量クラビットに限ってレスピラトリーキノロンに位置づけられている．

 アベロックスやジェニナックの最大の特徴は嫌気性菌のスペクトラムがあることであろう．これは素晴らしい，ではなくよりその必要性を丁寧に吟味しなくてはいけないとなるべきであろう．腹腔内感染症でゾシン®（ピペラシリン・タゾバクタム［大正富山，大鵬薬品］）よりも良好だったというデータもあり[2]，嫌気性菌が関与した感染症によい適応になる．しかし，嫌気性菌が必ずしも関与していない感染症で使用する場合には下痢などの副作用や CD 腸炎などが発生しやすいなど害にもなるため，積極的に気道感染症で使用するかは躊躇するくらいがちょうどよい．最新のキノロンの中でもアベロックスは，mutant prevention concentration（MPC）profile の理論値から耐性を獲得しにくいとされる特徴があり，世界で最も耐性菌の少ない国の一つであるオランダの肺炎ガイドラインにはこの特徴から推奨薬の一つとして記載されている点は興味深いが必須ではない．

 さて，上記特徴を踏まえて，どうするか？ であろう．シプロキサンは投与量が国内では全般的にやや少なめではあるが，それによる治療失敗はあまりないように感じられる．ちなみに筆者は尿路感染症にはキノロンは使用しない．特に妊娠可能女性では尿路感染症の背後に性行為が必ずあると考える．また，

キノロン耐性の腸内細菌も多いためβラクタム系薬で十分なことが多い。細菌性腸炎でもキノロン耐性のキャンピロバクターが渡航歴の有無によらず増加しているが[3]，腸炎での使用であればこれが治療失敗となるリスクは低いであろう。クラビットといえば市中肺炎だが，筆者はほぼ使用しない。しいていえば，市中肺炎で典型的な病歴，X線所見がない場合に非定型微生物としてクラミドフィラも含めてしっかり治療しているという経過をとりたい場合には，クラビット単剤がよい適応のように思うが，そのような肺炎では常に結核の可能性も考えて抗酸菌培養は提出しておくことが望ましい。ちなみに，もはやレスピラトリーキノロンとはいえないとも言われるが，国内の用量で肺炎球菌による治療失敗の経験は少ない印象がある。骨髄炎に関してもキノロン系抗菌薬は良好なデータが多く，その多くは歴史の長さからかシプロフロキサシンが多いが，筆者はレボフロキサシンを使用する。アベロックスやジェニナックはさらに使用する機会が少ない。気道感染症でも，どうしても外来治療しないといけない医療曝露のある誤嚥性肺炎や肺膿瘍は適応となるかもしれない。腹腔内感染症では単剤で治療可能であり，魅力的な場合があり，医療関連感染症の点滴治療後のシメとしてはいいと感じる。

やや達人の域にあるようにみえるが，経口の第三世代セフェム同様に「キノロン系抗菌薬は使ったことがないのでよくわかりません」と言えるようになることも不可能ではない。

[参考文献]

1) Weber SG, et al. Fluoroquinolones and the risk for methicillin-resistant Staphylococcus aureus in hospitalized patients. Emerg Infect Dis 2003; 9: 1415.
2) Malangoni MA, et al. Randomized controlled trial of moxifloxacin compared with piperacillin-tazobactam and amoxicillin-clavulanate for the treatment of complicated intra-abdominal infections. Ann Surg 2006; 244: 204.
3) Smith KE, et al. Quinolone-resistant Campylobacter jejuni infections in Minnesota, 1992-1998. Investigation Team. N Engl J Med 340: 1525, 1999.

9 マクロライド系抗菌薬, キノロン系抗菌薬の重篤な有害事象

Dégustation

青島周一

ポイント

- マクロライド系抗菌薬では心血管系有害事象リスクに関する疫学的関連が示唆されている。そのリスクはわずかであると推測されるが, 臨床上, 軽視すべきではない。
- マクロライド系抗菌薬ではクラリスロマイシンと比較してロキシスロマイシンで心血管系有害事象リスクが低いと考えられる。
- キノロン系薬剤と急性腎傷害リスクとの関連はアジスロマイシンやアモキシシリンよりも強いことが示されている。また一部の薬剤ではクラリスロマイシンよりも急性肝障害リスクが高い可能性が示されている。
- 他のキノロン系抗菌薬に比べて, モキシフロキサシンは, 肝障害リスク, 重篤な不整脈リスクが高い。
- 薬剤耐性が深刻な状況において, 抗菌薬で得られるベネフィットと有害事象リスクは等しく評価すべきである。

イントロダクション

ウイルス性上気道炎等への抗菌薬の処方頻度は未だ高く，わが国では非細菌性の上気道炎の約60％に抗菌薬が処方され，そのうちの46％が3世代セフェム系抗菌薬，27％がマクロライド系抗菌薬，16％がキノロン系抗菌薬であったと報告されている[1]。また，横断研究のメタ分析によれば抗菌薬に対する一般認識として，抗菌薬がウイルスに対して有用でないことを知らないという人が53.9％にものぼると報告されている[2]。

しかしながら，抗菌薬の安易な使用はアレルギー等の有害事象リスクを孕んでいる。筆者の経験上，風邪などで受診して処方を受けた抗菌薬によるものと考えられる有害事象で夜間救急外来を受診するということは決して稀ではない。抗菌薬関連の有害事象は救急外来受診につながり，その多くはアレルギー反応によるものと言われている[3]。

いわゆる風邪症候群において，抗菌薬を早めに服用しようが，少し遅れてから服用しようが，あるいは服用せずとも，臨床転帰が大きく変わることはないとする報告[4]もあり，明らかなウイルス性上気道炎に抗菌薬を投与することのリスクを軽視すべきではない。本章では，抗菌薬の有害事象，特にマクロライド系抗菌薬，キノロン系抗菌薬を対象に，重篤な有害事象に焦点をあてて考察していく。

マクロライド系抗菌薬の心血管系有害事象への懸念

■ クラリス® ── クラリスロマイシン　　大正
　クラリシッド® ── クラリスロマイシン　　アボット

クラリスロマイシンには重大な副作用として，QT延長，心室頻拍，心室細動等が添付文書にも記載されており，心疾患のある患者さん等においては慎重投与になっている[5,6]。

■ ジスロマック® ── アジスロマイシン ファイザー

クラリスロマイシンと同様に，心疾患のある患者さんには慎重投与である。さらにQT延長，心室性頻脈は重大な副作用として挙げられている[7]。

■ ルリッド® ── ロキシスロマイシン サノフィ

重大な副作用や慎重投与の項目に心血管系有害事象に関する項目は挙げられていないが，心室頻拍や，QT延長を起こすおそれのある患者は慎重投与であり，QT延長，心室頻拍が重大な副作用に挙げられている[8]。

キノロン系抗菌薬の腎傷害，肝障害，不整脈リスクへの懸念

■ クラビット® ── レボフロキサシン 第一三共
シプロキサン® ── シプロフロキサシン バイエル

重大な副作用として，QT延長，心室頻拍，急性腎不全，間質性腎炎，劇症肝炎，肝機能障害などが挙げられる。レボフロキサシンでは重篤な心疾患，シプロフロキサシンではQT延長を起こす恐れのある患者さんに慎重投与となっている[9,10]。

■ アベロックス® ── モキシフロキサシン バイエル

重度の肝障害のある患者，QT延長のある患者さんには禁忌である[11]。モキシフロキサシンは肝臓で主に代謝を受けるため，一般的に腎機能による用量調節が不要と言われている。

デギュスタシオン

■ クラリスロマイシンの心血管系有害事象

安定した冠動脈疾患を有する4,373人（平均65.3歳）を対象に，クラリスロ

マイシン500mg/日とプラセボを2週間投与して比較した，2重盲検ランダム化比較試験[12] では心血管死亡リスク上昇への懸念が示唆された。

この研究では，平均960日の追跡で主要評価項目である総死亡，心筋梗塞，不安定狭心症発症の複合アウトカムに統計的有意差がみられなかったが，（ハザード比1.15［95％信頼区間0.99～1.34］），そのリスクは増加傾向であり，総死亡単独評価ではハザード比1.27［95％信頼区間1.03～1.54］，心血管死亡単独評価ではハザード比1.45［95％信頼区間1.09～1.92］といずれも有意なリスク上昇が示された。

本来は安定した冠動脈疾患を有する患者さんにおいて，クラリスロマイシンの短期有効性を検討するための試験であった。それが意外にも死亡リスク上昇を示唆したため，安全性への懸念が生じた。ただし，追跡期間が2～3年にわたることを踏まえれば，クラリスロマイシンの投与終了後かなりの時間を経て，死亡リスクが上昇する原因は不明であり，当然ながらこの研究のみではクラリスロマイシンと心血管死亡の因果関係を決定づけることはできない。

ランダム化比較試験では症例数が限られ，発症頻度が相対的に少ない有害事象を評価するには不十分であるが，40～74歳の研究参加者を対象に，クラリスロマイシン（160,297件：平均57.2歳），ロキシスロマイシン（588,988件：平均56.6歳），ペニシリンV（4,355,309件：平均55.7歳）を比較して，心臓死亡リスクを検討したデンマークのコホート研究[13] でも，クラリスロマイシン使用1週間以内の心臓死亡リスクはペニシリンVよりも，有意に高いことが示唆された。一方，ロキシスロマイシンでは明確なリスク上昇はみられなかった。間接比較ではあるが，心血管系有害事象はクラリスロマイシンよりもロキシスロマイシンで低い可能性が示唆される（表1）。なお交絡への配慮として傾向スコアを用いた統計解析がなされている。

マクロライドの処方が想定されるような，慢性閉塞性肺疾患（COPD）を合併していたり，また非定形肺炎を発症している症例では高齢者も多いと推測される。

表1 クラリスロマイシンによる心臓死亡リスク

薬剤名	心臓死亡	1,000人当たりの年間発症	傾向スコア調整した率比 Rate ratio（95％信頼区間）
治療開始から0〜7日			
クラリスロマイシン	18例	5.3	1.76（1.08〜2.85）
ロキシスロマシシン	32例	2.5	1.04（0.72〜1.51）
ペニシリンV	235例	2.5	1.00（reference）
治療開始から8〜37日			
クラリスロマイシン	14例	1.3	1.06（0.62〜1.82）
ロキシスロマイシン	42例	1.0	1.06（0.76〜1.46）
ペニシリンV	308例	1.0	1.00（reference）

（文献13より引用）

　COPD急性増悪で入院した患者さん1,343人（年齢中央値72歳，男性49％，現在喫煙33％）と市中肺炎で入院した患者さん1,631人（年齢中央値66歳，男性49％，現在喫煙35％）を対象に行われた前向きコホート2件の解析[14]が報告されている。交絡因子で補正後，いずれのコホートでもクラリスロマイシンの使用は使用なしと比べて，1年以内の心血管イベント上昇が示唆された。COPDコホートにおける心血管イベントは，調整ハザード比：1.50［95％信頼区間1.13〜1.97］で，市中肺炎コホートにおける心血管イベントは調整ハザード1.68［95％信頼区間1.18〜2.38］であった。

　市中肺炎で入院した患者さんの初期治療に，非定型菌までカバーした抗菌薬レジメンは，カバーしないレジメンに比べて死亡を減らすことはないとするメタ分析[15]も報告されており，肺炎の初期治療にマクロライドが必要かどうかは議論の余地がある。高齢者や心血管疾患既往患者等のハイリスク患者さんにおいて，代替え治療がある限りは積極的なクラリスロマイシンの使用は推奨されず，マクロライドを使用せざるを得ないケースではルリッド®（ロキシスロマシシン［サノフィ］）も考慮したい。

アジスロマイシンの心血管系有害事象

アジスロマイシンと心血管リスクに関して米国のメディケイド・プログラムのデータを用いて，傾向スコアマッチングを行ったコホート研究が報告されている[16]。抗菌薬使用なし（1,391,180件：平均48.6歳）と比較してアジスロマイシン（347,795件：平均48.6歳），アモキシシリン（1,348,672件：平均47.7歳）の心血管死亡および総死亡を検討した。

5日間の治療で，心血管死亡はアモキシシリンでは明確なリスク増加はみられなかった（ハザード比0.95［95％信頼区間0.55〜1.63］）が，アジスロマイシンで有意にリスクが上昇する可能性を示唆した（ハザード比2.88［95％信頼区間1.79〜4.63］）。

同様に総死亡に関しても，アモキシシリンでは明確なリスク増加はみられず（ハザード比0.86［95％信頼区間0.58〜1.28］），アジスロマイシンで有意なリスク増加がみられた（ハザード比1.85［95％信頼区間1.25〜2.75］）。

一方，18〜64歳の一般人口を対象に，アジスロマイシンの使用，抗菌薬不使用，ペニシリンVの使用を比較して心血管死亡を検討したデンマークにおける後ろ向きコホート研究[17]では，傾向スコアを用いた統計処理後，抗菌薬なしと比較した場合，アジスロマイシン使用中の5日間に心血管死亡リスクの有意な上昇（率比：2.85［95％信頼区間1.13〜7.24］）が示唆されたが，ペニシリンVとの比較では有意な上昇はみられず（率比：0.93［95％信頼区間0.56〜1.55］），全体として明確なリスク上昇を認めないと結論している。抗菌薬なしとの比較において率比に統計的有意な差がみられたのは，解析対象症例に対して，イベント数が極端に少ないため感染症による死亡リスクの影響が完全に排除できていないという可能性があるとしている。

さらに米軍退役軍人コホートから30〜74歳の参加者（平均56.8歳，男性88％，78％が喫煙者もしくはその経験者）を対象にした後ろ向きコホート研究[18]が報告されている。アジスロマイシンの使用（594,792件），レボフロキサシンの使用（201,798件），アモキシシリンの使用（979,380件）を比較し，

表2 アジスロマイシンとレボフロキサシンの死亡リスク：調整ハザード比（95%信頼区間）

抗菌薬	1〜5日の使用		6〜10日の使用	
	アモキシシリン	アジスロマイシン	アモキシシリン	アジスロマイシン
アジスロマイシン	1.48 (1.05-2.09)	1	1.14 (0.81-1.62)	1
レボフロキサシン	2.49 (1.70-3.64)	1.68 (1.15-2.47)	1.95 (1.32-2.88)	1.71 (1.15-2.55)

（文献18より引用）

死亡や重篤な不整脈を検討している．傾向スコアを用いた統計解析後，5日以内の死亡や不整脈リスクはアジスロマイシン，レボフロキサシンともにリスク上昇が示唆された．アジスロマイシンとレボフロキサシンの死亡リスクについて表2にまとめる．

このようにやや高齢の患者集団ではリスクが増加する可能性が示唆されるが，肺炎で入院した65歳以上の高齢患者さん73,690人より，傾向スコアマッチングした患者さん63,726人を対象に，アジスロマイシンの使用31,863人と，ガイドラインに従った他の抗菌薬の使用31,863人を比較し，90日以内の総死亡や心血管イベントを検討した後ろ向きコホート研究[19]では，総死亡は減少するが（オッズ比：0.73［95％信頼区間0.70〜0.76］），わずかに心筋梗塞リスクが上昇する可能性を示唆された（オッズ比：1.17［95％信頼区間1.08〜1.25］）．ただし心臓イベント全体では明確な関連性なく，また不整脈や心不全に関しても明確な差が出ていないという結果であった．

アジスロマイシンによる心血管系有害事象リスクは，頻度の高いものではなく，ごくわずかなリスクだと言えそうだが，アウトカムの重大性は軽視できるものではない．現時点ではクラリスロマイシンと同様，高齢者，心血管疾患既往の患者さんでは，そのリスクに十分留意すべきであると考えられる．

キノロン系抗菌薬の急性腎傷害・肝障害・不整脈リスク

キノロン系抗菌薬と急性腎傷害リスクはコホート内症例対照研究が報告されている[20]。

40〜85歳の男性（平均年齢62歳）のコホートデータから，急性腎傷害で入院した症例1,292人と，急性腎傷害でない疾患で入院した患者さん12,651人をコントロール群として比較し，経口フルオロキノロンの使用割合から，急性腎傷害との関連を検討した。交絡因子で補正後，入院前1週以内での使用が急性腎傷害リスク上昇と関連する可能性が示唆された（率比2.18［95％信頼区間1.74〜2.73］）。また，ケース・タイム・コントロール解析では，そのリスクはアモキシシリンやアジスロマイシンより高いものとなっている（表3）。

表3 ケース・タイム・コントロール解析による抗菌薬と急性腎傷害リスク

薬剤	率比 Rate ratio［95％信頼区間］
アモキシシリン	0.65［0.38〜1.05］
アジスロマイシン	1.06［0.62〜1.90］
キノロン系抗菌薬	**2.16［1.52〜3.18］**

（文献20より引用）

キノロン系抗菌薬と肝障害に関してもコホート内症例対照研究[21]が報告されている。肝臓疾患の既往のない66歳以上の患者コホートより，急性肝障害で入院した症例144人（平均77.4歳）と年齢，性別でマッチングした対照1,409人（平均77.0歳）を比較し，抗菌薬の使用割合から，抗菌薬使用30日以内の急性肝障害リスクとの関連を検討している。その結果，クラリスロマイシンを基準とした各薬剤の急性肝障害リスクは特にレボフロキサシン，モキシフロキサシンでリスクとの関連が示唆されている（表4）。シプロフロキサシンでも肝毒性リスクが増加するという報告[22]もあり，モキシフロキサシンのみならず，全キノロンで警戒すべきである。

表4 クラリスロマイシンと比較したキノロンの急性肝障害リスク

薬剤	調整オッズ比［95％信頼区間］	P値
クラリスロマイシン	1（reference）	—
セフロキシム	1.43［0.72〜2.83］	0.3
シプロフロキサシン	1.56［0.95〜2.58］	0.08
レボフロキサシン	1.85［1.01〜3.39］	0.046
モキシフロキサシン	2.20［1.21〜3.98］	0.009

（文献21より引用）

　アモキシシリンとの比較で，アジスロマイシンだけでなくレボフロキサシンでも死亡リスクや不整脈リスク増加が示唆されていた[18]わけだが，キノロンと重篤な不整脈のリスクに関してもコホート内症例対照研究[23]が報告されている。この報告は重篤な不整脈を起こした症例1,838人（平均75.3歳）とコントロール36,760人（平均75.2歳）を比較し，14日以内のキノロン系抗菌薬の使用割合から重篤な不整脈リスクとの関連を検討している。その結果，特にモキシフロキサシンで強い関連を示した（表5）。

表5 キノロン系薬剤と重篤な不整脈リスク

抗菌薬	症例 1,649人	対照 36,051人	率比 rate ratio ［95％信頼区間］
キノロン全体	35人（2.1％）	392人（1.1％）	1.76［1.19〜2.59］
モキシフロキサシン	7人（0.4％）	56人（0.2％）	3.30［1.47〜7.37］
レボフロキサシン	3人（0.2％）	61人（0.2％）	1.29［0.40〜4.17］
シプロフロキサシン	19人（1.2％）	216人（0.6％）	2.15［1.34〜3.46］
抗菌薬なし	1,293人（78.4％）	30,640人（85.0％）	Reference

（文献23より引用）

残念ながらわが国では肺炎球菌や溶連菌へのマクロライド耐性は深刻であり，大腸菌のキノロン耐性も問題となっている．上気道炎に対するマクロライド，キノロンの処方頻度は3世代セフェムに次ぐものと考えられ[1]，これら薬剤が得られるベネフィットとは相対的にやや安易に使用されている印象も受ける．特にモキシフロキサシンは他のキノロンに比べて心血管リスクや肝障害リスクが強い可能性があり，そのような疾患既往のある患者さんにおいて代替え治療がある限りは積極的な使用は推奨されない．

[参考文献]

1) Higashi T, Fukuhara S. Antibiotic prescriptions for upper respiratory tract infection in Japan. Intern Med. 2009; 48 (16) : 1369-1375.
2) Gualano MR, Gili R, Scaioli G, et al. General population's knowledge and attitudes about antibiotics: a systematic review and meta-analysis. Pharmacoepidemiol Drug Saf 2014; 24 (1) : 2-10.
3) Shehab N, Patel PR, Srinivasan A, et al. Emergency department visits for antibiotic-associated adverse events. Clin Infect Dis 2008; 47 (6) : 735-743.
4) Spurling GK, Del Mar CB, Dooley L, et al. Delayed antibiotics for respiratory infections. Cochrane Database Syst Rev 2013; 4: CD004417.
5) アボット ジャパン株式会社．クラリシッド錠200mg　製剤添付文書．2013年11月改訂（第27版）．
6) 大正富山医薬品株式会社．クラリス錠200　製剤添付文書．2013年11月改訂 第27版．
7) ファイザー株式会社．ジスロマック錠250mg　製剤添付文書．2014年6月改訂（第20版）．
8) サノフィ株式会社．ルリッド錠150製剤添付文書．2015年10月改訂（第15版）．
9) バイエル薬品株式会社．シプロキサン錠　製剤添付文書　2014年10月改訂（第21版）
10) 第一三共株式会社．クラビット錠　製剤添付文書．2013年11月改訂（第10版）．
11) 富士フイルムファーマ株式会社．アベロックス錠　製剤添付文書．2012年9月改訂（第8版）．
12) Jespersen CM, Als-Nielsen B, Damgaard M, et al. Randomised placebo controlled multicentre trial to assess short term clarithromycin for patients with stable coronary heart disease: CLARICOR trial. BMJ 2006; 332 (7532) : 22-27.
13) Svanström H, Pasternak B, Hviid A. Use of clarithromycin and roxithromycin and risk of cardiac death: cohort study. BMJ 2014; 349: g4930.
14) Schembri S, Williamson PA, Short PM, et al. Cardiovascular events after

clarithromycin use in lower respiratory tract infections: analysis of two prospective cohort studies. BMJ 2013; 346: f1235.
15) Shefet D, Robenshtok E, Paul M, et al. Empirical atypical coverage for inpatients with community-acquire d pneumonia: systematic review of randomized controlled trials. Arch Intern Med 2005; 165 (17) : 1992-2000.
16) Ray WA, Murray KT, Hall K, et al. Azithromycin and the Risk of Cardiovascular DeathN Engl J Med 2012; 366: 1881-1890.
17) Svanström H, Pasternak B, Hviid A. Use of Azithromycin and Death from Cardiovascular Causes. N Engl J Med 2013; 368: 1704-1712. PMID: 23635050
18) Rao GA, Mann JR, Shoaibi A, et al. Azithromycin and Levofloxacin Use and Increased Risk of Cardiac Arrhythmia and Death. Ann Fam Med 2014; 12 (2):121-127.
19) Mortensen EM, Halm EA, Pugh MJ, et al. Association of azithromycin with mortality and cardiovascular events among older patients hospitalized with pneumonia. JAMA 2014; 311 (21) : 2199-2208.
20) Bird ST, Etminan M, Brophy JM, et al. Risk of acute kidney injury associated with the use of fluoroquinolones. CMAJ 2013; 185 (10) : E475-E482.
21) Paterson J, Mamdani MM, Manno M, et al. Fluoroquinolone therapy and idiosyncratic acute liver injury: a population-based study. CMAJ 2012; 184 (14): 1565-1570.
22) Alshammari TM, Larrat EP, Morrill HJ, et al. Risk of hepatotoxicity associated with fluoroquinolones : a national case-control safety study. Am J Health Syst Pharm 2014; 71 (1) : 37-43.
23) Lapi F, Wilchesky M, Kezouh A, et al. Fluoroquinolones and the Risk of Serious Arrhythmia: A Population-Based Study. Clin Infect Dis 2012; 55 (11) : 1457-1465.

Dégustation

10 バンコマイシンとテイコプラニンとダプトマイシンとリネゾリドとクリンダマイシンとST合剤とその他の比較

山本舜悟

ポイント

- MRSA（メチシリン耐性黄色ブドウ球菌）感染症で静注療法が必要な場合（特に菌血症や感染性心内膜炎）にはバンコマイシン（またはテイコプラニン）が依然として標準治療薬である。
- バンコマイシン（またはテイコプラニン）が使用しにくい場合，肺炎ならリネゾリド，肺炎以外ならダプトマイシンが代替薬である。
- 経口薬は，臨床データの多さと副作用を加味して，優先順位はクリンダマイシン，ST合剤，テトラサイクリン（ミノサイクリンまたはドキシサイクリン）の順番で筆者は選択するようにしている。
- リファンピシンは単独では使わない。

イントロダクション

近年MRSAに作用する新しい薬が国内で承認販売された。厳密にはMRSA以外にも作用するが，本章では主にMRSA，時々MSSA（メチシリン感受性黄色ブドウ球菌）に対する治療という観点から，使い分けについて概説する。

■ 塩酸バンコマイシン点滴静注用® ── バンコマイシン 塩野義

グリコペプチド系抗菌薬。血中濃度を測定するのが面倒くさいという理由で嫌われがちだが，血中濃度が測定できるということは腎機能が不安定な患者では，有効域に達しているかどうかを客観的に判断できるという点で逆にメリットにもなり得る。血中濃度を測定できない薬剤では腎排泄の場合，推定クレアチニンクリアランス（CrCl）を指標に大体の目安で投与量を調節するが，本当に有効域に達しているのか時々不安になる。通常は血中濃度を測定しないベータラクタム系抗菌薬も重症患者では TDM を行ったほうがよいのではないかという意見もあるくらいである[1,2]。

バンコマイシンの主な副作用は red man 症候群，腎障害，耳障害，皮疹，血球減少などだが，腎障害が日常診療で遭遇する頻度が高く，他剤との使い分けのポイントになることが多い。ただし，副作用に腎障害があるからといって慢性腎不全のある患者に禁忌ではない。多くの場合血中濃度をモニタリングしながら使用することができる。血中濃度が安定していたにもかかわらず，急に腎機能が悪化し，バンコマイシンの血中濃度も跳ね上がっているのをみて「バンコマイシンによる腎障害だ」と即断されてしまうことがあるが，カルテをよくみれば何気なく NSAIDs（非ステロイド抗炎症薬）や利尿剤が投与されていたりする。NSAIDs や利尿剤投与→腎障害→バンコマイシン血中濃度上昇という順番のほうが多いのではないか（あるいはこれらの相乗効果）と筆者は思っている。腎障害が嫌だからとバンコマイシンの使用は避けたがるのに，単なる解熱目的の NSAIDs の使用をためらわないのは，何かの認知障害を疑いたくなる。

■ タゴシッド® ── テイコプラニン サノフィ

バンコマイシンと同じくグリコペプチド系の抗菌薬であり，同様の作用機序をもつ。*In vitro* での活性はバンコマイシンとやや異なるものがあるが，臨床的な差がどれくらいあるのかはよくわからない。2009 年のメタ分析よると，

テイコプラニンはバンコマイシンと治療効果は同等で、腎障害など副作用は全般的に少ないとされている[3]。しかし、治療効果に関するPK/PDのパラメーターのデータがバンコマイシンよりも少なく、重症感染症には使いづらい印象をもっていて、筆者の使用経験は乏しい。同メタ分析でも、より重症患者を含む研究ではバンコマイシンの方が治療成績はよかった可能性を示唆している[3]。

バンコマイシンと構造が類似しているために、交差アレルギーが起こりうる。実際の頻度は台湾からの報告によると、バンコマイシンによる薬剤熱、薬疹の既往のある患者にテイコプラニンを投与したところ、同様の副作用が起こったのは10％程度であった。ただし、バンコマイシンによる顆粒球減少の既往のある者では、半数がテイコプラニンでも顆粒球減少を起こした[4]。バンコマイシンが何らかの副作用で使用できなくなった場合、アナフィラキシーや重症薬疹、顆粒球減少が起きたのでなければ、注意しながらテイコプラニンを使用することは可能かもしれないが、ダプトマイシンやリネゾリドが使えるならこれらを先に使ったほうがよいだろう。

■ ザイボックス® ── リネゾリド ファイザー

オキサゾリジノン系の抗菌薬で静注薬、経口薬がある。経口薬のバイオアベイラビリティは100％近く、消化管に問題がなければ静注薬と同等の効果が期待できる。作用機序は蛋白合成阻害で、主に静菌的に働く。肝臓における酸化によって代謝され、腎機能による調節は不要である。MRSAの他にVRE（バンコマイシン耐性腸球菌）にも有効である。

2011年までのMRSA肺炎の治療に関するメタアナリシスでは、グリコペプチド（バンコマイシン、テイコプラニン）に対するリネゾリドの優越性は示されていなかった[5,6]。2012年に発表された、本剤の販売会社がスポンサーになって行われたMRSA肺炎の治療に関する2重盲検ランダム化比較試験では、臨床的成功、微生物学的成功ともにリネゾリドがバンコマイシンに対して優越性を示した結果であった。しかし、per-protocol解析のベースラインの比

較で人工呼吸管理，菌血症がバンコマイシン群で多かった。また，本文中には示されていない ONLINE SUPPLEMENTARY APPENDIX に掲載されている Kaplan-Meier 曲線によると両群の死亡率はほとんど差がなかった[7]。

何といっても値段が高い。2014 年 3 月時点の薬価は注射薬が 1 袋 600mg で 18,287 円，経口薬が 1 錠 600mg で 13,305.5 円，成人では通常 1 日 1,200mg 使用するので，1 日当たりこの倍の値段がかかる。

副作用では血小板減少を最もよく経験する。国内の報告では，リネゾリド投与患者の 38.7％に血小板減少が起こり，全体の 6.3％で血小板輸血が必要なほど低下したとされている。リネゾリドを投与してから 7.4 ± 4.8 日で血小板減少がみられ，海外からの報告よりも発現が早い。ただし，可逆性であり，中止後 12.3 ± 7.8 日で回復する。血小板減少の危険因子としては，14 日間以上の投与，CrCl 50ml/分未満，慢性肝疾患，呼吸器感染症，体重当たりの投与量が挙げられる[8,9]。特に Ccr 50ml/分未満の患者では，50ml/分以上の患者よりも 2 日間ほど早く血小板減少が発生していた[8]。腎機能障害のある患者でバンコマイシンを避けてリネゾリドを選択すると血小板減少をきたしやすいというジレンマがある。

■ キュビシン® ── ダプトマイシン　MSD

リポペプチド系に分類される新しい薬である。作用機序はペプチドグリカンの合成阻害，細胞膜透過性の破壊，リポタイコ酸合成阻害，細胞膜電位の破壊など複数にわたり，耐性菌が出現する確率が低いと当初は考えられていたが，黄色ブドウ球菌菌血症に対する治療で用いて細菌学的に失敗した例ではダプトマイシンに対する MIC（最小発育阻止濃度）が上昇していたという報告がある[10]。筆者自身も MRSA 菌血症の治療中に血液培養から持続的に MRSA が検出された症例で本剤に対する MIC が上昇していったのを経験したことがある。また，バンコマイシンに対して感受性が低下した MRSA はダプトマイシンに対しても感受性が低下している（交叉耐性）という報告もある[11,12]。肺

サーファクタントで不活化されるので肺炎治療には使えない。

　他剤に比べて比較的副作用が少ないという点は使いやすい。大量投与（6mg/kg 以上）でミオパチーを生じることがあるので，定期的な CPK のチェックが必要である。稀に好酸球性肺炎の報告がある。

■ ダラシン® ── クリンダマイシン ファイザー

　リンコマイシン系抗菌薬で，蛋白合成阻害作用をもち，主に静菌的に働く。嫌気性菌用の薬と思われがちだが，黄色ブドウ球菌，連鎖球菌といったグラム陽性球菌にも活性を有するため，ベータラクタムアレルギーのある患者の軟部組織感染症には使いやすい。腸球菌には使わない。MRSA の中でも市中感染型 MRSA には本剤に感受性を有していることがある。この場合，D テストによる感受性の確認が必要である（D テストについては成書を参照）。

　黄色ブドウ球菌による感染性心内膜炎（IE）に対して用いた場合は再発が多かったとされ，静菌的な作用も考えると血流感染症には用いにくい印象がある[13]。骨への移行性は良好とされる[14]。また，経口薬のバイオアベイラビリティも良好である。

　黄色ブドウ球菌や β 溶血性連鎖球菌の毒素産生を抑制するので，これらによる壊死性筋膜炎ならびに毒素ショック症候群に対してベータラクタム剤と併用することが多い[15, 16]。

■ バクタ® ── ST 合剤 塩野義
　バクトラミン® ── ST 合剤 中外製薬

　スルファメトキサゾールとトリメトプリムの合剤である。経口薬もバイオアベイラビリティは良好である。米国には SS (single strength) 錠と DS (double strength) 錠があり，DS 錠は SS 錠の 2 倍量である。国内で販売されている剤型は SS 錠に相当するので海外の資料を読む際は混同しないように注意する。

　MRSA を含めて国内で検出される黄色ブドウ球菌に *in vitro* で活性を有す

ることが多い。しかし，菌血症など黄色ブドウ球菌による重症感染症では治療失敗が多いので，使用しないほうがよい。スルファメトキサゾールがDHPS（dihydropteroate synthase），トリメトプリムがDHFR（dihydrofolate reductase）という酵素を2段階でブロックすることによりチミジンの合成を阻害し，細菌のDNA合成を阻害して抗菌効果を発揮する。黄色ブドウ球菌はthermonucleaseという酵素をもっており，これがほ乳類の傷害された細胞のDNAからチミジンを放出させる。チミジンはNupC（pyrimidine nucleoside transport protein）によって細胞内に取り込まれ，ST合剤による葉酸代謝拮抗をバイパスすることができるからである。このバイパスがどれくらい起こるかどうかは組織障害の度合いと菌量によると推測され，重症感染症では治療失敗が多いのではないかとされる[17]。

　腸球菌に対しては臨床的には無効，連鎖球菌も得意ではない。緑膿菌，嫌気性菌を除くグラム陰性桿菌には比較的スペクトラムが広い。

　血清クレアチニン値が0.2〜0.3mg/dl前後上昇する（CrCl換算で16〜20ml/分/1.73m^{2}前後下がる）が，これは尿細管でのクレアチニン排泄を抑制することによる見かけ上の変化なのでこの範囲であれば慌てなくてよい[18]。この範囲を超えて血清クレアチニン値が上昇した場合は本当に腎障害が起こっているかもしれない。遠位尿細管でのカリウム排泄も抑制するので高カリウム血症が起こるが，これは本当の上昇なので，きちんと対処する必要がある。

　他の副作用としては骨髄抑制（血球減少）と皮疹が有名である。トリメトプリムによる骨髄抑制は用量依存性で，スルファメトキサゾールによるそれは用量非依存性（idiosyncratic）とされるので，ST合剤としては高用量使用すると起こりやすいと考えられる[19]。ST合剤としては用量非依存性に骨髄抑制が起こると考えられるので，少量投与でも重度の骨髄抑制が起これば中止せざるを得ない。同じく葉酸拮抗作用をもつメソトレキセート®のように葉酸やフォリン酸で副作用予防ができないかと考えたくなるが，これは残念ながら血球減少を予防できないばかりでなく，治療効果も落としてしまうようである[20,21]。

皮疹は軽度のものからスティーブンス・ジョンソン症候群/中毒性表皮壊死融解症のような致死的なものまで起こりうる。ちなみに，最近の国内の報告では，抗菌薬によるスティーブンス・ジョンソン症候群/中毒性表皮壊死融解症の絶対数はST合剤よりもレボフロキサシン，クラリスロマイシン，ガレノキサシンなどのほうが多い[22]。処方される絶対数がこれらの薬剤よりもST合剤は圧倒的に少ないが，比較的安全と考えられている薬剤も沢山使用すれば，稀な致死的副作用の絶対数は増えることは戒めとして心のどこかにもっておいたほうがよいと思う。

　薬物相互作用は意外と多いので，使用の際は併用薬を必ずチェックする。

［その他の薬剤］

■ **ミノマイシン®** ── ミノサイクリン ファイザー
　ビブラマイシン® ── ドキシサイクリン ファイザー

　感受性があればMRSAにも使用することができるが，重症のMRSA感染症に対するデータは少ないので5番手か6番手くらいの位置づけである。経口薬のバイオアベイラビリティは良好であり，皮膚軟部組織感染症の治療や骨髄炎で長期内服治療を行う際には重宝する[23]。ドキシサイクリンは経口薬しかないが，ミノサイクリンは経口薬，静注薬どちらもある。ミノサイクリンはめまいの副作用で飲めなくなる人がいるので，経口薬で用いる場合はドキシサイクリンの方が筆者の好みだが，黄色ブドウ球菌に対するデータはミノサイクリンのほうが多い。経口薬で食道潰瘍を起こすことがあるので，多めの水とともに内服する。

■ **リファジン®** ── リファンピシン 第一三共

　保険適用はマイコバクテリウム属のみだが，黄色ブドウ球菌にも活性を示す。単剤で使用すると速やかに耐性化するので，必ず他剤と併用する。MRSA菌血症ではバンコマイシンにリファンピシンを併用すると，かえって菌血症の

持続期間が長引いてしまうという研究があり[24,25]，最近のガイドラインでは，MRSA菌血症に対する併用療法は推奨されていない[26]。2008年の系統的レビューによれば，黄色ブドウ球菌による人工物感染と骨髄炎に対してはリファンピシン併用の効果が期待できるかもしれないと結論付けている[27]。薬物相互作用が非常に多いので，使用する際は投与中の薬剤を必ずチェックする。

■ **シナシッド®** ── キヌプリスチン・ダルフォプリスチン ファイザー

ストレプトグラミン系抗菌薬。筆者は使用経験がない。特別治療効果が優れているというデータはなく，注射部位の疼痛が強くて使いづらいと聞くので，あえて使おうとも思わない。

■ **ハベカシン®** ── アルベカシン MeijiSeika ファルマ

アミノグリコシド系抗菌薬。筆者は使用経験がない。

■ **タイガシル®** ── チゲサイクリン ファイザー

グリシルサイクリン系抗菌薬で，構造的にはテトラサイクリン系の親戚だが，スペクトラムはかなり異なるので，別の薬と認識しておいたほうがよい。分布容積が非常に大きく，胆汁や胆嚢内，腸管内濃度は非常に高くなるが，その分血中濃度が上がりにくい[28]。血管内感染症には使いづらい。MRSAに対して使うというよりは，耐性グラム陰性桿菌に対しての役割のほうが大きい。筆者は使用経験がない。おそらく使用経験がないことは幸いととらえるべき薬だと思う。

デギュスタシオン

近年新しい作用機序の薬が販売されているものの，未だMRSA感染症に対する標準治療薬はバンコマイシンだと筆者は考えている。とはいえ，治療効果

が特別優れているわけではなく，新しい薬がバンコマイシンを凌駕しきれていない，といった方が適切かもしれない．実際，MSSA（メチシリン感受性黄色ブドウ球菌）による菌血症であれば，ベータラクタム剤を使ったほうがバンコマイシンよりも予後はよい[29,30]．

　他剤との使い分けは，感染巣および患者の基礎疾患による．バンコマイシンのトラフ値はMRSA菌血症であれば，15〜20μg/mlを目標にする．院内でバンコマイシンの血中濃度が測定できずタイムリーなモニタリングができない場合や，急性腎障害があり，腎障害のある薬剤をなるべく避けたい場合は他剤を選択する．血中濃度測定については，バンコマイシンの濃度はナトリウムやカリウムなどを測定する機械で測定できることが多いので，生化学検査のうち必要性の低い項目を削ってバンコマイシン濃度を測定できる体制を作った方がよいかもしれない[31]．テイコプラニンを使い慣れている人はバンコマイシンの代わりにテイコプラニンでもよいのかもしれない．

　肺炎であればリネゾリドを選択し，肺炎以外で，特に菌血症を合併している場合はダプトマイシンを選択することが多い．リネゾリドは静菌的な作用機序から菌血症には避けたくなるが，バンコマイシンに不応のMRSA持続菌血症のサルベージとしてリネゾリドの成績は意外とよかったという報告もあり，あまりこだわらなくてもよいのかもしれない[32]．

　MRSA菌血症に対して最初からダプトマイシンでいくか，バンコマイシンで始めるかは専門家によっても意見が異なるところだと思う．日本のガイドラインでは，非複雑性の菌血症およびIEに対してダプトマイシンのほうを優先するような書き方になっている[33]．しかし，個人的には古い薬を大事に使っていくほうが好みなので，筆者は腎機能障害のない患者であればバンコマイシンを選択することが多い．

　日本のガイドライン，米国感染症学会（IDSA）のガイドラインともにMRSA菌血症，IEに関する推奨度はダプトマイシン，バンコマイシンともにA（強く推奨する）だが，エビデンスレベルはダプトマイシンがI（1件以上

の適正なランダム化比較試験から得られたエビデンスが存在），バンコマイシンがⅡ（ランダム化は行われていないが，よく設計された臨床試験が存在，コホート解析研究または症例対照解析研究（複数施設が望ましい），多重時系列，劇的な結果を示した非対照試験，のいずれかから得られたエビデンスが存在）となっており，同じ推奨度でもダプトマイシンの方がバンコマイシンよりも質の高いエビデンスが存在することになっている[26, 33]。しかし，ダプトマイシンに関するランダム化比較試験（RCT）は，本稿執筆時1件のみで，これは黄色ブドウ球菌（MSSA，MRSAともに）による菌血症と右心系 IE に対して，標準薬（抗黄色ブドウ球菌ペニシリンまたはバンコマイシン）とダプトマイシンのRCT（非劣性試験）であり，結果は「ダプトマイシンは標準薬に劣らなかった」である[10]。ちなみに同研究では，微生物学的失敗は標準治療に比べてダプトマイシン群のほうが統計学的有意ではなかったものの多かった。

　なぜバンコマイシンの有効性を示す RCT が存在しないかと言えば，バンコマイシンは長年 MRSA 菌血症，IE に対する標準治療薬であったことによる。薬剤の有効性を RCT によって検証するようになった以前に標準治療薬としての役割が確立した薬剤については，当然ながら質の高い臨床試験は存在しない。バンコマイシンの他に MRSA に対して有効な薬剤が存在しなかった時代，バンコマイシンの有効性を検証する RCT を行うとすれば，対照群は「プラセボ」に設定しなくてはならないが，倫理的に成り立たないからである。比較対象になった「標準治療薬」のエビデンスレベルがⅡで，「標準治療薬に対して非劣性」の新薬の方はエビデンスレベルがⅠになってしまうのは，釈然としない。

　一方で，バンコマイシンに対する MRSA の MIC が $1\mu g/ml$ を超える株による菌血症については，ダプトマイシンのほうが良好な治療成績をおさめている[34]。バンコマイシンで治療を開始したものの，治療に対する反応が悪く，かつ，バンコマイシンの MIC が $1\mu g/ml$ を超える場合はダプトマイシンに変更したほうがよい[35]。バンコマイシンの MIC が高くても速やかに解熱し，血

液培養が陰性化して,反応が良好と考えられる場合にも変更するべきかどうかは議論のあるところだが,筆者の場合は治療に対する反応のほうを大事にしてそのまま継続することが多い。余談だが,黄色ブドウ球菌菌血症について感染症の専門家へのコンサルテーションは死亡リスクを下げると報告されており[36],積極的に相談したほうがよいと思う。

ダプトマイシンは軟部組織感染症に対しては4mg/kg,菌血症およびIEに対しては6mg/kgを投与する。IEについては,日本の保険適用も米国FDA認可も「右心系」のみだが,これは当初の臨床試験で左心系IEの症例があまり集まらずに適応をとれなかったことによるらしい。実際には左心系IEにも使用可能である[37]。MRSAの持続菌血症や左心系IEのような重症感染症では,8〜10mg/kgの高用量投与を検討するべきである[26,33,37,38]。

リネゾリドは骨への移行性も優れるため,MRSAによる骨髄炎に対して使うとよさそうだが[14],骨髄炎のように長期間治療が必要な病態では,血小板減少の副作用のために途中で使えなくなったり,コストの問題が大きくなったりする。MRSA感染症(皮膚軟部組織感染症,手術部位感染症,菌血症,院内肺炎,骨関節感染症など)に対して,リネゾリド群とST合剤(トリメトプリム160mg/スルファメトキサゾール800mgを1日3回)+リファンピシン(600mgを1日1回)併用群を比較したオープンラベルの単施設RCTでは,ST合剤+リファンピシン併用群はリネゾリド群に有効性について非劣性だった[39]。ST合剤+リファンピシン併用は,副作用やコストの問題でリネゾリドが使用しにくい場合の代替策として考えてよいだろう。

[参考文献]

1) Udy AA, Varghese JM, Altukroni M, et al. Subtherapeutic initial β-lactam concentrations in select critically ill patients: association between augmented renal clearance and low trough drug concentrations. Chest 2012; 142: 30-39.
2) Roberts JA, Ulldemolins M, Roberts MS, et al. Therapeutic drug monitoring of

beta-lactams in critically ill patients: proof of concept. International Journal of Antimicrobial Agents 2010; 36: 332-339.
3) Svetitsky S, Leibovici L, Paul M. Comparative efficacy and safety of vancomycin versus teicoplanin: systematic review and meta-analysis. Antimicrobial agents and chemotherapy 2009; 53: 4069-4079.
4) Hung Y-P, Lee N-Y, Chang C-M, et al. Tolerability of teicoplanin in 117 hospitalized adults with previous vancomycin-induced fever, rash, or neutropenia: a retrospective chart review. Clinical Therapeutics 2009; 31: 1977-1986.
5) Kalil AC, Murthy MH, Hermsen ED, et al. Linezolid versus vancomycin or teicoplanin for nosocomial pneumonia: A systematic review and meta-analysis. Critical Care Medicine 2010; 38: 1802-1808.
6) Walkey AJ, O'Donnell MR, Wiener RS. Linezolid vs Glycopeptide Antibiotics for the Treatment of Suspected Methicillin-Resistant Staphylococcus aureus Nosocomial Pneumonia: A Meta-analysis of Randomized Controlled Trials. Chest 2011; 139: 1148-1155.
7) Wunderink RG, Niederman MS, Kollef MH, et al. Linezolid in Methicillin-Resistant Staphylococcus aureus Nosocomial Pneumonia: A Randomized, Controlled Study. Clinical infectious diseases 2012; 54: 621-629.
8) Takahashi Y, Takesue Y, Nakajima K, et al. Risk factors associated with the development of thrombocytopenia in patients who received linezolid therapy. Journal of infection and chemotherapy 2010; 17: 382-387.
9) Natsumoto B, Yokota K, Omata F, et al. Risk factors for linezolid-associated thrombocytopenia in adult patients. Infection 2014; 42: 1007-1012.
10) Fowler VG, Boucher HW, Corey GR, et al. Daptomycin versus standard therapy for bacteremia and endocarditis caused by Staphylococcus aureus. The New England journal of medicine 2006; 355: 653-665.
11) Patel JB, Jevitt LA, Hageman J, et al. An association between reduced susceptibility to daptomycin and reduced susceptibility to vancomycin in Staphylococcus aureus. Clinical infectious diseases 2006; 42: 1652-1653.
12) Sakoulas G, Alder J, Thauvin-Eliopoulos C, et al. Induction of daptomycin heterogeneous susceptibility in Staphylococcus aureus by exposure to vancomycin. Antimicrobial Agents and Chemotherapy 2006; 50: 1581-1585.
13) Watanakunakorn C. Clindamycin therapy of Staphylococcus aureus endocarditis. Clinical relapse and development of resistance to clindamycin, lincomycin and erythromycin. AJM 1976; 60: 419-425.
14) Spellberg B, Lipsky BA. Systemic Antibiotic Therapy for Chronic Osteomyelitis in Adults. Clinical infectious diseases 2012; 54: 393-407.
15) Zimbelman J, Palmer A, Todd J. Improved outcome of clindamycin compared with beta-lactam antibiotic treatment for invasive Streptococcus pyogenes infection. The Pediatric infectious disease journal 1999; 18: 1096-1100.
16) Carapetis JR, Jacoby P, Carville K, et al. Effectiveness of clindamycin and intravenous immunoglobulin, and risk of disease in contacts, in invasive group a streptococcal infections. Clinical infectious diseases 2014; 59: 358-365.
17) Proctor RA. Role of folate antagonists in the treatment of methicillin-resistant

Staphylococcus aureus infection. Clinical infectious diseases 2008; 46: 584-593.
18) Naderer O, Nafziger AN, Bertino JS. Effects of moderate-dose versus high-dose trimethoprim on serum creatinine and creatinine clearance and adverse reactions. Antimicrobial agents and chemotherapy 1997; 41: 2466-2470.
19) Heimpel H, Raghavachar A. Hematological side effects of co-trimoxazole. Infection 1987; 15 Suppl 5: S248-253.
20) Bygbjerg IC, Lund JT, Hørding M. Effect of folic and folinic acid on cytopenia occurring during co-trimoxazole treatment of Pneumocystis carinii pneumonia. Scandinavian Journal of Infectious Diseases 1988; 20: 685-686.
21) Safrin S, Lee BL, Sande MA. Adjunctive folinic acid with trimethoprim-sulfamethoxazole for Pneumocystis carinii pneumonia in AIDS patients is associated with an increased risk of therapeutic failure and death. The Journal of Infectious Diseases 1994; 170: 912-917.
22) 須藤チエ, 東雄一郎, 前川京子, 他. 医薬品副作用自発報告からみる重篤副作用4種の最近の動向. 国立医薬品食品衛生研究所報告. 2011; 129: 111-117.
23) Ruhe JJ, Monson T, Bradsher RW, et al. Use of long-acting tetracyclines for methicillin-resistant Staphylococcus aureus infections: case series and review of the literature. Clinical infectious diseases 2005; 40: 1429-1434.
24) Levine DP, Fromm BS, Reddy BR. Slow response to vancomycin or vancomycin plus rifampin in methicillin-resistant Staphylococcus aureus endocarditis. Annals of internal medicine 1991; 115: 674-680.
25) Riedel DJ, Weekes E, Forrest GN. Addition of rifampin to standard therapy for treatment of native valve infective endocarditis caused by Staphylococcus aureus. Antimicrobial Agents and Chemotherapy 2008; 52: 2463-2467.
26) Liu C, Bayer A, Cosgrove SE, et al. Clinical practice guidelines by the infectious diseases society of america for the treatment of methicillin-resistant Staphylococcus aureus infections in adults and children. Clinical infectious diseases 2011; 52: e18-55.
27) Perlroth J, Kuo M, Tan J, et al. Adjunctive use of rifampin for the treatment of Staphylococcus aureus infections: a systematic review of the literature. Archives of internal medicine 2008; 168: 805-819.
28) Rodvold KA, Gotfried MH, Cwik M, et al. Serum, tissue and body fluid concentrations of tigecycline after a single 100 mg dose. Journal of Antimicrobial Chemotherapy 2006; 58: 1221-1229.
29) Stryjewski ME, Szczech LA, Benjamin DK, et al. Use of vancomycin or first-generation cephalosporins for the treatment of hemodialysis-dependent patients with methicillin-susceptible Staphylococcus aureus bacteremia. Clinical infectious diseases 2007; 44: 190-196.
30) Kim S-H, Kim K-H, Kim H-B, et al. Outcome of vancomycin treatment in patients with methicillin-susceptible Staphylococcus aureus bacteremia. Antimicrobial Agents and Chemotherapy 2007; 52: 192-197.
31) 本郷偉元. 抗菌薬適正使用プログラムの立ち上げ―武蔵野赤十字病院の場合. レジデントノート 2010; 12: 999-1008.
32) Jang H-C, Kim S-H, Kim KH, et al. Salvage treatment for persistent methicillin-

resistant Staphylococcus aureus bacteremia: efficacy of linezolid with or without carbapenem. Clinical infectious diseases 2009; 49: 395-401.
33) MRSA感染症の治療ガイドライン作成委員会編．MRSA感染症の治療ガイドライン—改訂版—2014.
34) Moore CL, Osaki-Kiyan P, Haque NZ, et al. Daptomycin versus vancomycin for bloodstream infections due to methicillin-resistant Staphylococcus aureus with a high vancomycin minimum inhibitory concentration: a case-control study. Clinical infectious diseases 2012; 54: 51-58.
35) Murray KP, Zhao JJ, Davis SL, et al. Early Use of Daptomycin Versus Vancomycin for Methicillin-Resistant Staphylococcus aureus Bacteremia With Vancomycin Minimum Inhibitory Concentration >1mg/L: A Matched Cohort Study. Clinical infectious diseases 2013; 56: 1562-1569.
36) Honda H, Krauss MJ, Jones JC, et al. The value of infectious diseases consultation in Staphylococcus aureus bacteremia. The American journal of medicine 2010; 123: 631-637.
37) Dohmen PM, Guleri A, Capone A, et al. Daptomycin for the treatment of infective endocarditis: results from a European registry. Journal of Antimicrobial Chemotherapy 2013; 68: 936-942.
38) Kullar R, Casapao AM, Davis SL, et al. A multicentre evaluation of the effectiveness and safety of high-dose daptomycin for the treatment of infective endocarditis. Journal of Antimicrobial Chemotherapy 2013; 68: 2921-2926.
39) Harbarth S, von Dach E, Pagani L, et al. Randomized non-inferiority trial to compare trimethoprim/sulfamethoxazole plus rifampicin versus linezolid for the treatment of MRSA infection. Journal of Antimicrobial Chemotherapy 2015; 70: 264-272.

Dégustation

11 急性腰痛に対するアセトアミノフェン

大野　智

ポイント

- 急性腰痛に対する第一選択薬は NSAIDs とアセトアミノフェン。
- 有効性については，両者に差はない。
- 副作用については，アセトアミノフェンに軍配が上がる。
- 薬物療法に加えて，患者に対して「的確な助言」と「不安の払拭」が重要。

イントロダクション

　腰痛を有する患者数はきわめて多く，日本人の有訴者率の中で，男性では第1位，女性では第2位を占める[1]。腰痛は，疼痛部位，発症からの有症期間，原因などにより定義される。急性腰痛の「急性」は，通常，発症からの期間が4週間未満のものを指す。

　急性腰痛に対して，薬物療法は有効とされる。日本，ヨーロッパ，米国における診療ガイドラインが推奨する薬物療法の一覧を表1に示す。

　わが国においては，非ステロイド性消炎鎮痛剤（NSAIDs）とアセトアミノフェンが第一選択薬となる。日常診療においては，NSAIDs が最も使用されて

表1 急性腰痛に対する各薬剤の推奨度

	日本	ヨーロッパ	米国
NSAIDs	◎	○	◎
アセトアミノフェン	◎	○	◎
抗不安薬		○	○
筋弛緩薬	○	○	○
オピオイド			○

◎：第一選択薬, ○：第二選択薬　　　　　　　　　　　（文献2-4より作成）

いる薬剤となっているが，副作用の問題がついて回る。代表的な副作用として上部消化管症状があり，NSAIDsとセットで胃粘膜保護剤，制酸剤などが処方されることになる。また，NSAIDsによる腎障害も忘れてはならない。

ちなみに，欧米では副作用の少ないアセトアミノフェンを優先するのが一般的である。

■ NSAIDs

急性腰痛に対する有効性は，7件のプラセボ対照ランダム化比較試験のメタアナリシスによって示されている[5]。しかし，その効果は小さく限定的である。

■ COX-2 選択的阻害薬

COX-2選択的阻害薬は，一般的なNSAIDsと同等の鎮痛効果があり，上部消化管症状などの副作用が少ないことが，3件のランダム化比較試験によるメタアナリシスによって示されている[5]。

■ アセトアミノフェン

NSAIDsと比較した6件のランダム化比較試験のメタアナリシスによって，鎮痛効果は同等であったことが示されている[5]。なお，副作用の点について

は、通常量であれば重篤な有害事象は稀であるが、高用量（1,500mg/日以上）を長期投与する場合は肝障害に注意を要する。また、NSAIDsと異なり、抗炎症効果はない（ちなみに、アセトアミノフェンのカテゴリ名は「解熱鎮痛剤」である）。

デギュスタシオン

　急性腰痛に対する薬物治療の第一選択薬として用いられるNSAIDsとアセトアミノフェンに関して、効果については両者に差はない。NSAIDsとプラセボとの比較ではわずかであるが、NSAIDsの有効性が示されている。では、アセトアミノフェンとプラセボとの比較試験は行われていないのであろうか？

　その疑問に応える試験の結果が、2014年、Lancet誌に報告された。試験の概要は次のとおりである。

①常用群：アセトアミノフェン定期服用＋プラセボ頓用
②頓用群：プラセボ定期服用＋アセトアミノフェン頓用
③プラセボ群：プラセボ定期服用＋プラセボ頓用

　この3群において2重盲検ランダム化比較試験を行い、腰痛から回復するまでの日数、痛みの程度や機能、治療の満足度、有害事象などを検討した。結果は驚くべきもので、3群間でまったく差がなかった（表2）。ただし、この1つの試験結果でもってガイドラインの内容まで変わるものではない。今後さらにエビデンスが蓄積されていくことが求められる。

　実は、この論文には、薬剤の効果の検証以外にも、重要なメッセージが込められている。それは、試験の対象者すべてが、ガイドラインに基づき「ベッド上の安静を避けて、痛みに応じて活動的に過ごすこと」「急性腰痛の予後は良好であること」のアドバイスを受けている点である。「腰痛の時は、安静にしていなければ！」と思い込んでいる患者さんは案外多いかもしれない。しかし、診療ガイドラインでは腰痛時の安静は推奨されていない。つまり、「的確

表2 腰痛に対するアセトアミノフェンの効果

	常用群 (n=550)	頓用群 (n=546)	プラセボ群 (n=547)
回復までの期間	17日（中央値） [95% CI: 14〜19]	17日（中央値） [95% CI: 15〜20]	16日（中央値） [95% CI: 14〜20]
回復した率 （12週間後）	85%	83%	84%
推奨量の≧70% 内服	51%	51%	47%
他剤の併用	20%	23%	23%
治療に満足	76%	72%	73%
有害事象	19%	19%	18%

（参考文献6より改編）

な助言」と「不安の払拭」が，急性腰痛の治療においては重要であることが，この試験の最大のポイントとなっている。

　薬の効果も「匙加減ひとつ」ではないが，薬を処方する際，医療者からのひと言が，その結果を大きく左右する可能性があることを改めて肝に銘じておきたい。

[参考文献]

1) 厚生労働省．平成25年国民生活基礎調査の概況．2013．
 http://www.mhlw.go.jp/toukei/saikin/hw/k-tyosa/k-tyosa13/
2) 日本整形外科学会・日本腰痛学会監，日本整形外科学会診療ガイドライン委員会・腰痛診療ガイドライン策定委員会編．腰痛診療ガイドライン2012，南江堂，2012．
3) Airaksinen O, Brox JI, Cedraschi C, et al. Chapter 4. European guidelines for the management of chronic nonspecific low back pain. Eur Spine J 2006; 15 (Suppl 2): S192-S300.
4) Chou R, Qaseem A, Snow V, et al. Diagnosis and treatment of low back pain: a joint clinical practice guideline from the American College of Physicians and the American Pain Society. Ann Intern Med 2007; 147 (7) : 478-491.

5) Roelofs PD, Deyo RA, Koes BW, et al. Non-steroidal anti-inflammatory drugs for low back pain. Cochrane Database Syst Rev 2008; 1: CD000396.
6) Williams CM, Maher CG, Latimer J, et al. Efficacy of paracetamol for acute low-back pain: a double-blind, randomised controlled trial. Lancet. 2014; 384 (9954) : 1586-1596.

12 カロナール（アセトアミノフェン），トラムセット（トラマドール/アセトアミノフェン），ロキソニン（ロキソプロフェン），ペンタジン/ソセゴン（ペンタゾシン）の比較

Dégustation

山田康博・尾藤誠司

ポイント

- まず考慮すべきは鎮痛効果の程度，抗炎症効果の有無，副作用の内容。
- 日本でのカロナールの処方量は不足しているので十分量使用する。
- ロキソニンは漫然と使用する薬ではない。
- 効果がない場合は，鎮痛補助薬やオピオイドの使用を積極的に考慮する。

イントロダクション

　鎮痛薬の歴史は紀元前アッシリアやエジプトの時代にさかのぼり，ヤナギの葉や樹脂，ヒメツルミチソウの等の煎じ薬が使われていた。「痛み」に対する治療はずいぶん昔から行われていたようだ。古代インドでヤナギの小枝を咥えることで歯痛を和らげていたものが日本に伝播して「楊枝」になったとの説もあるとのこと。ちなみにヒポクラテスは「痛みを取り除く仕事を聖なる仕事」と言った。医療行為は病気を治すことだけでなく，「痛み」を取り除くことであるという考えは現在の医療の根幹であり，さすがは医学の父の金言と言えよう。

さてここでは,「麻薬処方箋を必要としない」「内服か座薬」の鎮痛薬について代表的な薬を選んでみた。おそらく読者の皆さんも処方する機会が多いと思われる,アセトアミノフェン・トラマドール・ロキソプロフェン・ペンタジンである。

まずこれらの薬の違いについて簡単にまとめた表1を以下に示す。

表1 代表的な鎮痛薬の違い

名前	カロナール®(アセトアミノフェン)	トラムセット®(トラマドール塩酸塩/アセトアミノフェン)	ロキソニン®(ロキソプロフェン)	ペンタジン®ソセゴン®(ペンタゾシン)
値段	200mg錠 9円	1錠 68.2円	60mg錠 17.5円	25mg錠 44.5円
主な作用部位	中枢性	中枢性	末梢性	中枢性
抗炎症作用	なし	なし	あり	なし
併用禁忌	妊婦・授乳婦○腎機能障害○	妊婦・授乳婦×腎機能障害△	妊婦×授乳婦○腎機能障害×	妊婦・授乳婦×腎機能障害○
主な副作用	肝障害	悪心嘔吐 傾眠 めまい	胃十二指腸潰瘍 腎障害 水分貯留	不安・幻覚 中毒

■ **カロナール®など** ── アセトアミノフェン 　昭和

大人から子どもまで使える優しい薬,でも効果も優しくてちょっと弱めといった印象であろうか。確かにNSAIDsと比べると鎮痛効果は弱いものの,もともと日本での処方容量が1回200〜300mgと少なすぎることが問題で,十分容量が使用されれば結構な鎮痛効果がある。**2011年に保険適用量も上がり,1回1,000mg 1日4,000mgまで使用可能と海外と同じ容量が使用できるようになり状況が大きく変わってきた**。点滴製剤や500mg錠剤も発売され,古い薬ながら見直されている薬の一つだと思われる。

中枢神経系においてCOXを阻害してプロスタノイドの合成を減らすことで鎮痛・解熱作用を発揮し，基本的に末梢性の抗炎症作用はもたない[1]。主に肝臓で代謝され80％以上がグルクロイドや硫酸塩の複合体へ，約10％がCYP依存性に肝でN-アセチル-p-ベンゾキノンイミン（NAPQI）に変換され，さらにグルタチオン抱合を受け不活性化され尿中へ排泄される。未変化体として尿中に排泄さるのは2～5％である。

胃腸や腎臓には優しい薬で，CKDガイドラインでも安全性が高く長期高容量や重篤な腎障害患者さんには禁忌といった軽めの注意記載になっている。しかし肝臓に対しては高容量使用下ではグルタチオンが枯渇し，NAQPIによる肝機能障害を起こすために，救急医療現場ではたびたび問題となる薬だ。OTCで容易に手に入るのも一因で，薬物過量内服患者さんでは確実に内服歴で確認する必要がある。150mg/kg以上の単回内服で生じる可能性があり，500mg/kgではほとんどの人に重篤な肝障害が生じる。4g/日の14日間連日内服でも40％程度の患者さんに肝障害が起こったとの報告や[2]，グルタチオンが欠乏している高齢者・栄養失調・慢性アルコール過剰摂取者・酵素誘導薬（フェノバルビタールなど）使用者ではそれ以下でも肝機能障害の可能性がある。**現在の日本での使用量ではそう問題が起きないが，海外使用量に準ずるようになっていくと注意すべきといったところか**。治療薬はグルタチオンの代わりとなるN-アセチルシステインである。

小児・妊婦・授乳婦にも安全性が高い鎮痛薬として評価されている[3]。アスピリンやNSAIDs喘息をもつ患者さんにおいても少なくとも2/3は安全に服用できるとされており，250mgのアセトアミノフェンを使用して2～3時間副作用が出なければ使用可能との報告もある[4]。

■ **トラムセット®** ── トラマドール塩酸塩/アセトアミノフェン　ヤンセン

トラマドール塩酸塩37.5mgとアセトアミノフェン325mgの合剤である。非がん性慢性疼痛や歯痛に保険適用があり，弱オピオイド系鎮痛薬であるトラ

マドールが使用できるとのことで，2011年に大いに期待されて登場した。使用してみると確かに頑固な腰痛などに効くには効くのだが，副作用が結構多い印象で使用が続行できないことがたびたびある。

トラマドールはオピオイド鎮痛薬と非オピオイド鎮痛薬2つの特性を併せもつ珍しい薬である。WHO方式3段階除痛ラダーで第2段階に位置付けられる。オピオイド鎮痛薬としてはμ受容体に対し軽度の親和性をもち，κ，δ受容体にはほとんど親和性をもたない。非オピオイド鎮痛薬としては神経からセロトニンの放出を促進するとともに，ノルアドレナリン，セロトニンの神経終末への再取り込みを阻害することで痛みの刺激を抑制する。経口投与でのモルヒネとの効力比は1：4〜5程度（経口トラマドール100mg＝経口モルヒネ20〜25mg）とのRCT結果があるが[5]，経験的には1：10の効力比で使用されることが多い[6]。つまりトラムセット1錠には力価で考えると4mg程度のモルヒネが入っていることになる。慢性疼痛のカテゴリーでは神経障害性疼痛に対して，抗うつ薬（三環系・SNRI），ガバペン®（ガバペンチン［ファイザー］）リリカ®（プレガバリン［ファイザー］）につぐセカンドチョイスとして紹介されている[7]。

アセトアミノフェンは即効性で短い，トラマドールは緩徐型で持続性という効果時間にも違いがありこの組み合わせはとても魅力的にみえる。ではトラムセットは実際どのくらいの鎮痛効果なのか？ 残念ながらトラマドール/アセトアミノフェンの組み合わせは各国で販売されているにもかかわらず，他の薬剤との比較をした適当な論文をあまり見つけることができなかった。1つのRCTではガバペンチン1,572mgとトラムセット4.22錠の鎮痛効果に有意差なしとの結果が出ている[8]。

冒頭でも述べたが副作用が問題となる。主にトラマドールによるものだが，添付文章には悪心（41.4％），嘔吐（26.2％），便秘（21.2％）傾眠（25.9％），浮動性めまい（18.9％）等と記載されている。これはトラマール®（トラマドール［日本新薬］）の添付文章の記載より高い数値だが，トラマールの開始量

25mgよりもトラムセットの含有量が多いことが関係しているのかもしれない。制吐剤や緩下剤を早期から考慮する必要があり，痛みは楽になったが副作用のために低用量でも飲めないといった方には他の薬剤で代用できないかを一考すべきだ。その薬理学的作用からMAO阻害薬は併用禁忌，三環系抗うつ薬やSSRI・SNRIなどもセロトニン毒性が高くなるため注意が必要だ。

■ ロキソニン® ── ロキソプロフェン 第一三共

　NSAIDsの代表薬の一つである。1986年販売開始ながら2013年度医療用医薬品国内売上高ランキングでは11位，鎮痛薬（内服）としては堂々の1位であり，薬価が安いことを考えれば相当数が出荷されていると思われる。OTCでも指定医薬品「ロキソニンS」として2011年から入手可能となった。でも不思議なことに海外では日本ほど売れていないそうだ。そのためか関連する海外論文も少ない。理由を知っている方がいたら教えて欲しい。

　NSAIDsの中ではプロピオン酸系に分類され，プロドラッグであることで胃腸障害を少なくすることができたとされている。コキシブ系ほどのCOX-2選択性はもたないが，非選択性というほどCOX-1を阻害するわけではないそうだ。末梢と中枢神経系の両方でプロスタグランジンの合成を阻害し鎮痛と抗炎症作用を示す。NSAIDsの特徴である抗炎症作用はこの末梢性での作用の賜物である。アセトアミノフェンよりも強い鎮痛効果があり，NSAIDs＋アセトアミノフェン併用により鎮痛の相乗効果があったとの結果もある[9]。

　COX-1阻害効果によりプロスタグランジンの胃粘膜作用が低下し消化管障害が生じる。危険因子は何といってもヘリコバクターピロリ感染だが，それ以外にも高齢，ステロイド内服，慢性投与，癌，肝障害，腎障害などがある。サイトテック®（ミソプロストール［ファイザー］），プロトンポンプ阻害薬,「高容量」H_2阻害剤の慢性併用が胃十二指腸予防に効果的であるとされる[10]。「低用量」H_2阻害剤や胃粘膜保護剤ではない点に注意したい。腎臓に対して利尿作用に拮抗し高血圧を，カリウムイオンの再吸収の増加により高カリウム血症

を起こすことがあるが,一番の問題はプロスタグランジン低下のために腎血流が低下し急性腎不全を起こすことがあることだ。CKD ガイドラインでは CCr 50 以下では禁忌とされている。実際には使っている(使ってしまっている)場合も多いと思うが,使用を短期間にする,腎機能をフォローすることは必須と言える。妊娠後期に投与した場合に胎児動脈管を収縮させ,肺高血圧を起こす可能性があり処方禁忌である。授乳期においては母乳中に移行しないために安全とされている[3]。

■ **ペンタジン®** ── ペンタゾシン 第一三共
 ソセゴン® ── ペンタゾシン 丸石

弱オピオイド製剤に分類される。「麻薬処方箋が必要のない強い鎮痛薬」として使われていることが多いのではないだろうか。内服処方よりも救急の現場で筋肉内注射として汎用されているようだ。

オピオイド受容体の中で主に κ 受容体に作用することで鎮痛効果をもち,μ 受容体に対しては軽度の部分作動薬とともに拮抗薬としての作用も持ち合わせる。筋肉内注射はモルヒネ 10mg と同程度の効力があるとされているので強い鎮痛薬のイメージは間違っていない。しかし部分作動薬の特徴として効果の有効限界(天井効果)があるために,一定以上増量しても効果は上がらないので一度に何回も再使用しても意味はない。呼吸抑制や精神依存も低いとされているが,実臨床ではしばしば κ 作用による不快な精神異常(不安,悪夢,離人感,幻覚)や依存症患者さんに悩まされる。第 2 種向精神薬に定められており,譲り受け,譲り渡し,保管,廃棄,事故の届け出,記録などに関して法律で細かく定められており,14 日間の処方制限がある。そうそうならないとは思うが,もし呼吸抑制にまで至った場合にはオピオイド拮抗薬であるナロキソンを使用する。慢性疼痛などに漫然と使用する薬ではないことは明らかだ。

ちなみに同様の弱オピオイドに分類されるブプレノルフィン貼付剤(ノルスパンテープ®)は(μ 受容体部分作動薬)も第 2 種向精神薬で,2011 年に発売

開始の変形性関節症や腰痛症に保険適用のある貼付剤である。1週間効果が持続することから「薬が合った」人には便利だがオピオイドの副作用（嘔気・便秘・ふらつきなど）とともに貼付部位のかぶれ，かゆみが10％程度の人に出るので注意して少量から注意深く使用したほうがよいだろう。

オピオイド系なので腎機能による調整は必要ない。催奇形性のみならず新生児禁断症候群を起こす可能性があるので妊婦には禁忌である。

デギュスタシオン

冒頭でも述べたように，「痛み」を取り除くことは医師の重要な役割である。患者さんが我慢できそうだから，熱型がわからなくなるから，副作用が起こったら怖いから，などなど医師が鎮痛薬の使用を控える理由は様々であろう。各論では副作用や注意点を多く言及しているし，このような文書を読むと急に鎮痛薬を控える医療者もいると思われる。しかし逆に注意点を理解さえしていれば少しでも適切な医療が行えるのではないかと思う。

各薬剤の使い分けのイメージであるが，まずはカロナールを十分量使用下の効果を経験するとよい。健康成人に200mgの6錠/日では足りていない。1,500mg/日ほど使えば一般的なウイルス感染症では十分効果がある。慢性頭痛を含む頭痛症状もかなり軽減される印象がある。小児・妊婦・腎機能障害患者さんなど他の薬剤が使用しにくい患者さんではもちろんファーストチョイスである。

しかし痛みがひどい場合，効果不十分である場合，また抗炎症が必要な病態では他薬剤を速やかに検討する。特に抗炎症作用については，**偽痛風やウイルス性胸膜炎などはアセトアミノフェンでまったく楽にならないが，ロキソプロフェンで劇的に改善するといった症例を経験された先生も多いと思う。**

また最近になってカロナールは腰痛の症状短縮に効果がなかったとの報告があった[11]。筆者自身が高齢の方によく処方していたのでショックであった。

生活指導やコルセットの使用にもっと力を入れつつ，NSAIDs・トラマドール・ブロック注射の考慮等への移行を今までより早めにするべきなのだろう。

　慢性化した疼痛に関しては漫然とアセトアミノフェンやロキソニンを処方してはいけない。2〜4週間を超えてこれらを使う必要が出てきたら，痛みの原因は今の診断であっているのか，他の薬剤を使用したほうがよいのではないか一考すべきであろう。その場合，腰痛症など骨格系の痛みではトラムセットを少量から処方することが多いと思う。消化器症状などの副作用について最初に十分理解してもらってから処方することが重要である。

　慢性頭痛や慢性疼痛に分類されるような痛みであれば，鎮痛補助薬として三環系抗うつ薬・SNRIや認知行動療法なども上手に取り入れながら治療したほうがよいだろう。処方に抵抗がある医師が多いと思われる三環系抗うつ薬も低用量であれば副作用は主に眠気であり，慣れてしまえば極端に心配する薬ではない。筆者自身もよく使用しており，原因不明の特定部位の痛みの緩和には一定の効果を感じている。

　ペンタゾシンは急性の激痛緩和のみに使用すると割り切ってよいのではないだろうか。麻薬扱いでないこともありまだまだ日本では使われる薬と思われるが，急性腹症でのた打ち回るほど痛がっている人にその場で使用するくらいがちょうどよいと思う。

　これでも楽にならない重篤な痛みに関しては，非がん患者さんに対しても積極的にオピオイド使用を早期から検討するようにしよう。中毒や依存症等には注意すべきだが，現在の日本ではまだ使用が少なすぎるほうが問題である。モルヒネがようやくCOPDや心不全の呼吸苦などの非がん患者さんに使用されるケースが増えてきているが，これ以外の末梢神経障害による疼痛でも考慮する場面が増えていくべきだろう。

　病気の治療だけでなく，患者さんの「痛み」にも常に一緒に向き合う医療を行うように気をつけていきたいものである。

[参考文献]

1) Flower RJ, Vane JR. Inhibition of prostaglandin synthetase in brain explains the anti-pyretic activity of paracetamol (4-acetamidophenol). Nature 1972; 240 (5381) : 410-411.
2) Watkins PB, Kaplowitz N, Slattery JT, et al. Aminotransferase elevations in healthy adults receiving 4 grams of acetaminophen daily: a randomized controlled trial. JAMA 2006; 296 (1) : 87-93.
3) 伊藤真也，村島温子編．薬物治療コンサルテーション　妊娠と授乳．南山堂，2010.
4) Shin GY, Dargan P, Jones AL. Paracetamol and asthma. Thorax 2000; 55 (10) : 882.
5) Wilder-Smith CH, Schimke J, Osterwalder B, et al. Oral tramadol, a mu-opioid agonist and monoamine reuptake-blocker, and morphine for strong cancer-related pain. Ann Oncol 1994; 5 (2) : 141-146.
6) Leppert W, Łuczak J. The role of tramadol in cancer pain treatment: a review. Support Care Cancer 2005; 13 (1) : 5-17.
7) O'Connor AB, Dworkin RH. Treatment of neuropathic pain: an overview of recent guidelines. Am J Med 2009; 122 (10 Suppl) : S22-S32.
8) Ko SH, Kwon HS, Yu JM, et al. Comparison of the efficacy and safety of tramadol/acetaminophen combination therapy and gabapentin in the treatment of painful diabetic neuropathy. Diabet Med 2010; 27 (9) : 1033-1040.
9) Miranda HF, Puig MM, Prieto JC, et al. Synergism between paracetamol and nonsteroidal anti-inflammatory drugs in experimental acute pain. Pain 2006; 121 (1-2) : 22-28.
10) Rostom A, Dube C, Wells G, et al. Prevention of NSAID-induced gastroduodenal ulcers. Cochrane Database Syst Rev 2002; 4: CD002296.
11) Williams CM, Maher CG, Latimer J, et al. Efficacy of paracetamol for acute low-back pain: a double-blind, randomised controlled trial. Lancet 2014; 384 (9954) : 1586-1596.

13 アセトアミノフェンとNSAIDsとコルヒチンの比較

Dégustation

笹木　晋・徳田安春

ポイント

- アセトアミノフェンは副作用が少ないが抗炎症作用は弱い。
- NSAIDsはアセトアミノフェンより副作用が多く，解熱・鎮痛のメリットと副作用のデメリットを考慮して使用する。
- コルヒチンは特定の疾患に使用できる。

イントロダクション

　アセトアミノフェン，NSAIDs，コルヒチンともに大なり小なり炎症を抑える作用がある。アセトアミノフェン，NSAIDsは解熱剤や鎮痛薬として頻用されている。コルヒチンはこれらに比べたら使用する機会は少ないが，いくつかの限られた病態においては有用であり，また唯一効くといってもよいくらい貴重な薬である。これらの薬剤の特徴について述べていきたい。

アセトアミノフェン

　アセトアミノフェンはNSAIDsに比べて副作用や薬物相互作用が少なく，比較的安全に使用でき，軽度から中等度の痛みに対して第一選択となる。以前の保険用量は1回最大投与量500mg，1日最大投与量1,500mgであったが，**2011年1月に改訂され1回最大投与量1,000mg，1日最大投与量4,000mgとなり至適用量での治療が可能**となった。投与方法として以前からある経口，小児にのみ適用がある坐剤に加えて2013年11月よりアセリオ®（アセトアミノフェン静注液［テルモ］）が販売開始となった。

　アセトアミノフェンは用量を増やせば効果は強い。しかし，NSIADsがプロスタグランジンを合成する経路の律速酵素であるシクロオキシゲナーゼ(COX)-1を阻害するのに対し，アセトアミノフェンは，COX-2阻害作用は強いが，COX-1阻害作用が弱いため抗炎症作用に乏しい[1]。そのため，痛風など発赤や熱感のある炎症を伴っている疾患の場合には，アセトアミノフェンは解熱・鎮痛の効果が乏しい。

　副作用で重要なのは肝障害で保険適用量内の使用だと問題になることは稀だが致死的になることがあるので注意が必要である。アルコール多飲者や肝障害がある患者さんではそのリスクが高くなるのでこのような患者さんに処方する時は用量を減量し，市販の解熱鎮痛薬や総合感冒薬にもアセトアミノフェンが含有されているので処方時に市販薬の服用がないか確認もしておく。過量内服で肝障害のリスクがあると判断した場合には，N-アセチルシステイン（NAC）を投与することで肝障害のリスクを低下させることができるので，内服後の時間とアセトアミノフェン濃度をみながらNACの適応を判断する。

　他にもアセトアミノフェンは1日量が2gを超えると上部消化管合併症のリスクが増えるとされ[2] NSAIDsと交差反応を起こしアスピリン喘息患者さんに喘息発作を起こす[3]ことがあるのでNSAIDsを避けてアセトアミノフェンを使用しても副作用のリスクが高い患者さんに細心の注意を払うことに変わりは

ない。また，抗凝固薬のワルファリンとの薬物相互作用があり，ワルファリンの作用を増強させる。そのため，ワルファリン内服中の患者さんにアセトアミノフェンを投与する時は，PT-INRを数日おきにチェックすることが望ましい。

NSAIDs（Non-Steroidal Anti-Inflammatory Drugs）

　NSAIDsは解熱，鎮痛，抗炎症効果がありアセトアミノフェンとともに軽度から中等度の鎮痛薬で第一選択となる。頭痛や腰痛，関節炎，術後疼痛など幅広く使用され，特に月経困難症[4]や尿管結石[5]などプロスタグランジンが痛みに関与している病態では効果が高いとされている。一方，神経障害性疼痛には効果が弱いため抗てんかん薬や抗うつ薬など他の鎮痛補助薬の使用を考えなければならない。

　NSAIDsが阻害するCOXにはCOX-1とCOX-2のアイソザイムがある。COX-1は多くの生体組織に発現しており胃粘膜保護や血小板凝集，腎機能維持作用に関与し，COX-2は多くの組織で炎症サイトカインにより発現する。そのため発現によって炎症や疼痛が増強するCOX-2のみを選択して阻害するNSAIDsのほうがCOX-1とCOX-2を阻害する従来のNSAIDsより消化管粘膜障害などの副作用は少ない。

　NSAIDsの使用では各種の副作用が様々な部位に起こる。消化器症状としては嘔気や腹痛，下痢が起こり，消化性潰瘍が起こることもある。特にNSAIDs開始1か月以内が潰瘍のリスクが高く，中止しても2か月は潰瘍のリスクが続く[6]。また，消化性潰瘍の半数近くは無症候性で，出血や穿孔を契機に気づかれることも多い[7]。そのため治療リスクが高い患者さんにやむなくNSAIDsを使用する際は，自覚症状がなくてもプロトンポンプ阻害薬やプロスタグランジン製剤の併用か，COX-2選択的阻害薬を使う。

　NSAIDsによる腎障害も多い。プロスタグランジンは腎臓で腎血流量を増やし，ヘンレ上行脚でナトリウム再吸収を抑制し，遠位尿細管でカリウム排泄を

促進する。そのためNSAIDsによりプロスタグランジンが減少すると腎血流量が減少し，腎前性腎不全を起こすことがあり，Na再吸収が起こり浮腫を起こすこともある。また，慢性腎臓病やIV型尿細管性アシドーシスの患者さんで高カリウム血症を起こすリスクが高くなる。

他にも，NDAIDsは心血管リスクや心不全増悪との関連が指摘されている。ワルファリンや炭酸リチウムなどの薬剤の作用を増強，喘息の誘発，アナフィラキシー反応，血圧上昇など副作用がある。喘息やアナフィラキシー反応はNSAIDsが入った湿布薬でも誘発されるため注意したい。

NSAIDsを使用する時は副作用のリスクを考慮し漫然と使用してはいけない。使用を継続する時も原因となる疾患をコントロールできないか，他に代わりとなる薬剤が使えないかを考えながら使用する。

コルヒチン

コルヒチンはイヌサフランに含有するアルカロイドの一種で，細胞内の微小管のチューブリンに結合することで細胞分裂を阻害し，好中球の遊走や貪食を抑える作用がある。ちなみにイヌサフランは秋に花が咲くイヌサフラン科の植物であるが，葉をギョウジャニンニクと間違って食べたり，球根を玉ねぎやニンニクと間違えて食べてコルヒチン中毒となる例が日本でも散見される[8]。

コルヒチンの副作用として骨髄抑制や肝障害，腎障害，横紋筋融解症，末梢神経障害があり，高用量だと下痢がほぼ必発となる。

コルヒチンを使用する代表疾患は痛風で，唯一保険適用となっている。痛風の発作時にはコルヒチンはNSAIDsと比べて効果発現が遅いため第一選択となることは少ないが，発作初期に1.0mg内服しその1時間後に0.5mg内服しその後1.0mg/日を継続する方法がある。ただし，肝機能・腎機能低下例，CYP3A4を強く阻害する薬剤（イトラコナゾール，エリスロマイシンなど）を内服時にはコルヒチンは減量して使用する。また，痛風発作の予兆期（痛風

発作をたびたび起こしている患者さんは発作が起こる前に足の指がむずむずしたり熱いような感じがすると訴えることがある）に事前にコルヒチンを1錠内服すると発作を頓挫させることがあるので，痛風発作患者さんのお守りとしても使える。他にも尿酸降下薬開始に伴い尿酸値が変動すると痛風発作が起こる可能性が高まるので，尿酸降下薬開始時に痛風予防目的でコルヒチン0.5mg/日を内服し，尿酸値が目標に達したら中止するという使い方もある。偽痛風の再発予防にもコルヒチン0.5mg/日の予防的内服投与が有効である。

コルヒチンは家族性地中海熱にも非常に有用で，成人ではコルヒチンを0.5〜1mg/日の内服で症状が改善することが多い。日本から表1のような診断基準が提案されている[9]。

その他にもベーチェット病による口内炎，関節炎や結節性紅斑，再発性多発軟骨炎の耳介軟骨炎に使用され，最近では急性心膜炎の再発予防にも有用とされている[10]。

表1 家族性地中海熱の診断基準

必須項目
　12時間から3日間続く38度以上の発熱を3回以上繰り返す

補助項目
1. 発熱時の随伴症状として
　　a 非限局性の腹膜炎による腹痛
　　b 胸膜炎による胸背部痛
　　c 関節炎（股関節，膝関節，足関節）
　　d 心膜炎
　　e 精巣漿膜炎
　　f 髄膜炎による頭痛
　　a〜fのいずれかを伴う
2. 発熱時にCRPや血清アミロイドA（SAA）など炎症検査所見の著明な上昇を認めるが，発作間歇期にはこれらは消失する
3. コルヒチンの予防内服によって発作が消失あるいは軽減する

必須項目と，補助項目のいずれかを1項目以上認める場合に診断。ただし，感染症，自己免疫疾患，腫瘍などの発熱の原因となる疾患を除外する。

デギュスタシオン

　アセトアミノフェンは容量依存性の肝障害に注意しなければいけないが副作用は比較的少ない。しかし抗炎症作用に乏しく，単剤では十分な解熱・鎮痛作用に達しないことがある。NSAIDs は副作用が多いが抗炎症作用があり鎮痛効果が高い。コルヒチンは痛風や家族性地中海熱，ベーチェット病，急性心膜炎などごく限られた疾患で効果的である。

[参考文献]

1) Hinz B, et al. Acetaminophen (paracetamol) is a selective cyclooxygenase-2 inhibitor in man. FASEB J 2008; 22 (2) : 383-390.
2) Garcia Rodríguez LA, et al. The risk of upper gastrointestinal complications associated with nonsteroidal anti-inflammatory drugs, glucocorticoids, acetaminophen, and combinations of these agents. Arthritis Res 2001; 3 (2) : 98-101.
3) Jenkins C, et al. Systematic review of prevalence of aspirin induced asthma and its implications for clinical practice. BMJ 2004; 328 (7437) : 434.
4) Marjoribanks J, et al. Nonsteroidal anti-inflammatory drugs for dysmenorrhoea. Cochrane Database Syst Rev 2010; 1: CD001751.
5) Holdgate A, et al. Systematic review of the relative efficacy of non-steroidal anti-inflammatory drugs and opioids in the treatment of acute renal colic. BMJ 2004; 328: 1401.
6) Hernández-Díaz S, et al. Association between nonsteroidal anti-inflammatory drugs and upper gastrointestinal tract bleeding/perforation an overview of epidemiologic studies published in the 1990s. Arch Intern Med 2000; 160 (14) : 2093-2099.
7) Armstrong CP, et al. Non-steroidal anti-inflammatory drugs and life threatening complications of peptic ulceration. Gut 1987; 28 (5) : 527-532.
8) 菊池　仁，他．イヌサフラン．救急医学 2009; 33: 413-415.
9) 右田清志，他．家族性地中海熱の臨床．日本臨床免疫学会会誌 2011; 5: 355-360.
10) Imazio M, et al. A randomized trial of colchicine for acute pericarditis. N Engl J Med 2013; 369 (16) : 1522-1528.

14 NSAIDs の消化器系および心血管系有害事象の比較

Dégustation

青島周一

ポイント

- 心血管系有害事象が多いのはセレコックス®(セレコキシブ),ナボール®・ボルタレン®(ジクロフェナク)である。
- 消化器系有害事象が多いのはブルフェン®(イブプロフェン),ナイキサン®(ナプロキセン)である。
- COX-2 選択的阻害薬では,特に心筋梗塞リスクが高い。
- 心筋梗塞後の NSAIDs 使用は死亡リスクとの関連が示唆されており,たとえ短期間であっても不必要な NSAIDs の漫然投与は避けるべきである。
- NSAIDs を長期的に投与する際は,患者背景を十分に考慮し,適切な期間において薬剤を使用することが望まれる。

イントロダクション

NSAIDs(Non-Steroidal Anti-Inflammatory Drugs;非ステロイド性抗炎症薬)の有害事象として消化性潰瘍や,腎障害に注目することも多いが,心血管系への影響も軽視できない。NSAIDs の使用が冠動脈の攣縮を突然引き起こし

た症例も複数報告されている[1-3]。特にセレコックス®（セレコキシブ［アステラス製薬］）では，臨床試験の安全性解析において，心血管系の有害事象リスク増加が示唆[4]されている。セレコックスの製剤添付文書の「警告」には『外国において，シクロオキシゲナーゼ-2選択的阻害剤等の投与により，心筋梗塞，脳卒中等の重篤で場合によっては致命的な心血管系血栓塞栓性事象のリスクを増大させる可能性があり，これらのリスクは使用期間とともに増大する可能性があると報告されている』と記載がある[5]。

特に変形性関節症や関節リウマチなど，長期的にNSAIDsを必要とする患者さんでは，このような心血管系への影響は軽視すべきではない。

NSAIDsはコキシブ系NSAIDsに代表されるようなCOX-2（cyclo-oxygenase-2；シクロオキシゲナーゼ-2）選択的阻害薬と，非選択的阻害薬に大きく分けられる。1999年に英国にて上市されたロフェコキシブはCOX-2を選択的に阻害するNSAIDsであり，関節リウマチなどの適応があった。COX-2選択的阻害薬のアドバンテージは選択性の低いNSAIDsに比べて消化器系副作用リスクが低い点にある。

50歳以上，もしくは40歳以上で長期間にわたり，グルココルチコイドによる治療を受けている関節リウマチ患者8,076人を対象とし，ロフェコキシブとナイキサン®（ナプロキセン［田辺製薬］）を比較したランダム化比較試験[6]では，追跡中央値9か月で主要評価項目である，臨床的な上部消化管有害事象が50％も減るという結果であった（相対危険度0.5［95％信頼区間0.3～0.6］）。

しかしながら，総死亡と心血管死亡には明確な差はないものの，心筋梗塞発症がロフェコキシブで多い結果となり，心血管系，特に心筋梗塞との関連が示唆された。その発症頻度はナイキサンで0.1％，ロフェコキシブ0.4％となっており，結果として相対危険0.2［95％信頼区間0.1～0.7］と計算され，ナイキサンで有意にリスクが少なく，ロフェコキシブの危険性が示唆された。

ロフェコキシブとプラセボを比較したランダム化比較試験APPROVe[7]参加者を対象に行われた安全性解析においても，心血管系有害事象の有意な上昇が

示唆されている[8]。なお，ロフェコキシブは全世界において製品の回収および臨床試験の中止措置が行われた[9]。

これら一連の示唆はロフェコキシブに関するものであり，他のNSAIDsに一般化できるものではないが，有害事象としての重篤性を考慮すれば決して軽視できない。本章ではNSAIDsと心血管系有害事象を中心に消化器系有害事象の比較まで言及したい。

COX-2選択的阻害薬（コキシブ系NSAIDs）と従来NSAIDs

実際にCOX-2選択的阻害薬は，プラセボに比べて，また従来NSAIDsに比べてどの程度の血管イベントリスクが想定されるのだろうか。NSAIDsと血管イベントとの関連を検討したメタ分析[10]によれば，COX-2選択的阻害薬の使用はプラセボや従来NSAIDsの使用に比べて重大な血管イベントリスクが多い傾向にあり，特に心筋梗塞リスクが高いことが示された（表1）。

この報告はランダム化比較試験138研究，145,373人の参加者を解析対象とし，わが国未承認薬物も含むCOX-2選択的阻害薬（ロフェコキシブ，エトリコキシブ，ルミラコキシブ，セレコキシブ，バルデコキシブ）の血管イベントリスクを，プラセボおよび，従来NSAIDsと比較した。

従来NSAIDsとの比較では研究間の異質性がやや高く，その原因はナイキサンとナイキサン以外の従来NSAIDsにおいて，血管イベントリスクに差があることが推測される。この報告によると，ナイキサンでは血管イベントリスクが低く，他のNSAIDsではリスクが高い傾向が示唆されている。サブグループ解析ではナイキサンに比べてCOX-2選択的阻害薬で有意に血管イベントが上昇するという結果が示されている（率比 rate ratio 1.57［95％信頼区間 1.21～2.03］）。一方，ブルフェン®（イブプロフェン［科研製薬］），ボルタレン®（ジクロフェナク［ノバルティスファーマ］）との比較ではリスクに統計的有意な差がつかなかった。

表1 COX-2選択的阻害薬の血管イベントリスク

●[プラセボと比較したCOX-2選択的阻害薬の心血管リスク]

アウトカム [統合研究数]	COX-2選択的阻害薬	プラセボ	率比：Rate ratio （95%信頼区間）
血管イベント [121]	216件/18,490人年 （1.2%/年）	112件/12,639人年 （0.9%/年）	1.42（1.13～1.78） 異質性 P＝1.0
心筋梗塞 [121]	113件/18,490人年 （0.6%/年）	42件/12,639人年 （0.3%/年）	1.86（1.33～2.59） 異質性 P＝0.9
脳卒中 [121]	70件/18,490人年 （0.4%/年）	53件/12,639人年 （0.4%/年）	1.02（0.71～1.47） 異質性 P＝1.0
血管死亡 [121]	60件/18,490人年 （0.3%/年）	30件/12,639人年 （0.2%/年）	1.49（0.97～2.29） 異質性 P＝0.7

●[従来NSAIDsと比較したCOX-2選択的阻害薬の心血管リスク]

アウトカム [統合研究数]	COX-2選択的阻害薬	従来NSAIDs	率比：Rate ratio （95%信頼区間）
血管イベント [91]	340件/33,260人年 （1.0%/年）	211件/23,325人年 （0.9%/年）	1.16（0.97～1.38） 異質性 P＝0.001
心筋梗塞 [91]	186件/33,260人年 （0.6%/年）	85件/23,325人年 （0.4%/年）	1.53（1.19～1.97） 異質性 P＝0.04
脳卒中 [91]	105件/33,260人年 （0.3%/年）	89件/23,325人年 （0.4%/年）	0.83（0.62～1.12） 異質性 P＝0.06
血管死亡 [91]	84件/33,260人年 （0.3%/年）	65件/23,325人年 （0.3%/年）	0.97（0.69～1.35） 異質性 P＝0.02

※異質性とは研究間の結果のばらつきであり、p値が低いほど異質性が高く、元論文における各結果の指標にばらつきがあることを示唆する。

（文献10より作成）

また、この報告から、血管イベントの発症率はCOX-2選択的阻害薬でおおむね、年間1.0～1.2%前後、従来NSAIDsで年間0.9%前後であることがわかる。心筋梗塞の発症率に関してはCOX-2選択的阻害薬で年間0.6%、従来NSAIDsで0.4%となっており、約1.5倍のリスク上昇が示唆されている。なお脳卒中や血管死亡に関しては明確な差は出なかった。

その後のランダム化比較試験のメタ分析[11]においてもセレコックスのような，コキシブ系 NSAIDs は従来 NSAIDs と比較して心筋梗塞リスク上昇に関連するという結果が示唆されている（オッズ比 1.45［95％信頼区間 1.09〜1.93］）。

特にロフェコキシブはナイキサンとの比較で高い心筋梗塞リスク上昇が示されている（オッズ比 5.39［95％信頼区間 2.08〜14.02］）。このように，コキシブ系 NSAIDs は従来 NSAIDs に比べて特に心筋梗塞リスクに留意すべきである。

デギュスタシオン

NSAIDs の服用と心筋梗塞後の死亡リスクとの関連を検討したデンマークにおけるコホート研究[12]によれば，心筋梗塞後の NSAIDs 使用は死亡リスクに関連する可能性が示唆されている。この研究は 30 歳以上の心筋梗塞を発症し入院した 99,187 人（男性の割合 63.6％，平均年齢 68.9 歳）を対象とし，NSAIDs を服用している 43,608 人と NSAIDs を服用していない 55,579 人を比較して，心筋梗塞後の死亡リスクを検討した。

交絡への配慮として，年齢，性別，入院年月日，併用薬剤，併存疾患，経済的状況で調整している。使用薬剤はロフェコキシブ（3.7％），セレコックス（3.8％），ブルフェン（26.6％），ボルタレン（14.7％），ナイキサン（2.4％），その他（13.4％）となっている。NSAIDs 非服用者と比較した NSAIDs 服用者の心筋梗塞後 1〜5 年以内の死亡リスク（ハザード比［95％信頼区間］を表 2 にまとめる。

この研究ではセレコックスはもちろんだが，冒頭紹介したロフェコキシブや従来 NSAIDs であるボルタレンのリスク関連が目立ち，心筋梗塞の既往のある患者さんにおいて，CX-2 選択的阻害薬のみならず，ボルタレンの漫然使用に関してもリスクに留意すべきだろう。またリスクの上昇は時間の経過に依存せず増加を示している点にも注目したい。

表2 心筋梗塞後のNSAIDs使用と死亡リスク（ハザード比[95%信頼区間]）

薬剤	1年	2年	3年	4年	5年
全NSAIDs	1.59 [1.49〜1.69]	1.84 [1.70〜1.99]	1.81 [1.66〜1.99]	1.83 [1.66〜2.01]	1.73 [1.56〜1.93]
ロフェコキシブ（未承認）	1.73 [1.43〜2.10]	2.01 [1.57〜2.56]	2.03 [1.53〜2.70]	2.17 [1.62〜2.90]	2.19 [1.59〜3.00]
セレコキシブ	1.83 [1.52〜2.20]	1.55 [1.21〜1.98]	1.87 [1.44〜2.42]	1.78 [1.30〜2.43]	1.71 [1.22〜2.41]
イブプロフェン	1.42 [1.29〜1.57]	1.87 [1.67〜2.10]	1.85 [1.62〜2.11]	1.65 [1.42〜1.92]	1.57 [1.34〜1.85]
ジクロフェナク	2.36 [2.07〜2.68]	2.73 [2.34〜3.19]	2.21 [1.82〜2.69]	2.69 [2.23〜3.24]	2.53 [2.06〜3.13]
ナプロキセン	1.70 [1.27〜2.27]	1.14 [0.70〜1.87]	1.17 [0.68〜2.20]	1.43 [0.83〜2.47]	1.85 [1.05〜3.25]

（文献12より作成）

またNSAIDsの使用と急性心筋梗塞リスクを検討した観察研究のメタ分析も報告されている[13]。NSAIDs非使用者と比較した、主な結果（相対危険：95％信頼区間）を表3にまとめる。

全体として異質性がかなり高いことが示されているが、やはりボルタレンやセレコックスでの有意なリスク上昇が示唆されている。ボルタレンでは低用量

表3 NSAIDs使用と急性心筋梗塞リスク

	相対危険[95％信頼区間]			
	ナプロキセン	イブプロフェン	ジクロフェナク	セレコキシブ
急性心筋梗塞	1.06 [0.94〜1.20]	1.14 [0.98〜1.31]	1.38 [1.26〜1.52]	1.12 [1.00〜1.24]
統合研究数	17研究	13研究	11研究	18研究
異質性P値	<0.00001	<0.00001	0.005	<0.0001

（文献13より作成）

表4 NSAIDの心血管リスク

●プラセボに対する各NSAIDsの有害事象リスク（率比［95％信頼区間］）

アウトカム	コキシブ系	ジクロフェナク	イブプロフェン	ナプロキセン
主要血管イベント	1.37 [1.14～1.66]	1.41 [1.12～1.78]	1.44 [0.89～2.33]	0.93 [0.69～1.27]
心不全	2.28 [1.62～3.20]	1.85 [1.17～2.94]	2.49 [1.19～5.20]	1.87 [1.10～3.16]
上部消化管合併症	1.81 [1.17～2.81]	1.89 [1.16～3.09]	3.97 [2.22～7.10]	4.22 [2.71～6.56]
心筋梗塞または冠動脈疾患死亡	1.76 [1.31～2.37]	1.70 [1.19～2.41]	2.22 [1.10～4.48]	0.84 [0.52～1.35]
全原因死亡	1.22 [1.04～1.44]	1.20 [0.94～1.54]	1.61 [0.90～2.88]	1.03 [0.71～1.49]

●各NSAIDsに対するコキシブ系NSAIDsの有害事象リスク（率比［95％信頼区間］）

アウトカム	対プラセボ	対ジクロフェナク	対イブプロフェン	対ナプロキセン
主要血管イベント	1.37 [1.14～1.66]	0.97 [0.84～1.12]	0.92 [0.58～1.46]	1.49 [1.16～1.92]
心不全	2.28 [1.62～3.20]	1.23 [0.87～1.73]	0.83 [0.42～1.64]	1.17 [0.76～1.79]
上部消化管合併症	1.81 [1.17～2.81]	0.94 [0.72～1.24]	0.40 [0.25～0.64]	0.37 [0.28～0.49]
心筋梗塞または冠動脈疾患死亡	1.76 [1.31～2.37]	1.04 [0.84～1.28]	0.81 [0.41～1.61]	2.11 [1.44～3.09]
全原因死亡	1.22 [1.04～1.44]	1.02 [0.84～1.24]	0.78 [0.43～1.42]	1.23 [0.86～1.75]

（文献14より作成）

でも上昇（相対リスク1.26［95％信頼区間1.03～1.53］）が示唆されており，投与量にかかわらず注意が必要である。

さらに，ランダム化比較試験のデータより，患者さん個々のデータを用いたメタ分析でもNSAIDsの心血管イベントリスクが示されている[14]。この研究は，NSAIDsとプラセボを比較した124,513人（280研究）とNSAIDs同士を

比較した229,296人（474研究）を解析対象にして，NSAIDsと心血管イベントリスクについて検討している．主な結果を表4にまとめた．

心血管系の有害事象はコキシブ系NSAIDs（セレコックス）のみならず，従来NSAIDsとして分類されるボルタレンでも多い．一方，ナイキサンはリスクが低い傾向にある．消化管合併症はブルフェン，ナイキサンで有意に多いという結果で，これまでの研究結果を支持するものである．

特に心血管疾患の既往のある患者さんにおいては，ボルタレンやセレコックスの漫然投与は心血イベントリスクに十分留意し，また消化器系疾患の既往のある患者さんではブルフェン，ナイキサンの使用に伴う消化器系有害事象に注意するなど，患者背景・基礎疾患を十分に考慮した上で，適切な期間において薬剤を使用することが望まれる．

[参考文献]

1) Sim TB. NSAIDS-induced anaphylaxis precipitating acute coronary vasospasm. Eur J Emerg Med 2008; 15 (1) : 48-50.
2) Mori E, Ikeda H, Ueno T, et al. Vasospastic angina induced by nonsteroidal anti-inflammatory drugs. Clin Cardiol 1997; 20 (7) : 656-658.
3) Wieckhorst A, Tiroke A, Lins M, et al. Akutes Koronarsyndrom durch Diclofenac induzierte Koronarspasmen. Z Kardiol 2005; 94 (4) : 274-279.
4) Solomon SD, McMurray JJ, Pfeffer MA, et al. Cardiovascular risk associated with celecoxib in a clinical trial for colorectal adenoma prevention. N Engl J Med 2005; 352 (11) : 1071-1080.
5) アステラス製薬株式会社．セレコックス錠　製剤添付文書　2014年4月改訂（第7版）
6) Bombardier C, Laine L, Reicin A, et al. Comparison of upper gastrointestinal toxicity of rofecoxib and naproxen in patients with rheumatoid arthritis. VIGOR Study Group. N Engl J Med 2000; 343 (21) : 1520-1528.
7) Baron JA, Sandler RS, Bresalier RS, et al. Cardiovascular events associated with rofecoxib in a colorectal adenoma chemoprevention trial. N Engl J Med 2005; 352 (11) : 1092-1102.
8) Baron JA, Sandler RS, Bresalier RS, et al. Cardiovascular events associated with rofecoxib: final analysis of the APPROVe trial. Lancet 2008;372 (9651) : 1756-1764.
9) 厚生労働省 国立医薬品食品衛生研究所 安全情報部．医薬品安全性情報 2004; 2 (19).

http://www.nihs.go.jp/dig/sireport/weekly2/19041014.pdf
10) Kearney PM1, Baigent C, Godwin J, et al. Do selective cyclo-oxygenase-2 inhibitors and traditional non-steroidal anti-inflammatory drugs increase the risk of atherothrombosis? Meta-analysis of randomised trials. BMJ 2006; 332（7553）: 1302-1308.
11) Chen LC, Ashcroft DM.Risk of myocardial infarction associated with selective COX-2 inhibitors: meta-analysis of randomised controlled trials. Pharmacoepidemiol Drug Saf 2007; 16 (7) : 762-772.
12) Olsen AM, Fosbøl EL, Lindhardsen J, et al. Long-term cardiovascular risk of nonsteroidal anti-inflammatory drug use according to time passed after first-time myocardial infarction: a nationwide cohort study. Circulation 2012; 126（16）: 1955-1963.
13) Varas-Lorenzo C, Riera-Guardia N, Calingaert B, et al. Myocardial infarction and individual nonsteroidal anti-inflammatory drugs meta-analysis of observational studies. Pharmacoepidemiol Drug Saf 2013; 22 (6) : 559-570.
14) Coxib and traditional NSAID Trialists'（CNT）Collaboration, Bhala N, Emberson J, et al. Vascular and upper gastrointestinal effects of non-steroidal anti-inflammatory drugs: meta-analyses of individual participant data from randomised trials. Lancet 2013; 382（9894）: 769-779.

Dégustation

15 片頭痛予防薬の比較

本村和久

ポイント

- 取り上げている薬剤はすべて片頭痛の予防薬である。
- 片頭痛の頻度を半減させる。
- 降圧薬か抗てんかん薬かの比較である。
- 副作用に大きな違いがある。
- 用量依存性ではなく,少量投与でも効果が期待できる。

イントロダクション

　片頭痛は,国際頭痛分類[1]によれば「頭痛発作を繰り返す疾患で,発作は4〜72時間持続する。片側性,拍動性の頭痛で,中等度〜重度の強さであり,日常的な動作により頭痛が増悪することが特徴的であり,随伴症状として悪心や光過敏・音過敏を伴う」ものであり,日本全国調査[2]では年間有病率は8.4%とされるよくみられる疾患である。予防薬の適応については,「片頭痛発作が月に2回以上ある患者さんでは予防療法の実施について検討してみることが勧められ」[3]ている。

しかし，予防薬が必要な片頭痛患者で，予防薬が実際に投与されている割合は，アメリカのデータで約3分の1（予防薬の適応のある片頭痛患者は38.8%，予防薬治療を受けている片頭痛患者は12.4%[4]）しかない。片頭痛予防療法の目的は，「①発作頻度，重症度と頭痛持続時間の軽減，②急性期治療の反応の改善により，③生活機能の向上と，生活への支障の軽減」[3]であり，それと鎮痛薬（NSAIDs：非ステロイド性抗炎症薬など）の乱用は薬剤乱用性頭痛を誘発するので，鎮痛薬の過剰な使用がある場合も予防療法を考慮する必要がある。

日本の保険診療で使える片頭痛予防薬は，ロメリジンのみであったが，公知申請でバルプロ酸とプロプラノロールが適応追加され，アミトリプチンやベラパミルが保険診療における適応外使用として認められるようになった。そこで，ロメリジン，バルプロ酸，プロプラノロールのゲシュタルトについて述べたいと思う。

■ テラナス® ── ロメリジン　MSD
　ミグシス® ── ロメリジン　ファイザー

エビデンスにやや乏しい[5]が，2012年までは日本の保険診療で使える唯一の予防薬だったこともあり，カルシウム拮抗薬という目立った副作用が少ない薬であることから，使いやすい薬と言える。降圧薬でよく使われるカルシウム拮抗薬に分類されるが，脳血管選択性が高く降圧作用は少ない。長期投与での効果が報告「8週間後には64%の患者で片頭痛発作の頻度，程度の軽減が期待できる」[3]されているが，筆者の印象では，即効性も期待できると感じている。患者さんが勝手にNSAIDsと同じように使ったところ，著効したケースをかなりの数で経験した。なので，「ゆっくり効く患者さんもいますが，飲んですぐ効く患者さんもいるので，飲んだ印象を教えて下さい」と説明している。NSAIDs乱用だった患者さんが，この使い方（頓用と定時の内服を合わせて10〜20mg/日の使用量）でNSAIDsを使わなくなったケースがあり，患者

さんによっては，そう間違った使い方ではないと思っている。

　初期投与量は1日1錠（5mg）を1日2回（10mg/日）から始めて，効果が不十分なら投与から1か月前後で20mg/日まで増量する。当然であるが，効かない人には効かないので（「8週間後には64％の患者」[3]）で効果があるということは，逆に言うと36％には効果がない。筆者は「だいたい2/3の患者さんには効きます」と説明している），2か月以上使用して効果なければ中止する。また，著効したした場合であるが，筆者は頭痛発作が月に1回程度になれば，使用後2か月を目安に1錠ずつ漸減している。長年，片頭痛に苦しんできた患者さんでも，短期間の予防薬投与が著効を示し頭痛が消失，予防薬を漸減中止しても再燃しないことを経験することがある。

▍ 注意すべき副作用

　添付文書[6]では，「QT延長の疑われる患者」では「慎重投与」となっており，注意が必要である。また，「眠気等を催すことがあるので，本剤投与中の患者には自動車の運転等危険を伴う機械の操作には従事させないよう注意すること」と記載もある。

　類似薬の塩酸フルナリジンで錐体外路症状の発現が報告されており，わが国ではフルナリジンが発売中止になった経緯があり，添付文書[6]でも「パーキンソニズムの患者」には「慎重投与」となっている。

　片頭痛では，患者さんに若い女性が多くいるが，投与禁忌として「妊婦又は妊娠している可能性のある婦人」とあるので，女性への投与には注意したい。

　「うつ状態またはその既往歴のある患者において，本剤服用中に症状が悪化または抑うつ症状が発現したとの報告がある（市販後調査）」[7]があり，注意が必要だが，もともと片頭痛とうつ病には関連があるとの報告[8]もあり，ロメリジンを投与するからうつ病に気を付けるというより，片頭痛をみたらうつ病がないか気を付けるというスタンスがよいと筆者は考えている。

■ バルプロ酸

　抗てんかん薬としてよく使われるバルプロ酸であるが，片頭痛の予防薬として，ランダム化比較試験や[9]メタアナリシス[10]で評価されてきた薬剤である。効果は他の予防薬（プロプラノロールやフルナリジン：ロメリジンの類似薬）と効果は同等[10]とされており，片頭痛の頻度を半減させる。投与量は，添付文書[11]によると「1日量バルプロ酸ナトリウムとして400～800mgを1日2～3回に分けて経口投与する」「1日量として1,000mgを超えないこと」とある。欧米で使われている類似薬であるジバルプロエックス（バルプロ酸とバルプロ酸塩の配合剤）では，250mgから始めて1,500mgまで増量したランダム化比較試験[12]では，少量（バルプロ酸換算で500～1,000mg/日）で効かない時に，さらに投与量を増やしてもあまり頭痛緩和にはつながらない結果になっている。「慢性頭痛の診療ガイドライン2013」[3]では「わが国では片頭痛予防にはバルプロ酸500～600mg/日の内服が勧められる」とあり，筆者は1回1錠100mgを1日2回（徐放錠なら1回1錠200mgを1日1回）から始めて効果をみながら1か月前後で倍量の400～600mg/日まで増量を行っている。内服してその日に効く印象はなく，じわじわ数日で効く印象である。ただ，バルプロ酸の静注とスマトリプタンの皮下注との比較試験[13]がある（バルプロ酸のほうが効果は高い可能性あり）ので，血中濃度を急速に上げると頭痛に効果があるのかもしれない。

▶ 注意すべき副作用

　眠気やふらつきはよくみられる症状である。添付文書[11]には「傾眠，失調，頭痛，不眠，不穏，視覚異常，感覚変化，振戦，めまい，抑うつ」とある。また，物忘れもよく経験する。薬剤性肝障害，間質性腎炎，抗利尿ホルモン不適合分泌症候群（SIADH），横紋筋融解症，血小板減少症，高アンモニア血症もあるので，投与後の血液検査が必要である。

　催奇形性の問題があり，妊婦への投与は「治療上の有益性が危険性を上回る

と判断される場合にのみ投与すること」とあり，妊娠可能な女性に対しての説明が必要である。

「眠気，注意力・集中力・反射運動能力等の低下が起こることがあるので，本剤投与中の患者には自動車の運転等危険を伴う機械の操作に従事させないよう注意すること」と添付文書上の注意もある。抗てんかん薬に関して，日本てんかん学会は，自動車運転などを禁止する際の記載を「"自動車運転などに支障をきたす副作用が生じていると考えられる患者"にのみ適用されるべきである」[14]としているが，片頭痛の予防薬についても同様のことの配慮が必要ではないだろうか。

■ インデラル® —— プロプラノロール アストラゼネカ
アイデイトロール® —— プロプラノロール 鶴原製薬

降圧薬（β遮断薬）として使われるプロプラノロールだが，片頭痛の予防薬として，ランダム化比較試験[15]やメタアナリシス[16]で評価されてきた薬剤である。効果は他の予防薬（バルプロ酸やトピラマートなど）と効果は同等[17]とされており，片頭痛の頻度を半減させる。投与量は，添付文書[18]によると「プロプラノロール塩酸塩として1日20〜30mgより投与をはじめ，効果が不十分な場合は60mgまで漸増し，1日2回あるいは3回に分割経口投与する」とある。「慢性頭痛の診療ガイドライン2013」[3]でも同様の記載がある。介入研究は160mg/日の投与量が多い[17]が，80mgと160mgでも効果が変わらないとする比較研究[15]や，体重当たり1mg/kgでの投与量で十分な効果があるとする報告[19]があり，筆者の印象としても，少ない投与量でも十分に効果があると考える。効果はじわじわ効く印象である。片頭痛発作に対して使用した介入研究[20]があるが，40mgの投与は，プラセボと比較して効果がみられなかったという結果もあり，発作時の追加投与は勧められない。

▶ 注意すべき副作用

　併用禁忌は，片頭痛の治療薬であるマクサルト®（リザトリプタン［キョーリン］）である。他のトリプタン製剤は禁忌ではない。リザトリプタンの「作用が増強する可能性があるので，本剤投与中あるいは本剤投与中止から24時間以内の患者にはリザトリプタンを投与しない」とある。その他，気管支喘息，糖尿病性ケトアシドーシス，高度または症状を呈する徐脈，未治療の褐色細胞腫，異型狭心症の患者などが禁忌となっている。また，「妊婦または妊娠している可能性のある婦人には，緊急やむを得ない場合以外は投与しないことが望ましい」となっている。欧米では妊婦に使われるトランデート®（ラベタロール［グラクソ・スミスクライン］）は，片頭痛予防には効果があるとする症例報告[21]があり，使用を考慮してもよいかもしれない。

　少量からの投与なので，血圧への影響はそれほど大きく変わらない印象である。徐脈は起こりうるが，若年者では特に症状は呈さない印象である。禁忌事項は多いが，それさえなければ，安全に使えて，効果も十分期待できると思う。

デギュスタシオン　（3剤飲み比べ）

　デギュスタシオン（仏語 Dégustation）＝テイスティング（英語 Tasting）→3剤の飲み比べと考えた。以下は，味わいとコスパの比較である。

【飲みくち】

　ロメリジン（5mg錠）は，錠剤はやや大きく（直径8.5mm，厚さ3.1mm），味も特徴だったものはない。バルプロ酸（100mg錠）は，やや薄い（直径8.1mm，厚さ3.6mm）が，うまく飲み込めないと口の中で溶けて苦味を感じやすい。バルプロ酸の徐放錠は，糖衣錠（100mg錠）で，大きく（直径8.4mm，厚さ5.7mm）苦味はない（糖衣錠だから当たりであるが）。200mg錠はさらに大きい（直径10.4mm，厚さ6.4mm）ので，錠剤の飲み込みが苦手な人には要

注意である。プロプラノロール（10mg錠）は，小さくて（約直径6.5mm，厚さ2.3〜2.7mm）飲みやすい大きさである。味は特徴だったものはない。

【切れ味】

3つの薬とも，効果がほぼ同等[17]と思うが，即効性という点では，切れ味はロメリジンがよい印象である。バルプロ酸もプロプラノロールもじわじわ効く印象である。どの薬も初期投与量の2倍で効かなければ，効果がないと思ったほうがよいと思う。効果がなければ，他剤に変更する。

【飲み合わせ（併用の適応と効果）】

単剤療法で効果がなければ，他剤に変更するが，それでも効かないこともある。もともと鎮痛薬の乱用があったり，片頭痛に併存する内科疾患（脳血管性障害など）や精神疾患（うつ病など）があると予防薬の反応が悪いことが知られている[22]。2種類の単剤療法で効果が無ければ，違うクラス（たとえば降圧薬と抗てんかん薬）の組み合わせを考える。β遮断薬とバルプロ酸が効かない片頭痛患者にβ遮断薬とバルプロ酸の両方を投与すると，約半数で片頭痛軽減効果があったとするオープン試験[23]があり，単剤で効かなくても組み合わせると効果が出る可能性はある。

【コストパフォーマンス（薬価）】

薬価は塩酸ロメリジンで33.50円（5mg 1錠），バルプロ酸ナトリウムで9.10円（100mg 1錠），プロプラノロール塩酸塩錠で15.00円（10mg 1錠）である。発作時に使うトリプタンが高価（スマトリプタン50mgだと405.5〜816.40円）であることを考えると，発作を予防できるこれらの薬剤は相対的には高くはないと思うがいかがであろうか。

[参考文献]

1) 日本頭痛学会新国際頭痛分類普及委員会．国際頭痛分類第2版日本語版．日本頭痛学会誌 2004; 31（1）: 1-188.
2) Sakai F, Igarashi H. Prevalence of migraine in Japan: a nationwide survey. Cephalalgia 1997; 17（1）: 15-22.
3) 慢性頭痛の診療ガイドライン作成委員会編．慢性頭痛の診療ガイドライン2013. 医学書院，2013.
4) Lipton RB, Bigal ME, Diamond M, et al. AMPP Advisory Group. Migraine prevalence, disease burden, and the need for preventive therapy. Neurology 2007; 68（5）: 343-349.
5) 後藤文男，田代邦雄，沓沢尚之，他．KB-2796（塩酸ロメリジン）の片頭痛に対する臨床評価後期第II相臨床試験．臨床評価 1995; 23: 13-37.
6) ファイザー株式会社．ミグシス錠5mg添付文書．2011.
http://www.packageinsert.jp/detail/610432015/lomerizine-hydrochloride
MSD株式会社．テラナス錠5　5mg添付文書．
http://www.packageinsert.jp/detail/610432008/lomerizine-hydrochloride
7) MSD株式会社．医薬品インタビューフォーム テラナス錠5　5mg．2011年6月改訂（改訂第9版）www.info.pmda.go.jp/go/interview/2/170050_2190023F1029_2_009_1F
8) Breslau N, Lipton RB, Stewart WF, et al. Comorbidity of migraine and depression: investigating potential etiology and prognosis. Neurology 2003; 60（8）: 1308-1312.
9) Hering R, Kuritzky A. Sodium valproate in the prophylactic treatment of migraine: a double-blind study versus placebo. Cephalalgia 1992; 12:81-84.
10) Linde M, Mulleners WM, Chronicle EP, et al. Valproate（valproic acid or sodium valproate or a combination of the two）for the prophylaxis of episodic migraine in adults. Cochrane Database Syst Rev 2013; 6: CD010611.
11) 共和薬品工業株式会社．バルプロ酸ナトリウム錠100mg「アメル」・バルプロ酸ナトリウム錠200mg「アメル」: 添付文書　2014年1月改訂（第11版）．
http://database.japic.or.jp/pdf/newPINS/00059451.pdf
12) Klapper J. Divalproex sodium in migraine prophylaxis: a dose-controlled study. Cephalalgia 1997; 17（2）: 103-108.
13) Bakhshayesh B, et al. A randomized open-label study of sodium valproate vs sumatriptan and metoclopramide for prolonged migraine headache. Am J Emerg Med 2013; 31（3）: 540-544.
14) 大澤真木子．抗てんかん薬の薬剤情報添付文書における自動車の運転等に関する記載について見解．2014. http://jns.umin.ac.jp/cgi-bin/new/files/2014_11_07j-2.pdf
15) al-Qassab HK, Findley LJ. Comparison of propranolol LA 80 mg and propranolol LA 160 mg in migraine prophylaxis: a placebo controlled study. Cephalalgia 1993; 13（2）: 128-131.
16) Linde K, Rossnagel K. Propranolol for migraine prophylaxis. Cochrane Database Syst Rev 2004; 2:CD003225.
17) Shamliyan TA, Kane RL, MD, Taylor FR. Migraine in Adults: Preventive

Pharmacologic Treatments. Comparative effectiveness review 2013; 103. Agency for Healthcare Research and Quality.
18) 鶴原製薬株式会社．アイデイトロール錠10mg添付文書．2014年1月改訂（第11版）
http://database.japic.or.jp/pdf/newPINS/00057579.pdf
医薬品検索イーファーマ．医薬品情報「インデラル錠10mg」．
http://www.e-pharma.jp/allHtml_pdf/2123/2123008F1048.pdf
19) Pascual J, Polo JM, Berciano J. The dose of propranolol for migraine prophylaxis. Efficacy of low doses. Cephalalgia 1989; 9 (4) : 287-291.
20) Fuller GN1, Guiloff RJ. Propranolol in acute migraine: a controlled study. Cephalalgia 1990; 10 (5) : 229-233.
21) Dey R, Khan S, Akhouri V, et al. Labetalol for prophylactic treatment of intractable migraine during pregnancy. Headache 2002; 42: 642–645.
22) Peterlin BL, Calhoun AH, Siegel S, et al. Rational combination therapy in refractory migraine. Headache 2008; 48 (6) : 805-819.
23) Pascual J, Leira R, Lainez JM. Combined therapy for migraine prevention? Clinical experience with a ß-blocker plus sodium valproate in 52 resistant migraine patients. Cephalalgia 2003; 23: 961-962.

16 ムコダインとムソルバンとビソルボンとスペリアの比較

Dégustation

倉原　優

> **ポイント**
>
> ● 去痰薬は奥の手であり，原疾患の治療が優先される。
> ● 気道分泌物に対する作用を意識しながら処方する。
> ● COPD の患者さんに対して，ムコダイン®やスペリア®が急性増悪予防に有効と考えられる。

> **イントロダクション**

　「じゃあ去痰薬を出しておきますね」と言いながら，お気に入りの去痰薬を処方する。どこにでもある内科外来の風景。いやいや，たかが去痰薬かもしれないが，その使い方に少しだけポリシーを足してみよう。去痰薬を挙げろと言われれば，ムコダイン®（カルボシステイン），ムソルバン®（アンブロキソール），ビソルボン®（ブロムヘキシン），スペリア®（フドステイン）あたりが思いつく。大げさかもしれないが，これ以外にも星の数ほどと言ってもいいほど去痰薬は存在する。ジェネリック医薬品が登場してからというもの，呼吸器内科医でさえ去痰薬を覚えるのは百人一首を暗記するよりも厳しい。

ホイホイと処方してしまいがちな去痰薬，どう比較吟味すればいいのだろうか。

■ ムコダイン® ── カルボシステイン キョーリン製薬

　去痰薬といえばムコダインと呼ばれるくらい，国内ではメジャーな薬剤である。これは，発売元の販売促進がうまくいっただけでなく，COPDの臨床試験（PEACE試験）において急性増悪の頻度を減少させたという報告の寄与するところが大きい[1]。ムコダインは分泌細胞正常化薬かつ気道粘液修復薬である。分泌細胞正常化薬は杯細胞から粘液が分泌されるのを抑える。気道粘液修復薬はシアル酸とフコースの構成比を正常化する。2つの作用を1剤でまかなえるというわけだ。筆者の子どももこのシロップ剤にお世話になることがあり，青りんご味を非常に気に入っている。

■ ムコソルバン® ── アンブロキソール 帝人ファーマ

　ムコソルバンは気道粘膜潤滑薬である。これは，肺サーファクタントの分泌を促すことでネバネバした喀痰を排出しやすくする効果がある。ムコソルバンには徐放製剤がある点は覚えておきたい（ムコソルバンL®）。1日1回の内服でいいため，1日3回の内服が億劫な患者さんにはこの徐放製剤がオススメである。ムコソルバンの徐放剤は，夕食後や睡眠前に服用することで早朝の排痰がスムーズになるとされている。

■ ビソルボン® ── ブロムヘキシン ベーリンガー

　ビソルボン®は気道分泌促進薬である。これは分泌物を増やすことで排出しやすくする効果がある。そのため，キレの悪い喀痰に有効である。錠剤は問題ないが，ビソルボン®吸入液はパラベンによって喘息発作が悪化することがあるため，気管支喘息の患者さんには使用してはならない。

■ **スペリア®** ── フドステイン　久光

ムコダインと同様，分泌細胞正常化薬かつ気道粘液修復薬である。比較的新しい薬剤なので，ムコダインほどエビデンスはないが，COPD の患者さんに有効と考えられている[2]。ムコダインとの比較試験がない上，1日3回の内服という共通点もあって，個人的には両薬に差はないと考える。

デギュスタシオン

原疾患の治療と当時に去痰薬を処方することが多いため，効いているのか効いていないのかよくわからないことが多い。また，溢れるほど多量の喀痰を呈する患者さんでは，去痰薬はそのパワーをあまり発揮してくれない。原疾患の治療こそが最優先であり，去痰薬はあくまで補助的なツール・奥の手と考えたほうがよいと筆者は考える。ただ，去痰薬を処方して症状を悪化させるようなことがあってはならない。たとえば，サラサラの喀痰が出ているのにビソルボンを処方すれば，喀痰の量が多くなるだけかもしれない。状況に応じた使い分けは最低限おさえておきたいところである。

COPD 急性増悪を予防したい患者さんで，喀痰症状が強い時はムコダインやスペリアがいいかもしれない。COPD に対する吸入薬だけでなく1日3回の内服も強いるのは酷かもしれないが，アドヒアランスがよさそうな患者さんでは処方しても問題ないだろう。気管支拡張症やびまん性汎細気管支炎の患者さんではサラサラの白い喀痰が大量に出ることがある。ひどいケースでは1日にティッシュ1箱消費するくらいの喀痰を訴える。こういうケースでも，ムコダインやスペリアは薬理学的にはいい適応になるはずである。ただ，去痰薬の薬効が追い付かないため実際には効果が出ないこともしばしば経験する。呼吸器内科の外来で最も多い喀痰症状は「キレが悪い」というものだ。キレが悪いという言葉に医学用語はないのだが，個人的には残尿感ならぬ残痰感と名付けている。この残痰感を解消する上で最も有効と考えられるのは，ビソルボンや

表1 喀痰の性質ごとに用いる去痰薬

喀痰の症状	使用する去痰薬
COPDの喀痰（急性増悪予防）	ムコダイン®，スペリア®
サラサラの喀痰	ムコダイン®，スペリア®
キレの悪い喀痰	ビソルボン®，ムコソルバン®
寝起きに喀痰がからむ	ムコソルバンL®

ムコソルバンである。特に寝起きに喀痰がからむという患者さんでは上述したようにムコソルバンLなどの徐放製剤がよいだろう。

以上をまとめると上記の表1のような使い方が妥当かもしれない。

[**参考文献**]

1) Zheng JP, et al. Effect of carbocisteine on acute exacerbation of chronic obstructive pulmonary disease (PEACE Study): a randomised placebo-controlled study. Lancet 2008; 371 (9629) : 2013-2018.
2) Osoata GO, et al. Peroxynitrite elevation in exhaled breath condensate of COPD and its inhibition by fudosteine. Chest 2009; 135 (6) : 1513-1520.

17 鎮咳剤の比較

Dégustation

福士元春

ポイント

- 急性咳では鎮咳剤の効果は乏しいため，原則として使用しない。
- 特に小児の急性咳については有害事象も多く，鎮咳剤の使用はすすめられない。
- 慢性咳についてはメジコン，コデインともにある程度の効果が認められるが，忍容性の面からメジコンがやや有利である。

イントロダクション

　咳とは，鼻咽頭から終末気管支にかけて分布する粘膜の受容器が物理的，化学的，炎症などの刺激を受けると，三叉神経や迷走神経の求心経路から延髄にある咳中枢を介して起こる一種の防御反射である。

　鎮咳剤，いわゆる中枢性鎮咳剤は，延髄にある咳中枢を抑制し，咳反射を鎮める効果がある。咳反射には異物や分泌物を外界に喀出するという生理的な作用があるため，咳反射の原因となっている刺激は何か，どの部位にあるのか，を見極めることが治療上特に重要である。

17. 鎮咳剤の比較

　咳で受診する患者さんは多く，医療機関の受診理由の中では上位を占める。しかし，咳がつらいからといって，ただ安易に咳を止めればいいという訳ではない。鎮咳剤は究極の対症療法，一種の緩和医療といってもいい。

　気管支喘息や鼻副鼻腔炎，逆流性食道炎など，原因によっては鎮咳剤以外の治療が適していることも多い。鎮咳剤を処方する際には，咳反射を鎮めることが本当に必要なのか，悪影響がないのか，慎重に判断する必要がある。

　中枢性鎮咳剤には非麻薬性，麻薬性のほか，去痰配合剤などが使用されている。各種発売されており，どれを選択するか悩ましいところであるが，エビデンスは乏しいものが多い。今回は，中でも効果や害が比較的よく検討されている3剤について比較してみたい。

■ メジコン® ── デキストロメトルファン臭化水素酸塩水和物製剤　塩野義

　中枢性非麻薬性鎮咳剤の一つである。感冒，急性気管支炎，慢性気管支炎，気管支拡張症，肺炎，肺結核，上気道炎（咽喉頭炎，鼻カタル）に伴う咳嗽や気管支造影術および気管支鏡検査時の咳嗽に適応がある。肝代謝酵素CYP2D6で代謝され，半減期は3.2～3.6時間である。セロトニン症候群を引き起こすため，MAO阻害剤との併用は禁忌である。眠気を催すことがあり，自動車の運転等危険を伴う機械の操作に従事させないように注意する必要がある。

■ コデイン ── コデインリン酸塩水和物など　各社

　中枢性麻薬性鎮咳剤の一つである。錠剤では5mg錠（マイラン製薬），散では1%散（各社）では麻薬処方箋が不要である。鎮痛や下痢にも使用されることがあるが，各種呼吸器疾患における鎮咳・鎮静に適応がある。呼吸抑制の恐れがあるため，気管支喘息や慢性肺疾患の悪化時などの禁忌には十分注意が必要である。主として肝代謝酵素UGT2B7，UGT2B4および一部CYP3A4，CYP2D6で代謝され，半減期は1.2時間である。

モルヒネときわめて類似の化学構造を有し，オピエート受容体に結合するが，その薬理作用はモルヒネよりも弱い．鎮痛作用はモルヒネの約1/6，精神機能抑制作用，催眠作用および呼吸抑制作用は約1/4といわれる．悪心・嘔吐，便秘などの副作用についてはモルヒネの1/4以下といわれる．

連用により薬物依存を生じることがあり，退薬症状には注意が必要である．また，眠気，眩暈（めまい）がみられることがあり，自動車の運転等危険を伴う機械の操作に従事させないよう注意する．授乳中の婦人は内服中には授乳を避ける（乳児モルヒネ中毒の報告あり）．

■ **モルヒネ** ── モルヒネ塩酸塩　　各社

中枢性麻薬性鎮咳剤の一つである．麻薬のため急性咳では使いにくいが，他剤で改善が認められない激しい咳や悪性腫瘍などでは選択肢の一つとなりうる．呼吸抑制の恐れがあるため，気管支喘息や慢性肺疾患の悪化時などの禁忌には十分注意が必要である．肝臓で3位または6位の水酸基がグルクロン酸抱合を受け，モルヒネ-3-グルクロニド（活性なし）またはモルヒネ-6-グルクロニド（活性あり）に代謝され，半減期は2.1時間である．

連用により薬物依存を生じることがあり，退薬症状には注意が必要である．また，眠気，眩暈（めまい）がみられることがあり，自動車の運転等危険を伴う機械の操作に従事させないよう注意する．

デギュスタシオン

▶ **急性咳**

急性上気道炎などによる急性咳に対しては，鎮咳剤の効果は明確なものではない．

2014年のコクラン・システマティックレビュー[1]は市販薬についての検討であるが，コデインやメジコンについてよく検討されている．

成人を対象とした研究では，コデインについては2つのRCTがあり，いずれもプラセボに比べても咳の改善度はほぼ同等であった。メジコンについては，30mgを1回投与した効果をプラセボと比較したRCTが3つある。そのうち1つのRCTは，プラセボに比べて咳症状の改善度はほぼ同等であった。残りの2つのRCTは咳症状の改善度はプラセボに比べてそれぞれ19～36％，12～17％とメジコンの改善度がやや大きかった。

小児を対象とした研究では4つのRCTがある。そのうち1つのRCTはコデイン，メジコン，プラセボを直接比較したものであるが，コデイン，メジコンはプラセボに比べて咳症状の改善はほぼ同等であった[2]。残りの3つのRCTではメジコンが検討されているが，いずれもプラセボとほぼ同等という結果となっている。

有害事象については，小児の1つのRCTでプラセボ5％に対して，メジコンでは34％との報告がある[3]。急性上気道炎に対する市販薬の使用で乳児死亡の報告[4]があり，乳幼児での感冒薬の使用を禁止している国もある。

これらの研究から，急性咳に対しては鎮咳剤の効果はあまり期待できない。小児については有害事象も懸念されるため，鎮咳剤は使用しないほうがよい。成人については，どうしても使うなら，メジコンを選択すべきだろう。

▶ 慢性咳

慢性咳（14歳未満では4週間以上，14歳以上では8週間以上または研究者による定義）に関する2013年のシステマティックレビュー[5]では，観察研究を含む49研究（対象者3,067人）の結果を検討しているが，鎮咳剤は成人では一定の効果が認められている。咳の重症度については，プラセボに比べて，麻薬性鎮咳剤，メジコンを投与するとそれぞれ効果量で0.55（95％信頼区間0.38～0.72），0.37（95％信頼区間0.19～0.56）と鎮咳剤である程度の効果がみられた。また，咳の頻度についてもそれぞれ発生率比で0.57（95％信頼区間0.36～0.91），0.40（95％信頼区間0.18～0.85）と鎮咳剤で少なかった。

しかし，採用されている研究はいずれも小規模で，結果も一貫しているわけではなく注意が必要である。コデインとメジコンの比較では，1研究ではメジコン優勢，1研究では同等，2研究ではコデイン優勢との結果であったが，コデイン優勢となった2研究では標準量コデインと低用量メジコンを比較したものであった。

慢性咳のうち，急性気管支炎によるものについては，コデインやメジコンが咳症状の改善につながるかを検討した質の高い研究はほとんどない[6]。

慢性咳に対するモルヒネの効果についても，検討された研究は少ない。3か月以上改善がみられない慢性咳27例に対して，モルヒネ徐放製剤（5mgを1日2回，保険適用外）とプラセボを比較した2重盲検クロスオーバー試験があり[7]，モルヒネを投与すると咳重症度スコアは改善がみられたとの報告がある。

慢性咳に対する2013年のシステマティックレビュー[5]によると，麻薬性鎮咳剤の忍容性については，コデイン30mgでは39人中2人（5%）が有害事象で薬を中断したとの報告がある。モルヒネは便秘や眠気などが有意に多かったが，中断には至らなかったとの報告がある。

これらの研究から，慢性咳については鎮咳剤に一定の効果が期待できそうである。メジコンは，コデインに比べて若干忍容性の面で有利であり，特に禁忌などがなければ現状ではメジコンを先に選択したい。また，モルヒネについては，悪性腫瘍合併例や他剤で効果がない激しい咳などに限って選択することになるだろう。

[参考文献]

1) Smith SM, Schroeder K, Fahey T. Over-the-counter (OTC) medications for acute cough in children and adults in community settings. Cochrane Database Syst Rev 2014; 11: CD001831.
2) Taylor JA, Novack AH, Almquist JR, et al. Efficacy of cough suppressants in children. J Paediatr 1993; 122: 799–802.
3) Bhattacharya M, Joshi N, Yadav S. To compare the effect of dextromethorphan,

promethazine and placebo on nocturnal cough in children aged 1-12 years with upper respiratory tract infections: a randomized controlled trial. Indian J Pediatr 2012; 80 (11) : 891–895.
4) Centers for Disease Control and Prevention (CDC). Infant deaths associated with cough and cold medications: two states, 2005. MMWR Morb Mortal Wkly Rep. 2007; 56 (1) : 1-4.
5) Yancy WS Jr, McCrory DC, Coeytaux RR, et al. Efficacy and tolerability of treatments for chronic cough: a systematic review and meta-analysis. Chest. 2013; 144 (6) : 1827-1838.
6) Braman SS. Chronic cough due to acute bronchitis: ACCP evidence-based clinical practice guidelines. Chest 2006; 129 (1 Suppl) : 95S-103S.
7) Morice AH, Menon MS, Mulrennan SA, et al. Opiate therapy in chronic cough. Am J Respir Crit Care Med 2007; 175 (4) : 312-315.

18 気管支喘息治療：吸入ステロイド薬, 合剤吸入薬, テオフィリン, ロイコトリエン拮抗薬の比較

Dégustation

倉原　優

ポイント

- 気管支喘息の治療は，吸入ステロイド薬（ICS）の長期使用が重要である。
- 軽症例に安易に合剤吸入薬を使用しないこと。
- ICS に上乗せする効果としては，長時間作用性 β_2 刺激薬（LABA）の効果が高いが，テオフィリンやロイコトリエン拮抗薬とそこまでの差はない。

イントロダクション

　気管支喘息の長期管理薬で最も重要なのは ICS である。COPD のように吸入抗コリン薬（LAMA）か LABA か迷うことはない。ただ，最近は気管支喘息治療において ICS/LABA の合剤が流行りである。世の中，なんでもかんでも合剤なのである。中には，合剤しか処方しないという医師もいる。果たして，合剤治療のトレンドに乗るのが正しいことなのだろうか。昔ながらのテオフィリンやロイコトリエン拮抗薬の位置づけを踏まえながら，私見を述べたい。

吸入ステロイド薬 (Inhaled corticosteroids : ICS)

　執筆時点で使用できる ICS は，オルベスコ®（シクレソニド［帝人］），パルミコート®（ブデソニド［アストラゼネカ］），フルタイド®（フルチカゾン［グラクソ・スミスクライン］），キュバール®（ベクロメタゾン［大日本住友］），アズマネックス®（モメタゾン［MSD］）の5剤である。その使い分けについては143～147ページを参考にしていただきたい。ICS は気管支喘息の治療の根幹をなす薬剤であるため，ごく軽症例を除いて，ICS 抜きに気管支喘息を長期管理することは不可能と考えていいだろう。

合剤吸入薬

　気管支喘息に対しては，合剤吸入薬とは ICS/LABA のことを意味する。COPD のように LAMA/LABA を用いることはない。合剤吸入薬は，アドエア®（フルチカゾン/サルメテロール［グラクソ・スミスクライン］），シムビコート®（ブデソニド/ホルモテロール［アストラゼネカ］），フルティフォーム®（フルチカゾン/ホルモテロール［キョーリン］），レルベア®（フルチカゾン/ビランテロール［グラクソ・スミスクライン］）の4剤ある。それぞれの効果に差はないと考えていいが，製剤の特徴は微妙に異なる。

　ICS と ICS/LABA をまとめた表1を以下に提示する。ここまで増えてしまうと，呼吸器内科医でも覚えるのが大変だ。

テオフィリン

　テオフィリンはコーヒーから発見された薬物である。コーヒーが気管支喘息の緩和に効果があることは1800年代にサルター医師が自書に記載している[1]。テオフィリンは，ロイコトリエン拮抗薬とならんで気管支喘息の長期管

表1 吸入ステロイド薬（ICS）と吸入ステロイド薬／長時間作用性β_2刺激薬（ICS／LABA）

一般名	商品名	用法用量	剤形
吸入ステロイド薬（ICS）			
シクレソニド	オルベスコ50μg インヘラー112吸入用	1回100〜400μg 1日1回（最大：1回 400μg 1日2回）	pMDI
	オルベスコ100μg インヘラー56吸入用		
	オルベスコ100μg インヘラー112吸入用		
	オルベスコ200μg インヘラー56吸入用		
ブデソニド	パルミコート100 タービュヘイラー112吸入用	1回100〜400μg 1日2回	DPI
	パルミコート200 タービュヘイラー56吸入用		
	パルミコート200 タービュヘイラー112吸入用		
フルチカゾンプロピオン酸エステル	フルタイド50ディスカス フルタイド100ディスカス フルタイド200ディスカス	1回100〜400μg 1日2回	DPI
	フルタイド50ロタディスク フルタイド100ロタディスク フルタイド200ロタディスク		
	フルタイド50μg エアゾール120吸入用		pMDI
	フルタイド100μg エアゾール60吸入用		
ベクロメタゾンプロピオン酸エステル	キュバール50エアゾール キュバール100エアゾール	1回100〜400μg 1日2回	pMDI
モメタゾンフランカルボン酸エステル	アズマネックスツイストヘラー 100μg60吸入 アズマネックスツイストヘラー 200μg60吸入	1回100〜400μg 1日2回	DPI

一般名	商品名	用法用量	剤形
吸入ステロイド薬/長時間作用性 β_2 刺激薬（ICS/LABA）			
フルチカゾンプロピオン酸エステル/サルメテロールキシナホ酸塩	アドエア 100 ディスカス（28，60） アドエア 250 ディスカス（28，60） アドエア 500 ディスカス（28，60）	1回1吸入 1日2回	DPI
	アドエア 50 エアゾール アドエア 125 エアゾール アドエア 250 エアゾール	1回2吸入 1日2回	pMDI
ブデソニド/ホルモテロールフマル酸塩	シムビコートタービュヘイラー 30吸入 シムビコートタービュヘイラー 60吸入	1回1吸入 1日2回あるいは発作時（SMART療法）	DPI
フルチカゾンプロピオン酸/ホルモテロールフマル酸塩	フルティフォーム 50 エアゾール 56吸入用，120吸入用 フルティフォーム 125 エアゾール 56吸入用，120吸入用	1回2～4吸入 1日2回	pMDI
フルチカゾンフランカルボン酸エステル/ビランテロールトリフェニル酢酸塩	レルベア 100 エリプタ（14，30） レルベア 200 エリプタ（14，30）	1回1吸入 1日1回	DPI

理薬に用いられることが多いが，ICS や LABA ほどのパワーはないため，補助的に使用されているのが現状だ．

ロイコトリエン拮抗薬

　ロイコトリエン拮抗薬は，システイニルロイコトリエン1受容体に結合するペプチドロイコトリエンの作用を阻害し，気道の粘膜浮腫を軽減させるはたらきがある．シングレア®（モンテルカスト［MSD］），キプレス®（モンテルカ

スト［キョーリン］），オノン®（プランルカスト［小野］），アコレート®（ザフィルルカスト［アストラゼネカ］）があるが，前者2つの処方頻度が圧倒的に多い．

デギュスタシオン

　気管支喘息の長期管理においてICSが最も有効であることは，これまで実施された数えきれないくらい多くの臨床試験が実証している．さて，LABA，テオフィリン，ロイコトリエン拮抗薬の位置付けはどうだろうか．
　結論から書くと，効果だけをみた場合「LABA≧ロイコトリエン拮抗薬≒テオフィリン」と考えられる．LABAがやや勝っているが，そこまで大きな差はないだろう．
　まずは，補助的に使用されているテオフィリンとロイコトリエン拮抗薬を比べてみたい．ICSを使用していないケースで比較検討した試験では，ロイコトリエン拮抗薬よりもテオフィリンの方がわずかに効果は高いとされている[2]．しかし，小児にいたってはロイコトリエン拮抗薬の方が有効とする報告もある[3]．8試験のメタアナリシスでは，ICSの上乗せ効果としてはロイコトリエン拮抗薬の方に軍配を挙げている[4]．そして，副作用はテオフィリンの方がはるかに多い．何より，高齢者や肥満の人では血中濃度が高くなることが多いため，血中濃度を測定しなければならない．副作用や手間を考えれば，ロイコトリエン拮抗薬の方が使いやすいというのは事実だ．そのため，総合判断で両者イーブンないしはややロイコトリエン拮抗薬優位というのが筆者の結論である．もちろん，アレルギー性の場合にはロイコトリエン拮抗薬の方が効果は高いだろうし，一概に比較はできないのだが．
　ではLABAについてはどうだろうか．ICSにLABAを上乗せした場合と，ロイコトリン拮抗薬を上乗せした場合を比較したレビューがあるが，これによればICSに上乗せをするならLABAの方が喘息発作を軽減する効果が高いと

されている[5]。ただ，統計学的には微差である。

現在の日本のガイドライン[6]では，ステップ1のような軽症例にはLABAは推奨されていない。内服補助薬としてテオフィリンとロイコトリエン拮抗薬を使うべしと記載されている。そのため，軽症例に合剤吸入薬を処方することはないのだ。ステップ2以降の症例についてはLABA，テオフィリン，ロイコトリエン拮抗薬に優劣はつけていないため，おそらくどれを使用しても問題ないと思われる。

[**参考文献**]

1) Sakula A. Henry Hyde Salter (1823-71): a biographical sketch. Thorax 1985; 40 (12): 887–888.
2) American Lung Association Asthma Clinical Research Centers.Clinical trial of low-dose t heophylline and montelukast in patients with poorly controlled asthma. Am J Respir Crit Care Med 2007; 175 (3): 235-242.
3) Kondo N, et al. A randomized open-label comparative study of montelukast versus theophylline added to inhaled corticosteroid in asthmatic children. Allergol Int 2006; 55 (3): 287-293.
4) Chen X, et al. Addition to inhaled corticosteroids of leukotriene receptor antagonists versus theophylline for symptomatic asthma: a meta-analysis. J Thorac Dis 2015; 7 (4): 644-652.
5) Chauhan BF, et al. Addition to inhaled corticosteroids of long-acting beta2-agonists versus anti-leukotrienes for chronic asthma. Cochrane Database Syst Rev. 2014; 1: CD003137.
6) 一般社団法人日本アレルギー学会　喘息ガイドライン専門部会監修．喘息予防・管理ガイドライン2015. 2015.

19 オルベスコとパルミコートとフルタイドとキュバールとアズマネックスの比較

倉原 優

ポイント

- 気管支喘息治療では，安易に合剤吸入薬を選ばない。
- 最もアドヒアランスが維持できる吸入ステロイド薬（ICS）は，1日1回吸入のオルベスコ®である。
- ICS は，結局のところ患者さんの好みや使い勝手で選ぶのがよい。

イントロダクション

「吸入薬が多すぎて覚えられません」という研修医は多い。斯くいう指導医ですら「何を隠そう，私もだ」と言いたいのをグッとこらえているかもしれない。ベテランドクターの中には，ICS なんて1つだけ使い方を覚えておけばいいという人もいるが，今の時代はそういうワケにはいかない。製剤ごとに吸入法や特徴が異なる上，昔ながらのパターナリスティックな医療は通用せず，オーダーメイド治療が求められているからだ。街のショップのように，と書くと語弊があるかもしれないが，「あなた様にはこの ICS がオススメです」と外来で患者さんと相談しながら決定することが多い。

ICSは執筆時点で5種類あるため，まずそれらを表1に提示する（合剤は割愛）。筆者の勤務する病院はすべて採用しているが，施設によっては一部のICSしか採用していないこともあるだろう。自身の施設でどのICSが処方できるか，チェックしておくことをオススメする。

■ オルベスコ® ── シクレソニド ［帝人ファーマ］

1日1回の吸入で喘息コントロールができる，唯一のICS。ただし，ステップ3以上で1日800μgの吸入を要する場合は，400μgを1日2回吸入しなければならないため重症例に限っては他のICSと変わらない。オルベスコの剤形は一般的なpMDI（加圧式定量噴霧式吸入器）である。オルベスコ専用スペーサーを用いて吸入すると効果的である。小児喘息の販売促進が活発であり，小児科での処方も多い。

■ パルミコート® ── ブデソニド ［アストラゼネカ］

タービュヘイラーという少し手技が難しい吸入器を用いるため，高齢者には難しいかもしれない。パルミコートはFDAにおいて妊婦に対して最も安全なICSとされており（胎児危険度分類B），妊娠喘息の第一選択薬と考えてよい[1]。個人的にはどのICSでも安全だとは思うが，何かあったら困るので妊婦にはパルミコートを処方している医師は多いはずだ。

■ フルタイド® ── フルチカゾン ［グラクソ・スミスクライン］

ディスク状のディスカスというドライパウダー吸入器（DPI）と，一般的なpMDIの2種類がある。エリプタ製剤を発売しているグラクソ・スミスクラインの製品だが，将来的にエリプタを主力に切り替える可能性があるかもしれない。最もスタンダードなICSであり，筆者は現在もよく使用している。

表1 吸入ステロイド薬（ICS）

一般名	商品名	用法用量	剤形
シクレソニド	オルベスコ 50μg インヘラー 112 吸入用	1回 100～400μg 1日1回（最大：1回 400μg 1日2回）	pMDI
	オルベスコ 100μg インヘラー 56 吸入用		
	オルベスコ 100μg インヘラー 112 吸入用		
	オルベスコ 200μg インヘラー 56 吸入用		
ブデソニド	パルミコート 100 タービュヘイラー 112 吸入用	1回 100～400μg 1日2回	DPI
	パルミコート 200 タービュヘイラー 56 吸入用		
	パルミコート 200 タービュヘイラー 112 吸入用		
フルチカゾンプロピオン酸エステル	フルタイド 50 ディスカス フルタイド 100 ディスカス フルタイド 200 ディスカス	1回 100～400μg 1日2回	DPI
	フルタイド 50 ロタディスク フルタイド 100 ロタディスク フルタイド 200 ロタディスク		
	フルタイド 50μg エアゾール 120 吸入用		pMDI
	フルタイド 100μg エアゾール 60 吸入用		
ベクロメタゾンプロピオン酸エステル	キュバール 50 エアゾール キュバール 100 エアゾール	1回 100～400μg 1日2回	pMDI
モメタゾンフランカルボン酸エステル	アズマネックスツイストヘラー 100μg 60 吸入 アズマネックスツイストヘラー 200μg 60 吸入	1回 100～400μg 1日2回	DPI

■ **キュバール®** ── ベクロメタゾン 大日本住友

際立った特徴はないが，フルタイドがDPIのスタンダードとすれば，キュバールはpMDIのスタンダードと考えてよい．古くからエビデンスが蓄積されている薬剤である．しかし，pMDIを選択するならば吸入回数の少ないオルベスコのほうが好まれるかもしれない．

■ **アズマネックス®** ── モメタゾン MSD

タービュヘイラーと見た目が似ているが，アズマネックスが採用しているツイストヘラーという吸入器は，キャップ開閉操作のみで1回吸入量が装填されるため使用方法が簡便である．ただし，カバーをいったん閉じないと次の吸入薬が充填されないため，カバーの開閉の原理が理解できない患者さんには処方しにくい．

デギュスタシオン

軽症例であっても，ICSと長時間作用性 β_2 刺激薬（LABA）の合剤が処方されるケースが増えた．ステップ3以上であれば筆者も処方することがあるが，最近はステップ1でも合剤が導入されていることがある．オーバートリートメントがダメだというエビデンスはないが，漫然と合剤を処方し続けるのではなく，将来のステップダウンをめざして合剤を使用すべきだと思う．

さて，気管支喘息に対するICSのうちどれがベストかという命題に答えはない．しかしそれだと「デギュスタシオン」の意味がなくなるため，もう少し突っ込んで考えてみよう．

まず，カウンターがついておらず吸入残数が確認できない製剤がある．それは，フルタイドエアゾール，キュバール，オルベスコである．間接的な残数確認キットはあるが，カウンターがついていないので実質残りの吸入回数は不明である．そのため，いつ吸入が終わるのかを患者さんが理解できなければこれ

らを処方することはできない。フルタイドエアゾールにいたっては薬効成分がない状態でも数十回噴射できるので，スッカラカンの空気を吸入しているだけという事態が起こりえる。

　pMDIかDPIか，という点も非常に大きな分岐点になる。どちらもそれなりに吸入は難しいので，高齢者の患者さんでは双方の練習キット（製薬会社が配布している）を試してもらうのも手だ。pMDIではタイミングを合わせる反射神経が必要だし，DPIでは吸気流速が必要である。

　では，想定される患者さんごとにみてみよう。呼吸器内科にやってくる気管支喘息の典型は，アレルギーを有する若い患者さんである。小児喘息の既往があったり，アトピー素因があったり，問診でそうだとわかることが多い。若い患者さんの場合，ICSの使い方は多少複雑でも理解できる。そのため，上述したICSのうちどれであっても一定のアドヒアランスは期待できよう。1日1回にこだわるのであれば，オルベスコになる。ちなみにオルベスコは他の薬剤よりその効果が秀でているワケではなく[2]，ICSはどれもが五十歩百歩であることを付け加えておく。

　次に妊婦の場合。妊娠喘息に対しては，現時点ではパルミコート一択である。「赤ちゃんにステロイドはコワイからICSなんて吸わない！」という患者さんがいるが，赤ちゃんのために吸ってくださいと筆者は強く患者さんに指導する。過去に，胎児が死亡した喘息重積発作の妊婦をみたことがあるからだ。ちなみに最も気管支喘息が悪くなりやすいのは妊娠24〜36週以降とされている[3]。

　高齢者の場合，**そもそも気管支喘息なのかどうか怪しいことがある**ので，呼吸機能検査で気道可逆性を確認してからICSを処方するようにしたい。COPDと気管支喘息が混同して診断されているケースは結構多い。また，近年は両者の合併がACOS（asthma-COPD overlap syndrome）という疾患概念として提唱されている[4]。非専門医にとってはややこしいことこの上ないが，ACOSに対してもICSは有効である。高齢者の場合，吸気流速や吸入技術が不足して

おりDPIをうまく吸入することができない。また，吸入のタイミングもうまく合わせることができないためpMDIをうまく吸入することができない。できない尽くしじゃないかと言われると確かにそうなのだが，こういう時にはスペーサーを使ってpMDIの吸入をおすすめしている。アドヒアランスの維持のためには1日1回のオルベスコがベストだと考えているので，オルベスコ＋オルベスコ専用スペーサーという組み合わせが一番いいかもしれない。ただ，上述したようにオルベスコにはカウンターがない。また，スペーサーなど用いずにコンパクトに管理したいという患者さんもいると思う。そのため，それぞれの製剤の一長一短を患者さんと話し合いながら，ICSを決める作業が必要になるのだ。筆者は患者さんとそういう相談をしている時が一番楽しい。

[**参考文献**]

1) Källén B, et al. Congenital malformations after the use of inhaled budesonide in early pregnancy. Obstet Gynecol 1999; 93 (3) : 392-395.
2) Kramer S, et al. Ciclesonide versus other inhaled corticosteroids for chronic asthma in children. Cochrane Database Syst Rev 2013; 2: CD010352.
3) Schatz M, et al. The course of asthma during pregnancy, post partum, and with successive pregnancies: a prospective analysis. J Allergy Clin Immunol 1988; 81 (3) : 509-517.
4) Global Initiative for Asthma. Diagnosis of diseases of chronic airflow limitation: asthma, COPD and asthma-COPD overlap syndrome (ACOS).
（http://www. ginasthma. org）

20 COPD治療：吸入抗コリン薬，吸入長時間作用性 β_2 刺激薬，合剤吸入薬，テオフィリンの比較

倉原　優

ポイント

- COPDの薬物治療は禁煙ありきである。
- 吸入治療の主役は吸入抗コリン薬であり，いきなり合剤を使用する必要性はない。
- COPDの吸入薬の中で最も使いやすいのは，カプセル充填作業が不要な1日1回の吸入で済むエンクラッセ®やアノーロ®である。
- 手技的に吸入が難しい場合は，吸入薬はあきらめて貼付剤やテオフィリンでコントロールを試みる。
- テオフィリンは高齢者の場合，血中濃度を定期的に測定する。

イントロダクション

　COPDの治療の目的は，元気に長生きすることである。そう言ってしまえばどの疾患も同じになってしまうのだが，細かく書くならば，1）呼吸機能の低下を防ぐこと，2）COPD急性増悪を防ぐこと，3）呼吸器症状を緩和すること，の3点に集約される。

筆者が研修医の頃は，COPDといえば胸にシール〔ホクナリンテープ®（ツロブテロール）〕を貼り付けて，テオフィリンやムコダイン®（カルボシステイン）を内服し，酸素カニューレを鼻に通している，というイメージだった。こんなことを書いていいのかわからないが，昔は吸入薬というのは現在ほど主役ではなかった。エビデンス上は主役として表舞台で活躍すべき存在だったのが，どういうわけかアドヒアランス不良ということで高齢者の治療で舞台袖に追いやられ，脇役に甘んじていたのだ。しかし，現在は吸入薬戦国時代。COPDの治療は吸入薬抜きでは語れなくなった。

 さて，COPDの長期管理薬として使用する薬剤を比較検討してみたい。

吸入抗コリン薬（long-acting muscarinic antagonist：LAMA）

 「長時間」と冠していないのにLongと呼ぶのは，慣例である。というのも，短時間作用性抗コリン薬（SAMA）のテルシガン®（オキシトロピウム）やアトロベント®（イプラトロピウム）はCOPDの長期管理薬としてLAMAほどのインパクトがないためだ。さらにSAMAは吸入回数が多いため，アドヒアランスの維持が極めて難しい。そのため，執筆時点で吸入抗コリン薬と呼

表1　COPDに用いられる吸入抗コリン薬（LAMA）

一般名	商品名	用法用量	剤形
グリコピロニウム臭化物	シーブリ吸入用カプセル50μg	1カプセル1日1回	DPI
チオトロピウム臭化物水和物	スピリーバ吸入用カプセル18μg	1カプセル1日1回	DPI
	スピリーバ2.5μg レスピマット60吸入	2吸入1日1回	ソフトミスト
ウメクリジニウム臭化物	エンクラッセ62.5μg エリプタ7吸入用，30吸入用	1吸入1日1回	DPI
アクリジニウム臭化物	エクリラ400μg ジェヌエア30吸入用，60吸入用	1吸入1日2回	DPI

ばれるものは，LAMA のスピリーバ®ハンディヘラー・レスピマット（チオトロピウム），シーブリ®（グリコピロニウム），エンクラッセ®（ウメクリジニウム），エクリラ®（アクリジニウム）の 4 剤である（表 1）。合剤まで広げると，ウルティブロ®（グリコピロニウム/インダカテロール），アノーロ®（ウメクリジニウム/ビランテロール），スピオルト®（チオトロピウム/オロダテロール）の 3 剤が加わる（後述）。

スピリーバが登場した時，COPD 業界（と呼んでいいものか）は激震した。UPLIFT 試験[1]によって，COPD 患者の長期にわたる呼吸機能低下の抑制，QOL の改善，死亡率の低下という結果が報告されたためである。たかだか吸入薬が死亡率を改善することができることに，誰しもが驚いた。

スピリーバに関して最近トピックになったことといえば，レスピマット製剤の心血管系イベントのリスクが挙げられる。TIOSPIR 試験[2]によって「安全だ」と結論付けられているものの，議論はいまだ続いている（☞154 ページ参照）。

吸入長時間作用性 β_2 刺激薬（long-acting beta-adrenoceptor agonist：LABA）

すべての呼吸器内科医は LABA を単剤で使用することは好まない。これは 2010 年に FDA が LABA の単独使用が喘息発作を悪化させる可能性を警告し

表 2 COPDに用いられる吸入長時間作用性 β_2 刺激薬（LABA）（合剤は除く）

一般名	商品名	用法用量	剤形
サルメテロールキシナホ酸塩	セレベント 25 ロタディスク セレベント 50 ロタディスク	1 吸入（50μg） 1 日 2 回	DPI
	セレベント 50 ディスカス		DPI
インダカテロールマレイン酸塩	オンブレス吸入用カプセル 150μg	1 カプセル（150μg） 1 日 1 回	DPI
ホルモテロールフマル酸塩水和物	オーキシス 9μg タービュヘイラー	1 吸入（9μg） 1 日 2 回	DPI

たことが原因である。厳密には COPD 患者に対して単独使用が NG というワケではない。ただ，ガイドラインで LAMA と LABA の位置付けは同等とされているため，じゃあどちらか選びましょうと問われれば前者を選んでしまうのは仕方がないことかもしれない。LABA には，セレベント®（サルメテロール），オンブレス®（インダカテロール），オーキシス®（ホルモテロール）の3剤がある。吸入製剤ではないが，上述したホクナリンテープという貼付剤もある。1日1枚貼るだけでよいので，吸入薬よりは人気がある。

合剤吸入薬

　COPD で使用される合剤吸入薬は，LAMA/LABA の合剤か，吸入ステロイド薬（ICS）/LABA の合剤の2パターンしかない。「しかない」と言いつつも，呼吸器内科医ですら把握できないほどその組み合わせは多彩だ。重要なのは，ICS/LABA を COPD 治療で使用することは多くないということである。私見だが，COPD に対する吸入薬の効果は「LAMA ≧ LABA ＞ ICS」という順序と考えてよい。そのため，LAMA を使わずして ICS/LABA を処方するという選択肢は個人的にはほとんどない（抗コリン薬が禁忌の患者ではありうる）。そのため，ここでは基本的に合剤＝ LAMA/LABA として扱う（表3）。

表3　COPD に用いられる吸入合剤

一般名	商品名	用法用量	剤形
グリコピロニウム臭化物／インダカテロールマレイン酸塩	ウルティブロ	1カプセル1日1回	DPI
ウメクリジニウム臭化物／ビランテロールトリフェニル酢酸塩	アノーロ	1吸入1日1回	DPI
チオトロピウム臭化物／オロダテロール塩酸塩	スピオルト	2吸入1日1回	ソフトミスト

テオフィリン

慢性呼吸器疾患といえばテオフィリン，という使い方をしている医師も少なくないが，テオフィリンは基本的に気管支喘息やCOPDにしか使うことはない。個人的にはそのほとんどが気管支喘息であり，COPDの場合，吸入薬の使用が難しい患者でこの薬剤が活躍する。ヒストン脱アセチル化酵素活性が上昇してICSの作用を増強させるというシナジー効果のような側面もある[3]ものの，臨床ではそこまでの実感はない。

デギュスタシオン

COPDの長期管理において，よく忘れがちなのが禁煙指導である。いくら吸っていないと言っても，隠れてたばこを吸っている患者もおり，**禁煙ができなければ話にならない**。そのためCOPDの治療は，1に禁煙，2に禁煙であることを忘れてはならない。

薬剤を1つ選ぶとすればLAMAだろう。その中で最もエビデンスが多いのはスピリーバであるが，吸入器の構造や使いやすさを考えるとハンディヘラーの方が個人的には好みだ。カプセルを充填する作業が煩わしい場合にはレスピマットを使うこともあるが，操作が特殊だと思う。シーブリはブリーズヘラーというシンプルな吸入器を使っているが，ハンディヘラーと大差はない。カプセル充填が不要で，なおかつ1日1回の吸入で済むというエンクラッセの強みは大きい。すでにアノーロによってウメクリジニウムの実績があるため，2015年10月からエンクラッセの長期処方が可能になっている。今後エンクラッセがCOPDにおいてどこまで活躍できるか見ものだ。また，新しい吸入デバイスのジェヌエアを有するエクリラの操作性はすばらしく良く，吸入してくれる患者さんも増えるかもしれない。それほど，吸入薬においてアドヒアランスというのは重要なファクターなのだ。

COPDの長期管理薬として，最初から合剤の吸入薬を選ぶことは，まずない。一刻を争う急性疾患ではないのだから，単剤でコントロールできるかどうか見極めてからでも遅くはないだろう。ただし，LAMAでコントロールがいまいちだなと思った時（QOL，ADL，呼吸機能検査から総合判断），LABAを追加する。それぞれを単剤処方してもいいし，合剤でもいい。ただ，これまでの吸入器と使い勝手が異なるとやっかいなので，合剤の処方まで見越して治療を開始するのであれば，シーブリ→ウルティブロ，エンクラッセ→アノーロ，スピリーバレスピマット→スピオルトレスピマットの流れがベストだろう（同一吸入器のため）。

　吸入薬の使用がそもそも難しい患者の場合，ホクナリンテープの貼付やテオフィリンの内服が妥当かもしれない。そこまでしてCOPDをコントロールしなければならないのかと問われると答えに困るのだが，少なくとも急性増悪で致命的になるリスクをある程度減ずることができるのは確かだ。注意していただきたいのは，テオフィリンは，肥満，高齢者，マクロライド使用者において予想よりもグンと血中濃度を上昇させてしてしまうことがある。そのため，血中濃度の測定は定期的に行うべきである。テオフィリンの血中濃度は$8 \sim 12$ $\mu g/ml$ あたりにコントロールすることが望ましい。

　筆者がCOPDの治療で心がけているのは，吸入薬＋貼付剤＋内服と剤形が多くなって患者を混乱させないことである。長い付き合いになることは間違いないので，できるだけシンプルかつアドヒアランスの維持が可能な処方をめざすべきであろう。

[参考文献]

1) Tashkin DP, et al. A 4-year trial of tiotropium in chronic obstructive pulmonary disease. N Engl J Med 2008; 359 (15) : 1543-1554.
2) Wise RA, et al. Tiotropium Respimat inhaler and the risk of death in COPD. N Engl J Med 2013; 369 (16) : 1491-1501.
3) Ford PA, et al.Treatment effects of low-dose theophylline combined with an inhaled corticosteroid in COPD. Chest 2010; 137 (6) : 1338-1344.

Dégustation

21 スピリーバレスピマットと スピリーバカプセルの 死亡リスクの比較

青島周一

> **ポイント**

- 慢性閉塞性肺疾患に対して，レスピマット製剤とカプセル製剤の呼吸機能改善効果はほぼ同等である。
- レスピマット製剤はプラセボやカプセル製剤に比べて死亡リスクが高いことが示唆されている。
- 大規模非劣性試験ではレスピマット製剤はカプセル製剤に比べて安全性が劣るものではないと結論されている。
- レスピマット製剤の死亡リスクは心血管疾患を有する患者さんで高い可能性がある。
- カプセル製剤では呼吸機能改善のみならず，死亡リスクの減少傾向が示唆されている。
- デバイス操作の問題もあるが，現時点でカプセル製剤よりもレスピマット製剤を積極的に使用するケースは限定的と思われる。

イントロダクション

　2004年，COPD（chronic obstructive pulmonary disease：慢性閉塞性肺疾患）の長期管理のための治療薬として，わが国において最初に上市されたのがスピリーバ®吸入用カプセル18μgである。スピリーバ（チオトロピウム）は長時間持続型の選択的ムスカリン受容体拮抗薬であり，ムスカリン受容体のサブタイプであるM1～M5受容体にほぼ同程度の親和性を示すと言われ，気道においては気道平滑筋のM3受容体に対するアセチルコリンの結合を阻害して気管支収縮抑制作用を発現し，気流閉塞を改善する[1]。

　スピリーバはその剤形により2種類の薬剤が存在する。スピリーバ吸入用カプセルは，ハンディヘラー®という専用の吸入器具を用いてカプセルに針で穴をあけ，カプセル内の粉末状薬剤を吸気により吸入する薬剤である。また，2010年に発売されたスピリーバ®レスピマット®は，薬剤カートリッジをレスピマット®というデバイスに装着する。レスピマットにより，装填された薬剤はミスト状に噴霧され，そのミストを吸気で吸入する。この レスピマットという吸入デバイスによって有効成分チオトロピウムを効率よく肺へ到達させることができるために，カプセル製剤の18μgの約1/4の投与量（5μg）で呼吸機能改善効果は臨床的に同等と言われている[2,3]。

　なおスピリーバレスピマットは2014年11月に気管支喘息への適応を取得したが，本章ではCOPD患者さんに対するスピリーバ吸入用カプセル，およびスピリーバレスピマットの有害事象，とりわけ死亡リスクに関して考察する。

■ スピリーバ®吸入用カプセル18μg （チオトロピウムカプセル18μg/ハンディヘラー） ベーリンガーインゲルハイム

　通常，成人には1回1カプセル（チオトロピウムとして18μg）を1日1回，ハンディヘラーを用いて吸入する。内服しても消化管における吸収率がきわめて低いために，呼吸機能改善に対する効果は期待できない。海外での健常

者12例に対して検討された．経口投与時のバイオアベイラビリティは2.6%[1])と報告されており，内服による有害事象の発症リスクはきわめて低いものと考えられるが，一般的な内服用カプセルと外観が酷似しており，長期にわたり漫然と内服されるケースも想定できなくはない．その際は抗コリン作動性の徴候および症状が発現する可能性があるため，内服しないよう十分な注意喚起が必要である．

なお心房細動を有する高齢患者さんが，1回に90μg（5カプセル）の過量吸入をしたことで，それに関連すると疑われる難治性頻脈を起こした事例が報告されている[4])．

吸入後の残ったカプセルには，わずかに薬剤が付着していることがある．吸入後にカプセルを廃棄する際，カプセルに残存した薬剤が手に触れ，その手で目をこするなどして，薬剤が目に入ると眼圧上昇などのリスクが高まると想定される．吸入後にカプセルを廃棄する際には，手に触れないよう，カプセル充填部の穴を下にして，ハンディヘラーから直接，カプセルを廃棄する．また保管に関して，温度25℃を超えるところに保存しないこととされており，夏場の空調の効いていない室内や，屋外では保管に注意する必要がある．

■スピリーバ®2.5μgレスピマット60吸入（チオトロピウム2.5μg/レスピマット） ベーリンガーインゲルハイム

通常，成人には1回2吸入（チオトロピウムとして5μg）を1日1回吸入投与する．スピリーバレスピマットは薬剤がミスト状に噴霧されるため，誤って顔に向けてデバイスを作動させるとミストが眼に入る恐れがあり，眼圧の急上昇等に注意が必要である．カプセル製剤と異なり，保管に関しては温度管理の制約はない．なお，特に高齢者の新規使用において，薬剤カートリッジの装填はハンディヘラーにカプセルを装填する場合と比べて，その操作に慣れるまでやや難しい印象がある．

デギュスタシオン

　安全性に関して通常用量において，添付文書上では両薬剤に決定的な違いはみられない。しかしながら，スピリーバレスピマットとプラセボを比較して死亡リスクを検討したメタ分析によると，スピリーバレスピマットで死亡リスク上昇が示唆された[5]。

　この報告はCOPD患者さんで，スピリーバレスピマットを少なくとも30日以上使用した人を対象とした5つの2重盲検ランダム化比較試験のメタ分析である。解析の元論文は2名のレビューアーが独立して評価するなどの配慮が行われており，また研究間の結果のばらつき，すなわち異質性も低い。主要評価項目である死亡はレスピマット使用群で有意に増加した（表1）。さらに，このリスク増加は用量が増加するほどより高い関連が示唆された。

　わが国承認用量である5μgでも有意な上昇を認めたという衝撃的な結果が示されており，死亡というアウトカムの重大性は決して軽視できるのものではない。1年間の治療において5μgであっても死亡に対するNNH（number needed to harm；有害必要数）は124人［95％信頼区間52〜5,682人］と計

表1　プラセボと比較したスピリーバレスピマットの死亡リスク

評価項目	チオトロピウムレスピマット	プラセボ	リスク比［95％信頼区間］
総死亡	90人/3,686人	47人/2,836人	1.52［1.06〜2.16］

［薬剤用量別の死亡リスク］			
薬剤用量	チオトロピウムレスピマット	プラセボ	リスク比［95％信頼区間］
チオトロピウム5μg	69人/2,839人	47人/2,836人	1.46［1.01〜2.10］
チオトロピウム10μg	21人/847人	9人/834人	2.15［1.03〜4.51］

（文献5より作成）

算されている。

　プラセボとの比較で死亡リスク上昇が示唆されたスピリーバレスピマットであるが、スピリーバカプセルとの比較においても、死亡リスク上昇が示唆されている。比較対象に長期間作動型β_2刺激薬などの薬剤も含めて死亡リスクを検討した42のランダム化比較試験（解析対象52,516人）のメタ分析[6]によれば、スピリーバレスピマットはプラセボ、スピリーバカプセル、長期間作動型β_2刺激薬（LABA）、長期間作用型β_2刺激薬と吸入ステロイド併用（LABA + ICS）のいずれの比較においても死亡リスク上昇が示唆された（表2）。

表2　他の治療薬に対するスピリーバレスピマットの死亡リスク

比較対照治療	オッズ比［95%信頼区間］
プラセボ	1.51［1.06〜2.19］
スピリーバカプセル	1.65［1.13〜2.43］
LABA	1.63［1.10〜2.44］
LABA + ICS	1.90［1.28〜2.86］

（文献6より作成）

　そもそも臨床試験は比較的健常な人を対象に行われるため、死亡というアウトカムはランダム化比較試験1つで明確に示されるほど発症頻度が高くない。したがってこのようにメタ分析あるいは観察研究において初めて、そのリスクが浮き彫りとなることもある。

　観察研究でもスピリーバレスピマット、スピリーバカプセルの比較検討が報告されている[7]。この研究はオランダにおけるプライマリケア情報データベースから少なくとも1年以上フォローアップした40歳以上の参加者11,278人を対象に、処方データに基づき、スピリーバレスピマットの使用とスピリーバカプセルの使用を比較し死亡リスクを検討した。その結果、死亡リスクはスピリーバレスピマットで有意に高く、サブグループ解析では特に心血管疾患を有

表3 スピリーバカプセルに対するスピリーバレスピマットの死亡リスク

アウトカム		調整ハザード比 [95%信頼区間]
総死亡	全体	1.27 [1.03〜1.57]
	心血管疾患のない患者さん	1.02 [0.61〜1.71]
	心血管疾患のある患者さん	**1.36 [1.07〜1.73]**
脳血管死亡/心血管死亡		1.56 [1.08〜2.25]

(文献7より作成)

する患者さんにおいて有意な上昇が示された(表3)。

　このようにスピリーバではレスピマット製剤がカプセル製剤に比べて死亡リスク,特に心血管ハイリスク者に対するリスク増加が示唆され,前向きランダム化比較試験による安全性検討が待たれていた。

　COPD患者さんを対象にスピリーバレスピマットとスピリーバカプセルを比較し,死亡リスクを検討したランダム化比較試験(TIOSPIR)は2013年に報告された[8]。

　この研究は40歳以上の慢性閉塞性肺疾患を有する17,315人(平均65歳,男性71.5%,現在喫煙者38.1%)に対して,スピリーバレスピマット2.5μg,スピリーバレスピマット5μg,スピリーバカプセル18μgの3群を比較した,2重盲検ランダム化比較試験である。評価項目は,安全性検討で総死亡(非劣性検討:事前に定義された非劣性マージンは95%信頼区間上限1.25),有効性検討でCOPD増悪初発(優越性検討)と設定された。なお研究の追跡期間は平均2.3年であった。

　必要症例数は16,800人と計算され,本研究ではサンプルサイズを満たしており,また総死亡の解析は,治療を受けていない患者さんも含めて解析する通常のITT解析ではなく,部分修正したITT解析(modified Intention-to-Treat)で行われている。有害事象に対する非劣性検討において,妥当性は決

して低いものではない印象だが，6か月以内に心筋梗塞を発症した患者さんや12か月以内の心不全による入院あるいは，12か月以内において新規治療を要する不安定な不整脈患者さん，もしくは生命を脅かすような不整脈患者さんを除外している．安定した冠動脈疾患は研究対象に含まれていたが，よりハイリスクな集団は除外してある．

その結果，すべての原因による死亡率は，レスピマット2.5μg製剤群で7.7%（440人/5,730人），レスピマット5μg製剤群で7.4%（423人/5,711人），カプセル製剤群で7.7%（439人/5,694人）であり，レスピマット製剤群のカプセル製剤群に対するハザード比は，2.5μg製剤で1.00［95%信頼区間0.87〜1.14］，5μg製剤で，0.96［95%信頼区間0.84〜1.09］であった．ハザード比の95%信頼区間上限値が事前に設定された非劣性マージン1.25を下回ったことから，レスピマット製剤はカプセル製剤に比べて死亡を増やすものではない（安全性は劣るものではない）と結論された．なお，COPD増悪に関してスピリーバレスピマットの優越性は示されなかった．

この試験の結果の解釈は意見の分かれる部分もあるが，既存の研究を踏まえれば，この結果のみでレスピマット製剤が安全であると結論付けることは，やや困難に思える．非劣性マージン1.25の妥当性，すなわち死亡が25%まで増えることが臨床的に許容されるのかどうかというところは，統計的に許容されるかどうかよりも重要である．また，短期間の追跡では有意な差がつかなくても，長期間の追跡で有意な差が開くこともある．特に死亡リスクは発生頻度が稀であると考えられ，この研究の平均追跡期間2.3年の妥当性に関しても熟考したい．

もともと安定した，比較的ハイリスク集団ではない患者さんでは，死亡リスクは両群で潜在的に差が出にくい環境であり，とりわけ死亡を評価した安全性解析においては非劣勢試験1つの結果で非劣勢が示されたとしても，安全性に懸念はないと結論することは早々であると筆者は考える．

COPD患者さんにおいて3か月以上のチオトロピウムによる治療を行った

ランダム化比較試験22研究のメタ分析[9]（解析対象23,309人）によれば，スピリーバ全体ではプラセボ治療に比べて総死亡はほぼ同等であった（オッズ比0.98［95％信頼区間0.86～1.11］）。

ただサブグループ解析の結果，スピリーバカプセルでは，プラセボと比べて，死亡リスク低下傾向（オッズ比0.92［95％信頼区間0.80～1.05］）にあるものの，スピリーバレスピマットで死亡リスクの有意な上昇（オッズ比1.47［95％信頼区間1.04～2.08］）を示唆している点は，これまでの報告と一致する。少なくとも現時点で心血管疾患を有する患者さんにおいて，スピリーバレスピマットの安全性が明確に示されているわけではない。

なお，スピリーバカプセルは，COPD患者5,993人（平均64.5歳）を対象とした，呼吸機能に対する有効性を検討したUPLIFT試験[10]において，一次評価項目ではないものの，4年間（1,440日）の治療期間中，プラセボと比較して，わずかながら死亡リスク低下が示唆されている（ハザード比0.87［95％信頼区間0.76～0.99］）。試験終了後30日（1,470日）までの解析では統計的有意な差はみられなかったが，リスクは減少傾向であった（ハザード比0.89［95％信頼区間0.79～1.02］）。

さらに，プラセボや他の治療に対するスピリーバカプセルの生存に関するベネフィットを報告したランダム化比較試験28研究（解析対象33,538人）のメタ分析[11]によれば，総死亡に対する相対危険は0.86［95％信頼区間0.76～0.98］となっており，1名の死亡を予防するために必要な治療必要数NNTは64人［95％信頼区間56～110人］と算出されている。

以上を踏まえれば，デバイス操作に問題がない限りにおいて，あえてスピリーバレスピマット選択するという状況は，現時点において限定的ではないかと筆者は考える。特に心血管疾患の既往があるハイリスク患者さんではその使用は極力避けたい。

[**参考文献**]

1) 日本ベーリンガーインゲルハイム株式会社．スピリーバ吸入用カプセル：インタビューフォーム．2014年11月改訂（第13版）．
2) Ichinose M, Fujimoto T, Fukuchi Y. Tiotropium 5microg via Respimat and 18microg via HandiHaler; efficacy and safety in Japanese COPD patients. Respir Med 2010; 104 (2) : 228-236.
3) van Noord JA, Cornelissen PJ, Aumann JL, et al. The efficacy of tiotropium administered via Respimat Soft Mist Inhaler or HandiHaler in COPD patients. Respir Med 2009; 103 (1) : 22-29.
4) Gregory MD, Mersfelder TL, Jamieson T. Accidental overdose of tiotropium in a patient with atrial fibrillation. Ann Pharmacother 2010; 44 (2) : 391-393.
5) Singh S, Loke YK, Enright PL, et al. Mortality associated with tiotropium mist inhaler in patients with chronic obstructive pulmonary disease: systematic review and meta-analysis of randomised controlled trials. BMJ 2011; 342: d3215.
6) Dong YH, Lin HH, Shau WY, et al. Comparative safety of inhaled medications in patients with chronic obstructive pulmonary disease: systematic review and mixed treatment comparison meta-analysis of randomised controlled trials. Thorax 2013; 68 (1) : 48-56.
7) Verhamme KM, Afonso A, Romio S, et al. Use of tiotropium Respimat Soft Mist Inhaler versus HandiHaler and mortality in patients with COPD. Eur Respir J 2013; 42 (3) : 606-615.
8) Wise RA, Anzueto A, Cotton D, et al. Tiotropium Respimat inhaler and the risk of death in COPD. N Engl J Med 2013; 369 (16) : 1491-1501.
9) Karner C, Chong J, Poole P. Tiotropium versus placebo for chronic obstructive pulmonary disease. Cochrane Database Syst Rev 2014; 7:CD009285.
10) Tashkin DP, Celli B, Senn S, Burkhart D, et al. A 4-year trial of tiotropium in chronic obstructive pulmonary disease. N Engl J Med 2008; 359 (15) : 1543-1554.
11) Mathioudakis AG, Kanavidis P, Chatzimavridou-Grigoriadou V, et al. Tiotropium HandiHaler improves the survival of patients with COPD: a systematic review and meta-analysis. J Aerosol Med Pulm Drug Deliv 2014; 27 (1) : 43-50.

22 タケプロンとガスターとアルサルミンとサイトテックとムコスタの比較

Dégustation

佐藤直行

ポイント

- 消化性潰瘍治療薬の比較である。
- 「とりあえず胃薬」は卒業しよう。
- "胃薬"の有効性・リスクを知り，始めた胃薬は責任をもって中止しよう。
- NSAIDs 潰瘍予防には PPI ＝ミソプロストール ≧ H_2RA（高用量）
- 消化性潰瘍治療には PPI ＞ミソプロストール，PPI ＞ H_2RA。

イントロダクション

昨今よく問題に挙がる polypharmacy。入院した高齢者が多種多様な内服薬を投与されていることは珍しくない（いや，ありふれているから問題になるのである）。その中でもよく目に付く内服薬の一つが"胃薬"である。内服薬の一覧を見るとその患者さんの既往歴がみえてくるものだが，こと"胃薬"に関しては「？」と感じることが多い。

"胃薬"といえば，心窩部の不快感やムカムカ感といった症状や食事で増悪する上腹部の不快感（dyspepsia），上腹部痛や胸焼けなどに対して処方される

ことが多いと考えられる。まずはそれらの症状の原因を考えて処方したい。特にプロトンポンプ阻害薬（PPI）やヒスタミンH_2受容体拮抗薬（H_2RA）が頻用されているが，エビデンスが示されてある主要な疾患は消化性潰瘍（PUD：peptic ulcer diseases）と胃食道逆流症（GERD：gastroesophageal reflux disease）である。また一次予防としてはNSAIDs（非ステロイド性消炎鎮痛薬）やステロイド内服時の潰瘍予防として効果がある。

その他の"胃薬"にはプロスタグランジン製剤や防御因子増強薬，制酸薬などがあるが，いわゆるエビデンスは明確に示されていないことが多い。漫然と処方されていることも多いが，少なからず副作用も存在するわけであるため，処方後は治療効果について十分に評価し，始めた"胃薬"は責任をもって中止したい。本章では胃・十二指腸潰瘍診療を中心に"胃薬"の比較をしていく。

■ タケプロン® ── ランソプラゾール　武田製薬

PPIの一つで，2013年までは国内売上がPPIの中でトップだった。口腔内崩壊（OD）錠もあり，薬価は15mgで89.30円，30mgで155.70円。GERDに対しては症状に合わせて1日1回15mgから30mg，PUDに対しては1日1回30mgを使用し，それぞれ第一選択薬となる。NSAIDs潰瘍および抗血小板薬による潰瘍の予防に対しても最も広く使用されている薬剤である。1日1回投与もアドヒアランスの面で有利な点となる。保険適用として胃潰瘍およびGERDには8週間まで，十二指腸潰瘍には6週間までという投与制限があることには注意したい。GERDに対しては維持療法として継続投与の適応がある。

現在日本ではタケプロン以外にもオメプラール®（オメプラゾール［アストラゼネカ］），パリエット®（ラベプラゾール［エーザイ］），2014年，日本および世界でPPIの中で売上トップであるネキシウム®（エソメプラゾール［アストラゼネカ］）がPPIとして認可されているが，すべて肝代謝であり，パリエット以外は主な代謝経路にCYP2C19が関与することが知られている。一方，パリエットは非酵素的に代謝されCYP遺伝子多型の影響を受けにくいと

され[1]，パリエット以外のPPIで効果不十分の場合にパリエットに変更すると効果が認められることもある（ネキシウムもCYP2C19の影響は少ないと言われる）。NSAIDs潰瘍の再発抑制に適応があるのはタケプロンとネキシウムのみである。

　副作用としては血小板減少が教科書的に有名であるが，意外と知られていないのが下痢の原因となることである（添付文書では5％未満）。またタケプロンはcollagenous colitis（原因不明の慢性腸管炎症により下痢を主徴とする消化管吸収機能異常を呈する疾患であるmicroscopic colitisの病理学的特徴の一つ）の高リスク薬剤の一つとして知られている[2]。

　NSAIDsとPPIの併用で「小腸」粘膜障害が増加する可能性があるという報告も散見され[3]，今後NSAIDsに対する腸粘膜保護について胃・十二指腸以外も考慮する必要が出てくるかもしれない。PPI内服患者さんはオッズ比1.74で Clostridium difficile 感染症（CDI）発症リスクがあるとされ[4]，「市中発症」のCDIのリスク因子でもある[5]。肺炎や人工呼吸器関連肺炎のリスク因子としても知られる。いくつかの報告で，特に高用量や1年以上の長期投与で骨折のリスクが上昇する可能性が示唆されている[6]。さらには高齢者へのPPIの長期投与が1年後の死亡率を増加させる（ハザード比1.51）可能性を示唆する報告もある[7]。

■ ガスター® ── ファモチジン ｜アステラス製薬｜

　H_2RAの一つ。薬価は10mgで27.00円，20mgで46.40円。通常20mgを1日2回投与となるが，腎機能による調節が必要となる。前述の通りPUDの治療にはPPIが第一選択となるため，H_2RAの出番はPPIが使えない症例に限られてくる。PPIと異なり，H_2RAはPUDとGERDに対する添付文書上の投与期間制限はない。Systematic reviewによるとNSAIDs潰瘍の予防については通常量では十二指腸潰瘍の予防効果はあるが，胃潰瘍の予防については高用量でのみ予防効果が認められるとされている[8]。とはいえ，NSAIDs潰瘍の予

防についてもPPIのほうが優れているが。H₂RAは後述するサイトテックよりも内服回数などからアドヒアランスが得られやすい。副作用は血球減少の他に，高齢者への投与で常用量でも意識障害やせん妄を起こし得ることは覚えておきたい。また，ほとんどのH₂RA（ラフチジン以外）は腎機能による用量調整を必要とする。

■ **サイトテック®** —— ミソプロストール ファイザー＝科研製薬

　プロスタグランジン製剤（PGE1アナログ）であり，NSAIDs潰瘍に対して適応がある。PUDがあるとNSAIDsの投与は禁忌であるが，サイトテックを併用すれば継続できることとなっている。200μgで薬価36.00円。1回1錠200μgを1日4回内服ということと，下痢をはじめ消化器症状が出やすいのがアドヒアランスを下げる要因となっている。低用量（400～600μg／日）の投与でも予防効果はあり，副作用も軽減される[8]。サイトテックとタケプロンではNSAIDs潰瘍予防に統計学的有意差はないと報告されている[9]。サイトテックは常用量のH₂RAよりも胃潰瘍の予防効果に優れる[10]。妊婦には禁忌。

■ **アルサルミン®** —— スクラルファート 中外製薬

　粘膜抵抗強化薬。90％細粒（1g 6.40円）と10％内容液（10ml 3.7円）の剤形がある。通常，細粒で1～1.2gを1日3回，内容液で10mlを1日3回内服する。胃酸を中和する作用と，胃粘膜と結合し膜を作ることで胃粘膜を胃酸から保護する作用がある。アルミニウムを含むため透析患者さんには禁忌であり，腎機能低下のある患者さんにも注意する必要がある。また便秘傾向になるため注意が必要である。アルサルミンの併用でキノロン，テトラサイクリン，フロセミド，レボチロキシン，ジゴキシン，アゾール系抗真菌薬などの作用が減弱する。出番としては潰瘍治療後の維持療法や，PPIもH₂RAも使用できない場合と考えられるが，エビデンスが乏しいのは否めない。PUDがありNSAIDsを継続している患者さんでオメプラゾール（20mg／日）とスクラル

ファート（2gを1日2回）の効果を比較した研究では，胃潰瘍の治癒はオメプラゾールに優位性があり，十二指腸潰瘍の治癒については両者に統計学的有意差は認めなかったとされている[11]。

■ ムコスタ® ── レバミピド 大塚製薬

　粘液産生・分泌促進薬。1錠100mg 16.40円。通常1日3回投与。PUDの治療に対してはPPIやH$_2$RAほどのエビデンスは示されておらず第一選択とはなり得ない。ムコスタとサイトテックとの比較でNSAIDs潰瘍予防について両者に有意差がなく，ムコスタはサイトテックよりも副作用が少ないことが報告されており[12]，NSAIDs潰瘍予防に使用できるかもしれない。最近では，ムコスタにはNSAIDsによる小腸粘膜障害の予防効果がある可能性[13]や，小腸粘膜病変の改善効果[14]も示唆されている。

デギュスタシオン

　PUD診療においてエビデンスが蓄積されているのはタケプロン，ガスター，サイトテックである。内服回数やエビデンスの蓄積からはタケプロンが第一選択になる。高齢者やPUDの既往があるなどリスクの高い患者さんに関しては，タケプロンを使用するべきである。アドヒアランスがよく下痢の副作用に忍容性があり，タケプロンが使用できないのであればサイトテックを使用する。ガスターの選択はその次になるが，高用量のほうがPUDに対する予防効果が得られやすいこと，高齢者ではせん妄のリスクになることは念頭に置いておく。ムコスタはエビデンスの蓄積が少なくリスクの高い患者さんには使用しにくいが，PUDへの予防効果は見込める可能性はあり，選択肢として覚えておきたい。アルサルミンはPUD予防には使用しにくいが，PUDの治癒には有効に利用できそうである。

　それぞれ副作用があるため，開始時点で相互作用を含めて検討しておくこと

は重要である（どの薬剤でも同じであるが）．PPIとH₂RAのような制酸剤の投与でジギタリスやテトラサイクリン，キノロン，フェニトイン，鉄剤などの吸収が低下することも注意したい．"胃薬"は漫然と投与されやすい薬剤であり，投与を開始したら"終わらせ時"も考えておかなければならない．

ちなみに消化性潰瘍の副作用で知られるステロイドであるが，単独投与に対する予防については見解が分かれている．ステロイド単独投与では潰瘍リスクにならないとする報告[15]とリスクになるとする報告[16]がある（リスクありの報告では相対危険度2.3（95％信頼区間1.4～3.7））．最近の研究では，ステロイドの使用は消化管出血と穿孔のリスクを40％上昇させる（オッズ比1.43）が，サブグループ解析では入院患者さんでオッズ比1.43で有意差あり，外来患者さんではプラセボとの有意差なしと報告している[17]．ステロイド単独投与の場合はリスク評価をした後に潰瘍予防を行いたい．

[参考文献]

1) Ishizaki T and Horai Y. Review article: cytochrome P450 and the metabolism of proton pump inhibitors - emphasis on rabeprozole. Aliment Pharmacol Ther 1999; 13 Suppl 3: 27-36.
2) Beaugerie L and Pardi DS. Review article: drug-induced microscopic colitis – proposal for a scoring system and review of the literature. Aliment Pharmacol Ther 2005; 22: 277-284.
3) Watanabe T, Sugimori S, Kameda N, et al. Small bowel injury by low-dose enteric-coated aspirin and treatment with misoprostol: a pilot study. Clin Gastroenterol Hepatol 2008; 6: 1279–1282.
4) Kwok CS, Arthur AK, Anibueze CI, et al. Risk of Clostridium difficile infection with acid suppressing drugs and antibiotics: meta-analysis. Am J Gastroenterol 2012; 107: 1011-1019.
5) Chitnis AS, Holzbauer SM, Belflower RM, et al. Epidemiology of community-associated Clostridium difficile infection, 2009 through 2011. JAMA Intern Med 2013; 173: 1359-1367.
6) Khalili H, Huang ES, Jacobson BC, et al. Use of proton pump inhibitors and risk of hip fracture in relation to dietary and lifestyle factors: a prospective cohort study. BMJ 2012; 344: e372.
7) Maggio M, Corsonello A, Ceda GP, et al. Proton pump inhibitors and risk of 1-year

mortality and rehospitalization in older patients discharged from acute care hospital. JAMA Intern Med 2013; 173: 518-523.
8) Rostom A, Dube C, Wells G, et al. Prevention of NSAID-induced gastroduodenal ulcers. Cochrane Database Syst Rev 2002; 4: CD002296.
9) Graham DY, Agrawal NM, Campbell DR, et al. Ulcer prevention in long-term users of nonsteroidal anti-inflammatory drugs: results of a double-blind, randomized, multicenter, active- and placebo-controlled study of misoprostol vs lansoprazole. Arch Intern Med 2002; 162: 169-175.
10) Malfertheiner P, Chan FK and McColl KE. Peptic ulcer disease. Lancet 2009; 374: 1449-1461.
11) Bianchi Prro G, Lazzaroni M, Manzionna G, et al. Omeprazole and sucralfate in the treatment of NSAID-induced gastric and duodenal ulcer. Aliment Pharmacol Ther 1998; 12: 355-360.
12) Park SH, Cho CS, Lee OY, et al. Comparison of Prevention of NSAID-Indeced Gastrointestinal Complications by Rebamipide and Misoprostol: A Randomized, Multicenter, Controlled Trial – STORM STUDY. J Clin Biochem Nutr 2007; 40: 148-155.
13) Niwa Y, Nakamura M, Ohmiya N, et al. Efficacy of rebamipide for diclofenac-induced small-intestinal mucosal injuries in healthy subjects: a prospective, randomized, double-blinded, placebo-controlled, cross-over study. J Gastroenterol 2008; 43: 270-276.
14) Kurokawa S, Katsuki S, Fujita T, et al. A randomized, double-blinded, placebo-controlled, multicenter trial, healing effect of rebamipide in patients with low-dose aspirin and/or non-steroidal anti-inflammatory drug induced small bowel injury. J Gastroenterol 2014; 49: 239-244.
15) Piper JM, Ray WA, Daugherty, et al. Corticosteroid use and peptic ulcer disease: role of nonsteroidal anti-inflammatory drugs. Ann Intern Med 1991; 114: 735-740.
16) Messer J, Reitman D, Sacks HS, et al. Association of adrenocorticosteroid therapy and peptic-ulcer disease. N Engl J Med 1983; 309: 21-24.
17) Narum S, Westergren T and Klemp M. Corticosteroids and risk of gastrointestinal bleeding: a systematic review and meta-analysis. BMJ Open 2014; 4: e004587.

23 オピオイド導入後の便秘対策

大野　智

ポイント

- オピオイド投与中は90〜100％の割合で便秘が起こる。
- 便秘には耐性形成がなく下剤は継続的に投与が必要である。
- 経口投与する下剤は，浸透圧性下剤と大腸刺激性下剤に大別される。
- 定期的な腹部レントゲン撮影は病態評価のため必須である。

イントロダクション

　オピオイドを投与されている患者さんでは，90〜100％の割合で便秘が起こる。オピオイドは，消化酵素の分泌抑制，消化管の蠕動運動低下を引き起こし，腸管での食物通過時間が延長する。さらに食物が大腸にも長時間留まることで水分吸収が進み，便が硬くなる結果，便秘が起こる。また，オピオイドは肛門括約筋の緊張も高めるため排便もしづらくなり便秘を助長する。なお，便秘は耐性形成がなく，オピオイドが投与されている間は，下剤は継続的に投与する必要がある。ただし，がん患者さんにおける「便秘」の原因（表1）は，オピオイド以外にもあることを念頭に置き，個々の原因に応じた対応も並行し

表1 がん患者における「便秘」の原因

原因	具体例
器質的異常	消化管閉塞,骨盤内腫瘍による圧迫,放射線治療後の線維化に伴う狭窄,肛門周囲の異常(痔核等)
薬剤	抗コリン作用のある薬剤(抗コリン剤,抗うつ剤鎮痙薬,フェノチアジン系向精神病薬など),5HT$_3$受容体拮抗型制吐薬,利尿薬,抗てんかん薬,鉄剤,降圧剤など(※オピオイドも含まれる)
代謝性異常	脱水(発熱,嘔吐,水分摂取不足,利尿薬投与等),高Ca血症,低K血症,尿毒症,甲状腺機能低下
神経系の異常	脳腫瘍(脳転移も含む),脊髄浸潤,仙骨神経叢への浸潤,自律神経機能の異常
全身状態	高齢,悪液質,ADL低下,うつ状態,経口摂取低下,食物繊維・水分の摂取不足

て行う。

　下剤を投与するにあたっての注意点として,腸管閉塞が認められる場合は,下剤を投与しても不利益しか得られず中止する必要がある。腸管狭窄が疑われる場合は,狭窄部位の炎症・浮腫を軽減し通過障害を解除する目的で,ステロイドの適応がないか検討する。これら腸管閉塞・狭窄の確認だけではなく,オピオイド投与後の便秘による腸管ガス,糞便の貯留状態を確認するためにも腹部レントゲン撮影は定期的に行う必要がある。

　腸管閉塞・狭窄がないことが確認されたら,下剤の投与を積極的に行う。下剤には浸透圧性下剤と大腸刺激性下剤の2種類に大別される。

浸透圧性下剤
酸化マグネシウム
　腸管内に水分を引き寄せることで便を軟化・増大させる。その結果,腸管に刺激が加わり蠕動運動が活発になることで排便を促す。
　抗生剤(テトラサイクリン系,ニューキノロン系),ビスフォスフォネート

製剤，ジギタリス製剤と同時服用すると，これらの薬効が減弱する。どうしても併用が避けられない場合は，服用時間を2～3時間空けて内服する。腎機能障害を認める患者さんでは，高マグネシウム血症をきたしやすいので注意を要する。

■ モニラック®など ── ラクツロース 中外製薬

フルクトースとガラクトースから構成される。腸内の水分を増やして便を軟化・増大させる。また乳酸菌により分解を受けて乳酸や酢酸が作られる。これらの刺激により蠕動運動が活発になることで排便を促す。

また，肝不全などによる高アンモニア血症にも適応がある。作用機序としては，腸管内で乳酸菌を増やすことで酸性に傾かせ，またアンモニア産生菌を減らすことにより，腸管内のアンモニア産生を減らし，結果的に血中アンモニアの値が低下することになる。

▶ 大腸刺激性下剤
■ ラキソベロン®など ── ピコスルファート 帝人
■ プルゼニド®など ── センノシド ノバルティス

直接，大腸を刺激し蠕動運動が活発になることで排便を促す。

デギュスタシオン

繰り返しになるが，オピオイドによる便秘は耐性形成がないため，下剤の継続投与が必要となる。以下，ポイントとピットフォールについて解説する。

▶ 浸透圧性下剤

オピオイド投与中は便が硬くなりやすいため，排便時に便の正常に留意し，普通便～軟便気味になるよう浸透圧性下剤を調整する。水様便を頻回に認める

図1 溢流性下痢

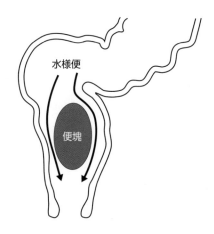

ようであれば，減量・中止も考慮する．ただし，腸管内に硬い便塊が存在し，その脇をすり抜けるように水様便が排便されることがある（溢流性下痢；図1）．このような場合，安易に止痢剤を使用すると腸閉塞症状を起こすことがある．そのため，便塊が腸管内に存在していないか確認するためにも，腹部レントゲンは定期的に撮影を行う必要がある．

大腸刺激性下痢

薬剤への反応性は個人差があるため，蠕動痛が出現しない範囲で適宜増量する．なお，便秘が続くことで，浣腸や摘便などの処置が行われることがあるが，便塊が直腸まで進んでいないと排便が期待できない．上行結腸～S状結腸に便塊が存在する時は，積極的に薬剤を投与し直腸まで達せさせる必要がある．繰り返しになるが，便塊の位置を確認するためにも，腹部レントゲンは定期的に撮影を行う必要がある．

その他，下剤以外に調整可能なコツについて紹介する。

▶ オピオイドスイッチング

便秘の副作用は，モルヒネ・オキシコドンに比べフェンタニルでは少ない。そのためフェンタニル製剤に変更することで便秘が軽快することがある。ただし，便秘の副作用が「ない」というわけではないので誤解のないようにしていただきたい。

なお，便秘の改善目的にオピオイドを減量・中止することは，疼痛が増悪することを意味し本末転倒である。

▶ 生活改善

日常生活で，可能であれば水分摂取，運動，食物繊維の摂取を積極的に患者さんに勧める。

オピオイドによる便秘は，初期からの対応を怠ると，難治性の便秘に患者さんは苦しむことになる。便が腸管内に貯留することで，食思不振，嘔気・嘔吐，腹部膨満，腹痛，果ては糞便による腸閉塞をきたすこともある。これらの症状は便秘が進行した段階で起こるため，これらが出現しないうちから，排便状態の評価，十分な効果が得られるような薬剤の投与量の子細な調整が必要となる。そしてなにより，触診・聴診を含めた身体所見，腹部レントゲンによる検査を忘れてはならない。

24 マグラックスとラクツロースとプルゼニドとラキソベロンの比較

Dégustation

佐藤直行

ポイント

- 便秘の治療薬の比較である。
- "軟らかくする系"は酸化マグネシウムとラクツロース。
- "動かす系"はプルゼニドとラキソベロン。
- 特に"動かす系"は漫然と使用しない。

イントロダクション

便秘は緊急疾患になることはほとんどない疾患ではあるが，患者にとってはつらい症状の一つである（回診のたびに切々と訴えられる患者もいる）。入院ともなると歩くのも少なくなるため便秘が悪くなりやすい。慣習的には排便回数が週に3回以下の状態を便秘とされることが多いが，慢性便秘のうち，機能性便秘のRoma Ⅲ診断基準では，排便努力や硬便，残便感などの症状の頻度が基準に含まれており，持続期間としては「半年前に発症し最近3か月で症状が持続していること」とされている[1]。慢性便秘のもう1つのカテゴリーには二次性便秘もあり，オピオイドや抗コリン薬などによる薬剤性のものや，高カ

ルシウム血症や低カリウム血症，甲状腺機能低下症などによる代謝性のもの，大腸癌によるものなど，場合によって特異的治療により改善する原因もあるため鑑別が重要となる。

すべての患者に便秘の精査をするのは現実的ではないが，便秘を訴える患者さんのうち以下のような場合は内視鏡検査も考慮する。①50歳以上で大腸癌スクリーニングが未実施，②便秘に対する手術前，③便の太さの変化，④便潜血陽性，⑤鉄欠乏性貧血，⑥閉塞症状，⑦最近発症した便秘，⑧直腸出血，⑨直腸脱，⑩体重減少[2]。また Red flag（血便，意図しない体重減少，大腸癌の家族歴，鉄欠乏性貧血，便潜血陽性，高齢者の急性発症の便秘）がある場合も精査を考慮することが望ましい[3]。

機能性便秘であれば結腸通過時間正常型（normal transit constipation），結腸通過時間遅延型（slow transit constipation），排便機能障害型（outlet constipation あるいは骨盤底機能障害型（pelvic floor dysfunction）に分けて考える。とはいえ，目の前の患者さんがどのタイプの便秘なのかを考えるのは非常に大事であるが，厳密にどのタイプかを調べるには特殊な検査が必要となり現実的ではない。American College of Gastroenterology Chronic Constipation Task Force はタイプ分類を強く推奨するエビデンスは現時点では存在しないとしており，Red flag がない場合はルーチン検査をせずに何らかの薬物治療を行ってみてもよいと言及している[4]。結腸通過時間正常型が最も多く遭遇するが，骨盤底機能障害型とともに便の軟化が効果的なことが多い。腸通過時間遅延型には刺激性下剤が効果的であるが，耐性や依存性を作りやすく（後述），用量が増えてくる場合は専門医に紹介すべきである。

便秘はコモンな病態であるが一辺倒な治療では失敗するどころか，医原性の便秘を作り出してしまう。よく使われる便秘薬の比較をしてみよう。

■マグラックス® ── 酸化マグネシウム 　吉田製薬

錠剤は 200〜500mg（どの用量でも 1 錠 5.60 円），83％細粒は 1g 13.40 円で

様々な用量で処方できる。浸透圧性下剤（塩類）に分類され，便が軟らかくなることが期待される。添付文書上，下剤としては1日2gを数回に分けて内服する，となっているが症状に合わせて適宜調整していく。錠剤より細粒のほうが効果が出やすいと言われる。制酸剤としても使用されることがあるが，その際は通常1日0.5〜1gを数回に分けて内服する。腎不全患者では高マグネシウム血症に注意する。心機能障害がある場合に徐脈をきたすこともあるためこちらも注意する。経口内服でのマグネシウム補充は吸収効率も悪く，低マグネシム血症に対するマグネシウム補充には向かない（下痢の副作用もある）。

■ モニラック® —— ラクツロース 中外製薬

　浸透圧性下剤（糖類）。65％シロップで1ml薬価6.40円，原末1gで薬価6.50円。小児の便秘には適応があるが，成人への適応は高アンモニア血症と産婦人科術後の排便・排ガスの促進のみである。ラクツロースは大腸内細菌叢により分解され，生成した有機酸により腸管内pHを低下させる（有機酸が蠕動運動を促進することも示唆されている）。pHが低いと腸管でのアンモニア産生およびアンモニアの腸管吸収が抑制され，血中のアンモニア濃度が低下する。

■ プルゼニド® —— センノシド ノバルティス

　1錠12mg薬価5.60円。通常1回1〜2錠を就寝前に投与する（添付文書上は1回最大48mgまで投与可能）。センノシドはプロドラッグであり，腸内細菌（ある種のビフィズス菌など）によって分解され，大腸を刺激する物質（レインアンスロン）へと変換され，これにより大腸の蠕動運動を促進する。あるビフィズス菌を投与することでセンノシドの効果が増すことも報告されており[5]，市販薬の中にもセンノシドとビフィズス菌をカプセルに入れたものがあるのはこの作用機序のためであろう。投与後は8〜10時間後に効果が発現するため，就寝前に内服することで朝の排便につながる。長期使用による耐性形成（効果が減弱すること）が知られているため，長期使用は避けたい。

■ ラキソベロン® ── ピコスルファートナトリウム 帝人ファーマ

刺激性下剤。0.75％内容液（7.5mg/ml ≒ 約 15 滴で薬価 26.00 円）と 2.5mg 錠（薬価 9.20 円）がある。腸内細菌によって分解された産物が蠕動運動を促進する。効果発現は内服から 7 〜 12 時間後とされる。このため就寝前の内服がよい。内容液のほうが投与量の微調整はしやすい。

デギュスタシオン

二次性の便秘が否定的であれば，機能性便秘として介入を行う。タイプ診断は全例必須ではないが，いずれのタイプの便秘でも食物繊維・水分摂取を増やしたり適度な運動を行ったり，といった生活習慣改善は有用だろう[3,6]。結腸通過時間が極度に遅いような高齢者や腹部手術歴のある癒着性便秘患者さんでは，食物繊維を摂りすぎると腹部膨満感や排ガスの増加だけを認めイレウスを起こすことがあるため注意する。食物繊維としての内服薬は膨張性下剤に分類されており，バルコーゼ®（カルメロースナトリウム［サンノーバ］）などがある。骨盤底機能障害型の場合はバイオフィードバック療法が有効とする報告もあり，専門医への紹介も考慮したい[7]。

刺激性下剤のような，主に蠕動運動を促進する薬物に関しては硬結便を認めている患者さんに最初から処方するのは避け，まずは浸透圧性下剤を使用し便の軟化を試みるほうがよい。腎不全や心機能障害がなければマグラックスが使用しやすい。高アンモニア血症を伴う便秘があればモニラックは良い適応となり，肝硬変患者さんの排便コントロールに重宝する。モニラックは成人の便秘に適応がないが，副作用も少なく使いやすい薬剤である（α-グルコシダーゼ阻害薬との併用で腹満感などの副作用が出やすくなることに注意）。モニラックは依存性が少なく，摂食障害での便秘にもよく使用される[8]。プルゼニドは添付文書上は低カリウム血症，重症硬結便，急性腹症の疑われる患者に禁忌で，ラキソベロンは添付文書上は腸閉塞と急性腹症に禁忌とされるが，ラキソ

ベロンも硬結便には避けるべきだろう。ラキソベロンは内容液があるので調節がしやすい。プルゼニドと異なりラキソベロンは耐性形成についての添付文書の記載はないが，作用機序からもおそらく耐性形成は起こると予想されるためやはり漫然とした連用は避ける（腸管神経叢へ影響を与え，逆に弛緩性便秘となってしまう）。

　目の前の患者がどのような便秘で困っているのかを考え，薬剤介入を検討したいところである。入院してから生じた"急性の"便秘には短期的に刺激性下剤を使用してもいいかもしれないが，離床やリハビリの励行，食事内容の工夫なども積極的に行っていきたい。

　最後に新薬の話を。2012年，日本では初の慢性便秘治療薬としてアミティーザ®（ルビプロストン［アボットジャパン］）が認可された。分泌型便秘薬に分類される新しい作用機序をもち，小腸粘膜上皮に作用し水分分泌を促進することで便を軟化し排便を促す。メリットは耐性形成がないことと併用禁忌薬がないことである。主な副作用も嘔気と下痢とされ，嘔気も使用開始して1〜2週間で軽快してくると言われている。1カプセル24μgで薬価161.10円と他の便秘薬と比較して非常に高価なことがデメリットである。1回1カプセルを1日2回内服するが，副作用軽減を考えるなら1日1回内服から開始する。プロスタグランジン誘導体であるため妊婦には禁忌。腎機能・肝機能異常があると作用が遷延しやすいため注意を要する。エビデンスの蓄積もされてきており，今後が期待される薬剤である。

[参考文献]

1) LongstrethgF, Thompson WG, Chey WD, et al. Functional bowel disorders. gastroenterology 2006; 130: 1480-1491.
2) Qureshi W, Adler DG, Davila RE, et al. ASGEguideline:guideline on the use of endoscopy in the management of constipation. Gastrointest Endosc 2005; 62: 199-201.
3) Jamshed N, Lee ZE, and Olden KW. Diagnostic approach to chronic constipation

in adults. Am Fam Physician 2011; 84: 299-306.
4) American College ofgastroenterology Chronic Constipation Task Force, An evidence-based approach to the management of chronic constipation in North America. Am Jgastroenterol 2005; 100: S1-S21.
5) Matsumoto M, Ishige A, Yazawa Y, et al. Promotion of intestinal peristalsis by Bifidobacterium spp. capable of hydrolyzing sennosides in mice. PLoS One 2012; 7: e31700.
6) LockegR 3rd, Pemberton JH, and Philips SF. Americangastroenterological Association Medical Position Statement: guidelines on constipation. gastroenterology 2000; 119: 1761-1776.
7) Chiarionig, Whitehead WE, Pezza V, et al. Biofeedback is superior to laxatives for normal transit constipation due to pelvic floor dyssynergia.gastroenterology. 2006; 130: 657-664.
8) Mehler PS, Krants M. Anorexia nervosa medical issues. J Womens Health 2003; 12: 331-340.

Dégustation

25 整腸剤とヨーグルト

森川日出男・尾藤誠司

ポイント

- 整腸剤それぞれの効果を比較した研究はない。
- 抗菌薬関連下痢症には，今までどおりビオフェルミンRやミヤBM。
- ヨーグルトの整腸作用に大差はない。
- 整腸作用以外の付加的な作用もあるが，エビデンスが十分でない。
- 整腸剤もヨーグルトも毎日続けて摂取することが大事。
- いろいろ試して，味も含め個人に合ったものを見つけることが大事。

イントロダクション

プロバイオティクスは，1989年，英国の微生物学者 Roy Fuller により「腸内常在菌のバランスを改善することにより，人に有益な作用をもたらす生きた微生物」と定義され，さらに 1998 年に Salminen らによって，「宿主に有益な影響を与える生きた微生物，またはそれを含む食品」と拡大定義された。現在では，生菌を含む食品，飼料，医薬品とされている。

プロバイオティクス（probiotics）は，共生を意味するプロバイオシス

（probiosis；pro 共に，〜のために，biosis 生きる）を語源としている．プロバイオティクス機能をもつ微生物を摂取し，あらかじめ体によい菌を積極的に増やしてフローラの健常化をはかりながら，疾病の予防や改善を行う，という考えから生まれた言葉であり，感染症に罹患した後に，その原因菌を殺して体を守ろうとする，抗生物質（antibiotics）とは真逆の考え方である．

プロバイオティクスとしての微生物株の条件は，「胃液，胆汁などに耐えて生きたまま腸内に到達できること」「下部消化管で増殖可能なこと」「宿主に対して明らかな有用効果を発揮しうること」などが挙げられる．乳酸菌（*Lactobacillus* など）やビフィズス菌（*Bifidobacterium* など）が代表的なものであり，それらを含むものが，整腸剤やヨーグルトである．

消化管疾患の病態に腸内細菌が密接に関与していることは知られているが，消化管疾患だけでなく，アレルギー，2型糖尿病，非アルコール性肝障害，癌など様々な疾患との関連が研究されている．プロバイオティクスは腸内細菌叢

表1 プロバイオティクスの作用

すでに明らかにされている機能	・整腸作用 ・ロタウイルス下痢症改善作用 ・抗菌薬関連下痢症改善作用 ・乳糖不耐症軽減作用 ・乳児食餌性アレルギー症軽減作用
さらなる研究が期待される機能	・発がんリスク軽減作用 ・免疫能調整作用 ・アレルギーの低減作用 ・血圧降下作用 ・食餌性コレステロールの低減作用 ・ピロリ菌抑制作用 ・腸内環境改善作用 ・過敏性腸症候群，炎症性腸疾患の軽減作用 ・*Clostridium difficile* 腸炎の軽減作用 ・小児の呼吸器感染症の抑制作用 ・口腔内感染症の低減作用

辨野義己：プロバイオティクスとその臨床的展望．日本内科学会雑誌 2015; 104: 86-92. より抜粋，改変.

のバランスの維持と調整に重要な機能をもっており，すでに明らかにされているプロバイオティクスの作用と，今後さらなる研究が期待される作用は表1の通りである。

整腸剤

まず，代表的な整腸剤の成分や含有量，値段を表2にまとめてみた。

整腸剤が処方されるのは，どのような場面だろうか？　健康増進のために毎日習慣的に摂取される食品としてのヨーグルトとは違い，整腸剤は何らかの疾患に起因する下痢を中心とした便通異常の治療，抗生剤投与時のような下痢が予想される場合の予防などを目的として処方されることが多いと思われる。も

表2　代表的な整腸剤（成分・含有量・値段）

商品名	成分	含有量 (1g，1錠中)	値段 (1g，1錠中)
ビオフェルミン散	ラクトミン (*Enterococcus faecalis*) ＋糖化菌（*Bacillus subtilis*）	ラクトミン 6mg， 糖化菌 4mg	6.20 円
ビオフェルミン錠	ビフィズス菌 (*Bifidobacterium bifidum*)	ビフィズス菌 12mg	5.90 円
ラックビー	ビフィズス菌 (*Bifidobacterium longum*, *Bifidobacterium.infantis*)	ビフィズス菌 10mg	6.10 円/錠， 6.20 円/g 微粒
ミヤBM	酪酸菌 (*Clostridium butyricum*)	40mg/g 細粒， 20mg/錠	6.30 円/g 細粒， 5.70 円/錠
ビオスリー	ラクトミン（*E.faecalis*) ＋酪酸菌（*C.butyrium*) ＋糖化菌（*B.mesentericus*)	10mg，50mg， 50mg/g 散 2mg，10mg， 10mg/錠	6.20 円/g 散， 5.80 円/錠
ビオフェルミンR	耐性乳酸菌（*E.faecalis*)	6mg/錠，g 散	6.10 円/錠， 6.20 円/g 散

ちろん整腸作用に期待して長期に処方されていたり，場合によってはよくわからない腹部症状に対して，お茶を濁すようなとりあえずの処方もあるであろう。ここでは，整腸剤が処方されることが多いであろう消化器疾患におけるエビデンスについて検討する。

▶ 感染性腸炎

多くのシステマティックレビューで，プロバイオティクスの投与により，下痢の持続期間がわずかに短縮されると論述されている。63のランダム化比較試験を含むメタアナリシスにおいて，プロバイオティクスの投与は下痢が4日間以上続くリスクを59％軽減し（相対危険度0.44, 95％信頼区間0.32～0.53），下痢の平均持続期間を25時間短縮する（95％信頼区間16～34時間）。これらの研究で用いられていたプロバイオティクスの多くは，*Lactobacillus GG*と*Saccharomyces boulardii*である[1]。

▶ 炎症性腸疾患

潰瘍性大腸炎の寛解導入療法におけるプロバイオティクスの効果は，従来の治療を上回るような効果は証明されていない[2]。寛解維持効果については，メタアナリシスが報告されており，プロバイオティクスはメサラジンと同等の寛解維持効果があり，副作用についても有意差を認めなかった[3]。

クローン病に対しては，プロバイオティクスの寛解導入，寛解維持効果は認められていない。

▶ 過敏性腸症候群

過敏性腸症候群におけるプロバイオティクスの効果について，いくつかのメタアナリシスが報告されている。プロバイオティクスは*Lactobacillus*や*Bifdobacterium*が頻用されており，それらが併用されている試験もある。いず

れも，プロバイオティクスは過敏性腸症候群に対して有効であると報告されているが，種類や投与量にばらつきがあったり，観察期間や患者数が不十分であったりと，エビデンスが十分でない。

▶ 抗菌薬関連下痢症

抗菌薬関連下痢症に対するプロバイオティクスの効果は多数報告されており，抗菌薬関連下痢症の予防においては，プロバイオティクスは有効であると考えられる。最も大きなシステマティックレビューでは，プロバイオティクス投与群では，非投与群に比べ有意に予防効果があったとしている（相対危険度 0.58，信頼区間 0.50 〜 0.68：$p < 0.001$）。用いられたプロバイオティクスは，69％の試験で *Lactobacillus* 単独もしくはその他のものとの組み合わせ，20％の試験では *Saccharomyces boulardii* であった。*Bacillus*, *Bifidobacterium*, *Enterococcus*, *Lactobacillus*, *Saccharomyces*, *Streptococcus* のそれぞれで，予防効果に大きな差はみられなかった[4]。

▶ *Clostridium difficile* 腸炎

現在のところ，*Clostridium difficile* 腸炎の予防に対するプロバイオティクスの有効性は明らかではない。

▶ 乳糖不耐症

整腸剤には，乳糖が含まれているため，乳糖不耐症の患者には影響が出る。乳糖の含有が少ないものとしては，ミヤBM®，ビオフェルミン®，ビオフェルミンR®，レベニン®などがある。逆にラックビー®は含有量が多い。

整腸剤のデギュスタシオン

表2にあるような日本で処方される代表的な整腸剤に関して，残念ながら

それぞれの効果を比較した研究はされていない．また上記のように，それぞれの消化器疾患における研究で使用されているプロバイオティクスは，日本の整腸剤に含まれる菌株とは異なっていることも多く，現実的に処方できる整腸剤でどの程度効果があるのかは定かではない．では，実際のところどのように処方すべきであろうか．

日々の整腸作用に期待するのであれば，あえて薬ではなく，ヨーグルトを含めた食品としてのプロバイオティクスを勧めるのもよいかもしれない．ただし整腸剤の薬価はヨーグルトなどに食品に比べると非常に安い．整腸剤を処方するのであれば，個人個人の腸内細菌叢の多様性を考慮し，3種類の菌株が含まれるビオスリーをお勧めする．

抗菌薬関連下痢症に関しては，菌株間で予防効果にあまり差がみられないと報告されており，耐性乳酸菌製剤であるビオフェルミンRや，抗菌薬投与したでも芽胞を形成することで死滅せず生存するとされている酪酸菌を含むミヤBMやビオスリーを今まで通り使用することをお勧めする．

■ ヨーグルトについて

乳酸菌を多く含むヨーグルトの整腸作用は，すでに経験的に知られている．ヨーグルトを習慣的に摂取することで，下痢や便秘の解消を中心とした便性の改善がみられるというものである[5]．近年，整腸作用以外にも，ピロリ菌抑制，アレルギー軽減，インフルエンザや風邪などの感染予防などに対する有効性の報告が増えてきており，今後さらなる研究が期待される．実際に販売されている商品をもとに紹介する．

■ 明治ヨーグルトR-1　*Lactobacillus bulgaricus* OLL1073R-1（R-1乳酸菌）

1個112gで126円．酸味が強く甘みは少し控えめ．インフルエンザウイルス感染に対して予防効果がある，と報告されて以来大人気商品になっており，

品薄なスーパーなどもあるようだ。

　山形県舟形町 70〜80 歳高齢者 57 名，佐賀県有田町 60 歳以上高齢者 85 名を対象。1073R-1 乳酸菌ヨーグルト群（90g/day）と牛乳群（100ml/day）のいずれかにランダムに割り付けし，8，12 週間継続して経口摂取を行ったところ，風邪罹患リスクが低減した，と報告された[6]。

■ 明治プロビオヨーグルト LG21 *Lactobacillus gassri* OLL2716（LG21 乳酸菌）

　1 個 112g で 126 円。少し甘みがあり酸味は強くない。スーパーやコンビニで簡単に購入できる。*Lactobacillus gassri* OLL2716 はピロリ菌の抑制効果を示すという報告がある。これだけで除菌ができるわけではないが，通常の除菌治療に加えて，補助的に使用するという選択肢はありかもしれない。

・ピロリ菌に感染している健常患者に毎日 2 個，8 週間投与したところ，ピロリ菌の菌数が減少，胃粘膜の炎症像が低下していることが認められた[7]。
・ピロリ菌陽性患者 229 名における，除菌の通常療法（プロトンポンプ阻害剤，アモキシシリン，クラリスロマイシン）と通常療法＋LG21 乳酸菌入りヨーグルト併用群を比較。併用群は除菌開始 3 週間前から治療中 1 週間の計 4 週間，LG21 乳酸菌入りヨーグルトを毎日 2 個食べてもらった。結果としては，併用群の方が有意に除菌率が高いという結果であった[8]。

■ *Lactobacillus rhamnosus* GG（LGG 乳酸菌）おなかに GG　たかなし乳業

　1 個 100g で 90 円。コンビニにはあまり売られておらず，大きめのスーパーを探さないと手に入らない。上記 2 つよりも少しクリーミー。酸味はあまりなく，少し甘みがある。アトピー性皮膚炎の低減効果や，風邪の予防効果を示すという報告がある。

・*Lactobacillus rhamnosus* GG を投与された乳児のアトピー性皮膚炎の早期予防を調べたところ，プロバイオティクスがアトピー性皮膚炎の予防に有効な手段になるであろうと述べられている[9]。

- アトピーの家族歴をもつ妊婦に，出産2週間前からLactobacillus GGを含むカプセル（ヨーグルトではないが）を飲ませ，出産後は6か月間，新生児と母親に飲ませる。乳児が2歳になるまでアトピー性皮膚炎の発病率を調べた結果，投与群で発病率が有意に減少した，と報告された[10]。

子どもの風邪予防効果があったとする報告もある。

- ヘルシンキで，健康な1～6歳の子ども571人を対象とし，LGG乳酸菌が入っているミルク群，入っていないミルク群（投与量はいずれも，1日3回，200ml/日以上，週5日間）にランダム割付をし，7か月間継続して経口摂取したところ，風邪の罹患率と重症度を有意に軽減した，と報告されている[11]。

▶ 乳糖不耐症

ヨーグルトでは，乳酸菌が乳糖の一部をすでに分解しているため，乳糖不耐症の患者にも影響が少ないとされている。

ヨーグルトのデギュスタシオン

市場で販売されているヨーグルトは数多くあるが，整腸作用に関して言えば，それぞれのヨーグルトで正直それほど大きな差はないであろう。商品によって値段や量も大きくは変わらない。整腸作用以外に，上記のような様々な効果が報告されているが，いずれもまだ十分なエビデンスは証明されていないので，それらの効果に期待して，特定のヨーグルトを強くお勧めするまでには至らない。それぞれのヨーグルトに含まれる菌株は異なっており，また腸内細菌の種類やバランスも個人個人でまちまちである。乳酸菌やビフィズス菌は，腸内では長時間生存できないため，短期間に大量に摂取するのではなく，毎日習慣的に食べ続けることが重要である。まずはいろいろな種類のヨーグルトを試してみて，味も含め自分にあった物を見つけることをお勧めする。

[参考文献]

1) Allen SJ, Martinez EG, Gregorio GV, et al. Probiotics for treating acute infectious diarrhoea. Cochrane Datebase Syst Rev 2010; 11: CD003048.
2) Mallon P, McKay D, Kirk S, et al. Probiotics for induction of remission in ulcerative colitis. Cochrane Datebase Syst Rev 2007; 4: CD005573.
3) Naidoo K, Gordon M, Fagbemi AO, et al. Probiotics for maintenance of remission in ulcerative colitis. Cochrane Datebase Syst Rev:CD006634.2008.
4) Hempel S, Newberry SJ, Maher AR, et al. Probiotics for the prevention and treatment of antibiotics-associated diarrhea: a systematic review and meta-analysis. JAMA; 307: 1959-1969. 2012.
5) Metcalf AM, Phillips SF, Zinsmeister AR, et al. Simplified assessment of segmental colonic transit. Gastroenterology 1987; 92: 40-47.
6) Makino S, Ikegami S, Kume A, et al. Reducing the risk of infection in the elderly by dietary intake of yoghurt fermented with Lactobacillus delbrueckii ssp. bulgaricus OLL1073R-1. British Journal of Nutrition 2010; 104: 998-1006.
7) Sakamoto I, et al. Suppressive effect of *Lactbacillus gasseri* OLL 2716 (LG21) on *Helicobacter pylori* infection in humans. J Antimicrob Chemother 2001; 47: 709-710.
8) Deguchi R, Nakaminami N, Rimbara E, et al. Effect of pretreatment with *Lactobacillus gasseri* OLL2716 on first-line *Helicobacter pylori* eradication therapy. J Gastroenterol Hepatol 2012; 27: 882-892.
9) Isolauri E, et al. Probiotics in the management of atopic eczema. Clin Exp Allergy 2000; 30: 1604-1610.
10) Kalliomaki M, Salminen S, Arvilommi H, et al. Probiotics in primary prevention of atopic disease: a randomized placebo-controlled trial. Lancet 2001; 357: 1076-1079.
11) Hatakka K, Savilahti E, Pönkä A, et al. Effect of long term consumption of probiotics milk on infections in children attending day care centres: double blind, randominsed trial. BMJ 2001; 322: 1327-1332.

26 止痢剤の比較

Dégustation

福士元春

ポイント

- 急性下痢の多くは自然治癒するため，重症化の徴候がなければ原則として薬物療法は不要である。
- 急性下痢に対しては，プロバイオティクスの使用が強く推奨される。
- 急性下痢に対する対症療法としてはロペミンが推奨される。

イントロダクション

下痢とは，軟便から水様便など水分量の多い糞便を24時間に3回以上排泄することである。急性下痢とは通常発症14日以内のものである。先進国における成人の急性下痢の原因は感染性胃腸炎が最も多く，ノロウイルス，ロタウイルス，アデノウイルス，アストロウイルスなどのウイルス性が大半を占めるとされる。他に細菌，原生動物によるものや非感染性（アレルギー，薬剤性など）がある。

38.5℃以上の発熱，頻回の粘血便，血便，hypovolemiaなどの症状・徴候がみられる場合や，70歳以上の高齢者，免疫不全がある者，抗菌薬を最近使用

した患者などの場合には，重症化のおそれがあるため，注意が必要である。

　ウイルス性の多くは自然治癒が期待できる。全身状態が良好であれば通常薬物療法は不要であり，脱水回避のための水分補給や食事療法などが治療の中心となる。

　止痢剤はあくまでも下痢症状をおさえるという対症療法であり，治癒を早めるためではない。特に赤痢，サルモネラ，腸管毒素原性大腸菌などによる感染性腸炎に対して用いると症状悪化や遷延がみられること，広域スペクトラム抗菌薬使用による偽膜性腸炎や潰瘍性大腸炎の患者に使用すると中毒性巨大結腸症を引き起こす可能性があること，などには十分注意が必要である。

　成人の急性下痢に対して用いられる止痢剤もしくは止痢効果の期待できる薬剤のうち，比較的効果が検討されているものを取り上げる。

■ ビスマス製剤

　—— 次硝酸ビスマス，次没食子酸ビスマス，次炭酸ビスマス　各社

　収斂作用と粘膜面の被覆保護作用がある。大腸内の硫化水素と結合して黒色の硫化ビスマスになるため，便の色が黒くなることがある。古くから使用され効果はよく検討されているが，使用方法には注意が必要である。1日3〜20g，1か月〜数年間の連続投与により，間代性痙れん，昏迷，錯乱，運動障害等の精神神経系障害があらわれたとの報告がある。長期連続使用を避け，原則として1か月に20日程度（1週間に5日以内）の投与にとどめる。また，結腸瘻・回腸瘻または人工肛門造設術を受けた患者や消化管憩室のある患者には，ビスマスが吸収されて重大な副作用が起こる恐れがあるため投与しないこと。

■ ロペミン®　—— ロペラミド塩酸塩　ヤンセンファーマ

　止瀉薬の一種。主として肝代謝酵素CYP3A4およびCYP2C8で代謝されることから，CYP3A4またはCYP2C8を阻害する薬剤と併用した際，本剤の代謝が阻害され血中濃度が上昇する可能性がある。また，P-糖蛋白の基質であ

り，阻害作用のある薬剤には注意が必要である。眠気，めまいが起こることがあるので，自動車の運転等危険を伴う機械の操作に従事させないよう注意する必要がある。

■ フェロベリン配合錠®
―― ベルベリン塩化物水和物・ゲンノショウコエキス　| MSD |

　生薬由来の止瀉薬の一種。ベルベリンは Berberis aristata（セイヨウメギ）などの根や樹皮からとれる天然由来の有機化合物。ゲンノショウコ（現の証拠，Geranium thunbergii）はフウロソウ科フウロソウ属の多年草。1966年にベルベリン塩化物水和物とキノホルムの配合剤フェロベリン A®として製造承認。その後，キノホルムが1970年のスモン-キノホルム原因説により使用中止となったのを受け，キノホルムに替えてゲンノショウコエキスを配合。1985年7月の再評価結果を受けて変更された。

■ 生菌製剤 ―― プロバイオティクス　| 各社 |

　プロバイオティクスとは，腸内フローラのバランスを改善することにより宿主に有益な作用をもたらす，生きた微生物のことである。プロバイオティクスの代表的な微生物としては，ビフィズス菌（ラックビー®，ビオフェルミン®など），ラクトミン®（いわゆる乳酸菌，アタバニン®，ビオスリー®など），酪酸菌（ミヤBM®，ビオスリー®など），糖化菌（ビオスリー®など），耐性乳酸菌（ビオフェルミンR®など）がある。

デギュスタシオン

　急性下痢に対するビスマス製剤の効果については，プラセボと比較したRCTがいくつかある[1-5]。いずれも次サリチル酸ビスマス（1日4.2〜8.4gを30分間隔で4〜8回投与）についての検討であり，下痢の頻度や持続時間が

プラセボに比べて有意に少ないという結果であった。有害事象については黒色舌や黒色便がみられた他は同等であった。

このビスマス製剤はロペミンとの比較でよく用いられている。急性下痢の学生219人を対象としたRCT[6]では，ロペミン4mg投与および症状に応じて2mg追加投与すると，次サリチル酸ビスマス（1日4.2gを30分間隔で8回，2日間投与）に比べて下痢回数は0～4時間ではロペミン0.9回，ビスマス1.3回，4～24時間ではロペミン1.5回，ビスマス2.4回，24～48時間ではロペミン0.8回，ビスマス1.0回と，いずれもロペミン群で有意に下痢回数が少なかった。急性下痢の学生203人を対象としたRCT（オープンラベル試験）[7]でも，ロペミン4mg投与および症状に応じて2mg追加投与すると，次サリチル酸ビスマス（1日4.9gを30分間隔で8回，2日間投与）に比べて下痢消失までの時間（中央値）がロペミン3.4時間，ビスマス13.9時間とロペミン群で有意に短かった。

さらに，海外ではロペラミドとシメチコンの合剤（国内認可なし）が販売されているが，ロペミン単独と比較したRCTが発表されている[8]。なお，シメチコンはジメチコンとケイ素の混合であるが，ジメチコンはガスコン®（キッセイ薬品工業）として国内認可されている。急性下痢に対してロペラミド2mgシメチコン125mgを投与すると，ロペラミド単独，シメチコン単独，プラセボに比べて，下痢の持続時間（中央値）はそれぞれ10時間，23時間，33時間，39時間とロペラミド・シメチコン合剤群で有意に短かった。またガスによる腹部膨満感もロペラミド・シメチコン合剤群で有意に少なかった。

これらの研究結果から，急性下痢に対する対症療法としてはロペミンが推奨される。ビスマス製剤の効果は小さいものの，短期間であれば安全に使用できることから，ロペミンが使用できない場合の代替薬として利用する価値はある[5]。また，腹部膨満が強い場合には，ガスコンの併用はすすめられる。

フェロベリンについては，ゲンノショウコの効果を検証した質の高い研究はないが，ベルベリンの効果を検討したRCTは2つある。成人の水様性下痢患

者（発症48時間以内）を対象としたRCT（要因デザイン）[9]では，ベルベリン100mg錠を1日4回投与すると，プラセボまたはテトラサイクリン500mgを1日4回投与するのに比べて下痢が早く消失するかが検討されている。コレラ，コレラ以外の両者について，ベルベリン群ではプラセボ群およびテトラサイクリン群に比べて，下痢消失までの時間に有意差はなかった。また，毒素原性大腸菌やコレラによる急性下痢を対象としたRCT[10]では，ベルベリン400mgを1回投与すると，投与なしに比べて24時間後に下痢が消失するかが検討されている。毒素原性大腸菌では24時間後の下痢消失がベルベリン群42％，対照群20％と，ベルベリン群で下痢消失が有意に多いという結果であった。コレラでは有意差がみられていない。

　これらの研究は主に細菌性下痢を中心に検討されたものである。先進国におけるウイルス性が主体の急性下痢については，どの程度効果が見込めるのかは定かではなく，あまりすすめられない。

　プロバイオティクスの下痢に対する効果については，多数の研究がある。急性下痢の乳幼児を対象とした10のRCTを統合した日本のメタ分析[11,12]では，プロバイオティクス投与群は投与なし群に比べて下痢の持続時間は19.4時間（95％信頼区間 10.2～28.6）短かった。また，2日目以降まで下痢が持続したのは，プロバイオティクス投与群49.5％，投与なし群89.4％とプロバイオティクス投与群で少なかった（リスク比 0.64，95％信頼区間 0.47～0.88）。

　急性下痢の小児および成人については，63のRCTを統合したメタ分析がある[13,14]。下痢の持続時間はプロバイオティクス投与群で投与なし群に比べて平均24.76時間（95％信頼区間 33.61～15.91）短く，4日以上症状持続する人はプロバイオティクス投与群で相対危険 0.41（95％信頼区間 0.32～0.53）と少なかった。

　他の止痢剤とは異なり，プロバイオティクスの使用によって症状遷延や重症化の報告はない。むしろ，急性下痢に対しては，プロバイオティクスの使用が強く推奨される。

[参考文献]

1) DuPont HL, Sullivan P, Pickering LK, et al. Symptomatic treatment of diarrhea with bismuth subsalicylate among students attending a Mexican university. Gastroenterology 1977; 73 (4 Pt 1) : 715-718.
2) Steffen R, Mathewson JJ, Ericsson CD, et al. Travelers' diarrhea in West Africa and Mexico: fecal transport systems and liquid bismuth subsalicylate for self-therapy. J Infect Dis. 1988; 157 (5) : 1008-1013.
3) Graham DY, Estes MK, Gentry LO. Double-blind comparison of bismuth subsalicylate and placebo in the prevention and treatment of enterotoxigenic Escherichia coli-induced diarrhea in volunteers. Gastroenterology. 1983 Nov; 85 (5) : 1017-1022. PubMed PMID: 6352386.
4) Figueroa-Quintanilla D, Salazar-Lindo E, Sack RB, et al. A controlled trial of bismuth subsalicylate in infants with acute watery diarrheal disease. N Engl J Med 1993; 328 (23) : 1653-1658.
5) Steffen R. Worldwide efficacy of bismuth subsalicylate in the treatment of travelers' diarrhea. Rev Infect Dis 1990; 12 (Suppl 1) : S80-S86.
6) Johnson PC, Ericsson CD, DuPont HL, et al. Comparison of loperamide with bismuth subsalicylate for the treatment of acute travelers' diarrhea. JAMA 1986; 255 (6) : 757-760.
7) DuPont HL, Flores Sanchez J, Ericsson CD, et al. Comparative efficacy of loperamide hydrochloride and bismuth subsalicylate in the management of acute diarrhea. Am J Med. 1990; 88 (6A) : 15S-19S.
8) Kaplan MA, Prior MJ, Ash RR, et al. Loperamide-simethicone vs loperamide alone, simethicone alone, and placebo in the treatment of acute diarrhea with gas-related abdominal discomfort. A randomized controlled trial. Arch Fam Med 1999; 8 (3) : 243-248.
9) Khin-Maung-U, Myo-Khin, Nyunt-Nyunt-Wai, et al. Clinical trial of berberine in acute watery diarrhoea. Br Med J (Clin Res Ed) 1985; 291 (6509) : 1601-1605.
10) Rabbani GH, Butler T, Knight J, et al. Randomized controlled trial of berberine sulfate therapy for diarrhea due to enterotoxigenic Escherichia coli and Vibrio cholerae. J Infect Dis 1987; 155 (5) : 979-984.
11) 古川裕, 五十嵐正紘, 伊藤純子, 他. 日本外来小児科学会診療ガイドライン作成検討会. 【乳幼児の急性下痢症に対する治療ガイドラインを求めて】乳酸菌製剤は下痢を何日短縮するか？ 外来小児科 2005; 8 (3) : 272-279.
12) CMECジャーナルクラブ編集部. 乳幼児が下痢のときは，乳酸菌を飲ませたほうがよいのでしょうか？ CMECジャーナルクラブ 2010-6-28.
 http://www.cmec.jp/cmec-tv/products/detail.php?product_id＝23
13) Allen SJ, Martinez EG, Gregorio GV, et al. Probiotics for treating acute infectious diarrhoea. Cochrane Database Syst Rev 2010; 11: CD003048.
14) CMECジャーナルクラブ編集部. 下痢の時に乳酸菌は飲んだほうがよいですか？ CMECジャーナルクラブ 2012-6-4.
 http://www.cmec.jp/cmec-tv/products/detail.php?product_id＝187

27 ACE阻害薬とARBの血管浮腫リスクの比較

Dégustation

青島周一

ポイント

- アンジオテンシン変換酵素（ACE）阻害薬による血管浮腫の発症頻度は0.1～0.2％前後であり，その好発部位は顔面や唇である。その発生機序にはブラジキニンが関与していると考えられている。
- アンジオテンシンⅡ受容体拮抗薬（ARB）でも血管浮腫の報告は複数存在するが，その発症リスクはACE阻害薬に比べて低い。
- ACE阻害薬による血管浮腫は，どの年代にも発症しうることを念頭に，特に投与開始から30日以内においては十分警戒すべきである。
- アンジオテンシン系薬剤の選択においては得られるベネフィットと有害事象リスクのバランスを考慮した上で選択されるべきである。

イントロダクション

血管浮腫の原因は大きく，遺伝性のものと後天性のものに分けられるが，後天性のもののうち，アンジオテンシン系薬剤などによる薬剤誘発性の血管浮腫はブラジキニンなどの炎症性メディエーターによる毛細血管の拡張や血管透過

性の亢進により，血漿成分が漏出することで生じる浮腫であると考えられている[1,2]。

　発症頻度こそ少ないものの，一度発症すれば，上気道閉塞など重篤化することもあり，軽視できない有害事象である。治療は，ステロイド，抗ヒスタミン薬，エピネフリン，トラネキサム酸点滴等が症状軽減に用いられるものの，発作を抑えるには不十分なこともある。研究段階ではあるが，近年では血管浮腫に対するブラジキニン受容体拮抗薬，イカチバンド（Icatibant）の有効性を示唆する報告[3,4]があり，今後の動向に注目したい。

ACE（アンジオテンシン変換酵素）阻害薬による血管浮腫

　アンジオテンシン系薬剤による血管浮腫の発症頻度は稀と言われているが，各薬剤の添付文書では「頻度不明」と記載されていることもあり，そのリスクの詳細を評価するには不十分であることも多い。一般的にはACE阻害薬での血管浮腫の発症頻度おおよそ0.1〜0.2％と言われており，薬剤投与後1週間以内に多いとされている[5]。

　ACE阻害薬は，アンジオテンシン変換酵素（ACE）を阻害することで降圧効果を示すが，同時に，血管拡張作用，血管透過性上昇作用を有するブラジキニンの分解を抑制してしまうことにより血管浮腫が引き起こされると考えられている[1,2]。

　ACE阻害薬により引き起こされた血管浮腫の臨床症状詳細については，ランダム化比較試験（OCTAVE Trial）[6]のデータを用いた分析が報告されている[7]。

　この報告は，ACE阻害薬のレニベース®（エナラプリル［MSD］）5〜40mg/日を投与する群に割り付けられた高血圧患者12,634人（平均56.9歳，男性51.9％，白人種88.5％）から実際に薬剤を服用した12,557人を対象に，血管浮腫の発症について検討したものである。血管浮腫を発症した患者の割合は，薬

剤投与後24週以内で12,557人中86人（0.68%）となっており，この研究では既存の報告よりもその発症頻度が高い印象である。

発症頻度は継時的に一定ではなく，投与開始より1週から4週間までの間の発症率は，その後24週の経過で約10倍減少している。したがって，投与初期には発症リスクが高いことを示唆している（図1）。なお，12週以降の発症率は0.03～0.06%でほぼ安定しており，このことは稀ではあるものの，投与から数か月間，経過した後にも発症しうる可能性を示している。

また，この報告では血管浮腫発症における危険因子の存在が示唆されている。各危険因子がない集団との比較で，アフリカ系アメリカ人（オッズ比2.88［95%信頼区間1.72～4.82］），薬疹既往（オッズ比3.78［95%信頼区間1.80～7.92］），65歳以上（オッズ比1.60［95%信頼区間1.02～2.53］），季節性アレルギー（オッズ比1.79［95%信頼区間1.06～3.00］）の各因子で有意な関連が認められた。人種や薬疹既往でリスクとの関連が強く，それら因子と比較すると，年齢に関しては，相対的に関連性が小さい印象である。

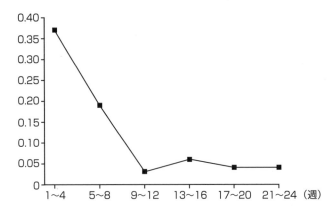

図1　エナラプリルによる血管浮腫発症頻度

（文献7より引用）

表1 エナラプリルによる血管浮腫の臨床像

浮腫/腫脹の部位	症例数86人（割合）	臨床像	症例数86人（割合）
唇	42人（49%）	顔面紅潮	**24人（28%）**
顔面	**45人（52%）**	嚥下困難	8人（9%）
首	16人（19%）	発話困難	5人（6%）
舌	19人（22%）	目の炎症	6人（7%）
瞼	22人（26%）	喘鳴/呼吸困難	4人（5%）
咽頭	10人（12%）	嗄声	3人（3%）
粘膜	6人（7%）	蕁麻疹	6人（7%）
喉頭	2人（2%）	唾液分泌亢進	2人（2%）
		口腔内分泌物排低下	2人（2%）

（文献7より引用）

　臨床症状は典型的には呼吸困難を伴う顔面，舌，声門，喉頭の腫脹が主症状であるが，この報告における浮腫の発生部位と頻度，および具体的な症状を表1に示す。2か所以上の部位で血管浮腫発症したのが51人/86人（59%）であり，3か所以上では22人/86人（26%）であった。

　ACE阻害薬による血管浮腫の発症には，その危険因子が存在する可能性が示唆されたわけだが，そもそも血管浮腫の危険因子としてどのようなファクターがあるのだろうか。アメリカの退役軍人ヘルスケアシステムのデータベースからACE阻害薬の新規使用者195,192人（男性97.4%，65歳以上が61%）と，その他の降圧薬の新規使用者399,889人（男性96.2%，65歳以上が60%）を解析対象として，血管浮腫発症の危険因子が検討されている（表2）[8]。研究対象集団がやや特なコホートだけに，その解釈には注意が必要だが，やはりACE阻害薬では有意な上昇がみられており，薬剤別ではロンゲス®（リシノプリル［塩野義製薬］）のリスク上昇が目立つ。

表2 血管浮腫のリスクファクター

リスクファクター	比較対照	相対危険	95%信頼区間
ACE阻害薬使用	他の降圧薬	3.56	2.82〜4.44
アフリカ系アメリカ人	白人種	3.88	2.99〜4.95
その他の人種	白人種	0.91	0.77〜1.13
女性	男性	1.45	1.15〜1.88
45歳未満	75歳以上	1.17	0.78〜1.77
45歳〜54歳	75歳以上	0.90	0.80〜1.04
55歳〜64歳	75歳以上	1.17	0.91〜1.51
65歳〜74歳	75歳以上	1.42	1.15〜1.74
慢性心不全あり	慢性心不全なし	1.22	1.08〜1.38
冠動脈疾患あり	冠動脈疾患なし	1.31	1.16〜1.48
糖尿病あり	糖尿病なし	0.88	0.82〜0.95
リシノプリル	他の降圧薬	3.63	2.34〜5.48
カプトプリル	他の降圧薬	2.20	1.08〜3.95

(文献8より引用)

ARB（アンジオテンシンⅡ受容体拮抗薬）と血管浮腫

　ARB各薬剤の添付文書には重篤な副作用として，ACE阻害薬と同様に血管浮腫の記載があるものの，こちらも詳細の評価が困難である。ARBの作用機序から考えれば，理論上ブラジキニンレベルに対して明確な影響を与えないが故，ACE阻害薬よりもその発現頻度は低いと考えられる。しかし，実際にはARBによる血管浮腫の症例報告は多数存在する[9-12]。また，ACE阻害薬で血管浮腫を発症したため，ARBへ切り替えたものの，血管浮腫が継続した症例が報告されており[13]，ARBによる血管浮腫発現メカニズムはブラジキニンだけでは説明がつかないとも言われている[14]。

デギュスタシオン

　作用機序的には ACE 阻害薬に比べて ARB でリスクの低いと考えられる血管浮腫の有害事象であるが，大規模コホート研究において両剤の比較が行われている[15]。18歳以上の患者を対象に ACE 阻害薬（解析対象 1,845,138 人），ARB（解析対象 467,313 人），アリスキレン（解析対象 4,867 人）の血管浮腫リスクを，β遮断薬（解析対象 1,592,278 人）をコントロール群として比較検討している。平均追跡期間は ACE 阻害薬で 149 日，ARB で 136 日，アリス

表3　アンジオテンシン系薬剤の血管浮腫，および重篤な血管浮腫リスク

[血管浮腫の発現頻度（カッコ内は 95％信頼区間）]

	症例数	解析総数	1,000人当たりの累積発症件数	1,000人当たりの年間発症率	傾向スコア調整ハザード比
ACE 阻害薬	3,301人	1,845,138人	1.79 (1.73〜1.85)	4.38 (4.24〜4.54)	3.04 (2.81〜3.27)
ARB	288人	467,313人	0.62 (0.55〜0.69)	1.66 (1.47〜1.86)	1.16 (1.00〜1.34)
アリスキレン	7人	4,867人	1.44 (0.58〜2.96)	4.67 (1.88〜9.63)	2.85 (1.34〜6.04)
β遮断薬	915人	1,592,278人	0.58 (0.54〜0.61)	1.67 (1.56〜1.78)	1 [Reference]

[重篤な血管浮腫の発現頻度（カッコ内は 95％信頼区間）]

	症例数	解析総数	1,000人当たりの累積発症件数	1,000人当たりの年間発症率	傾向スコア調整ハザード比
ACE 阻害薬	326人	1,845,138人	0.18 (0.16〜0.20)	0.43 (0.39〜0.48)	4.91 (3.62〜6.65)
ARB	10人	467,313人	0.02 (0.01〜0.04)	0.06 (0.03〜0.11)	0.56 (0.28〜1.14)
アリスキレン	1人	4,867人	0.21 (0.01〜1.14)	0.67 (0.03〜3.72)	8.84 (1.13〜69.4)
β遮断薬	51人	1,592,278人	0.03 (0.02〜0.04)	0.09 (0.07〜0.12)	1 [Reference]

（文献 15 より引用）

キレンで112日，β遮断薬で126日であった．なお，アリスキレンは症例数が極端に低く，この解析データを鵜呑みにできない印象であり，今後の検討が必要だろう．

年齢に関して，相関性はあまりみられず，いずれの年代においても警戒が必要である．また投与期間では投与30日以内でリスクが最大となることから，これまでの報告も踏まえ，新規投与1か月以内において特に注意が必要であろう．主な結果を表3，4にまとめる．

薬理学的知見からの推論を裏付けるように，観察研究でもARBに比べてACE阻害薬で血管浮腫のリスクが高いことが示唆されている．介入研究においては1つランダム化比較試験では有害事象の検出はなかなか困難であると言

表4 年齢別，投与期間別リスク

[年齢別の血管浮腫リスク]（調整ハザード比 [95%信頼区間]）

	18〜44歳	45〜54歳	55〜64歳	65歳以上
ACE阻害薬	2.91 (2.51〜3.38)	3.05 (2.63〜3.52)	2.65 (2.27〜3.09)	3.69 (3.17〜4.31)
ARB	1.25 (0.93〜1.70)	1.14 (0.87〜1.50)	1.20 (0.90〜1.59)	1.17 (0.86〜1.59)
β遮断薬	1 [Reference]	1 [Reference]	1 [Reference]	1 [Reference]

[投与期間別の血管浮腫リスク]（調整ハザード比 [95%信頼区間]）

	0〜30日	31〜60日	61〜90日	91〜180日	181〜270日	271〜365日
ACE阻害薬	3.57 (3.28〜3.88)	2.62 (2.16〜3.17)	2.79 (2.16〜3.60)	2.77 (2.31〜3.34)	2.60 (2.04〜3.31)	2.10 (1.60〜2.76)
ARB	1.46 (1.25〜1.71)	1.11 (0.76〜1.64)	0.70 (0.40〜1.23)	1.02 (0.71〜1.46)	1.07 (0.65〜1.78)	1.61 (0.95〜2.72)
β遮断薬	1 [Reference]	1 [Reference]	1 [Reference]	1 [Reference]	1 [Reference]	1 [Reference]

（文献15より引用）

えるが，7つのランダム化比較試験のメタ解析[16]によれば，血管浮腫の発生はARBに比べてACE阻害薬で2.2倍［95％信頼区間1.5〜3.3］多い可能性を示唆しており，ほぼ同様の結果が示されている。

　血管浮腫は発症頻度こそ少ないものの，その症状の重篤性から臨床上重要な有害事象であり，発症頻度はARBに比べてACE阻害薬で2倍以上多いと考えられる。しかしながらARBとACE阻害薬のベネフィットも同時に考慮したい。本章ではその詳細については触れないが，高齢者に対するARBの使用は死亡リスクを減らさず，有害事象が多いという可能性が16のランダム化比較試験のメタ分析で示唆されている[17]。またACE阻害薬では高血圧患者の死亡を低下させたものの，ARBにはその明確な効果が認められなかったとするメタ分析も報告されている[18]。

　そして，併用薬剤もまた重要なファクターである。DPP4阻害薬のビルダグリプチンとACE阻害薬との併用では，併用なしと比べて血管浮腫リスクとの関連が上昇する可能性を示唆した報告[19]があり，添付文書上でも両者は併用注意となっている[20]。

　アンジオテンシン系薬剤の選択は，患者さんの基礎疾患や副作用既往歴，併用薬剤など，血管浮腫有害事象のリスクファクターを十分考慮した上でリスク，ベネフィットとのバランスを熟慮し選択されるべきである。

[参考文献]

1) Vleeming W, van Amsterdam JG, Stricker BH, et al. ACE inhibitor-induced angioedema. Incidence, prevention and management. Drug Saf 1998; 18 (3) : 171-188.
2) Lerch M. Drug-induced angioedema. Chem Immunol Allergy 2012; 97: 98-105.
3) Bas M, Greve J, Stelter K, et al. Therapeutic efficacy of icatibant in angioedema induced by angiotensin-converting enzyme inhibitors: a case series. Ann Emerg Med 2010; 56 (3) : 278-282.
4) Baş M, Greve J, Stelter K, et al. A randomized trial of icatibant in ACE-inhibitor-induced angioedema. N Engl J Med 2015; 372 (5) : 418-425.

5) Israili ZH, Hall WD. Cough and angioneurotic edema associated with angiotensin-converting enzyme inhibitor therapy: A review of the literature and pathophysiology. Ann Intern Med 1992; 117 (3) : 234-242.
6) Kostis JB, Packer M, Black HR, et al. Omapatrilat and enalapril in patients with hypertension: the Omapatrilat Cardiovascular Treatment vs. Enalapril (OCTAVE) trial. Am J Hypertens 2004; 17 (2) : 103-111.
7) Kostis JB, Kim HJ, Rusnak J, et al. Incidence and characteristics of angioedema associated with enalapril. Arch Intern Med 2005; 165 (14) : 1637-1642.
8) Miller DR, Oliveria SA, Berlowitz DR, et al. Angioedema incidence in US veterans initiating angiotensin-converting enzyme inhibitors. Hypertension 2008; 51 (6): 1624-1630.
9) Rivera JO. Losartan-induced angioedema. Ann Pharmacother 1999; 33 (9): 933-935.
10) Cha YJ, Pearson VE. Angioedema due to losartan. Ann Pharmacother 1999; 33 (9) : 936-938.
11) Nykamp D, Winter EE. Olmesartan medoxomil-induced angioedema. Ann Pharmacother 2007; 41 (3) : 518-520.
12) Acker CG, Greenberg A. Angioedema induced by the angiotensin II blocker losartan. N Engl J Med 1995; 333 (23) :1572.
13) Cicardi M, Zingale LC, Bergamaschini L, et al. Angioedema associated with angiotensin-converting enzyme inhibitor use: outcome after switching to a different treatment. Arch Intern Med 2004; 164 (8) : 910-913.
14) Chiu AG, Krowiak EJ, Deeb ZE. Angioedema associated with angiotensin II receptor antagonists: challenging our knowledge of angioedema and its etiology. Laryngoscope 2001; 111 (10) : 1729-1731.
15) Toh S, Reichman ME, Houstoun M, et al. Comparative risk for angioedema associated with the use of drugs that target the renin-angiotensin-aldosterone system.Arch Intern Med 2012; 172 (20) : 1582-1589.
16) Makani H, Messerli FH, Romero J, et al. Meta-analysis of randomized trials of angioedema as an adverse event of renin-angiotensin system inhibitors. Am J Cardiol 2012; 110 (3) : 383-391.
17) Elgendy IY, Huo T, Chik V, et al. Efficacy and safety of angiotensin receptor blockers in older patients: a meta-analysis of randomized trials. Am J Hypertens 2014. doi: 10.1093/ajh/hpu209.
18) van Vark LC, Bertrand M, Akkerhuis KM, et al. Angiotensin-converting enzyme inhibitors reduce mortality in hypertension: a meta-analysis of randomized clinical trials of renin-angiotensin-aldosterone system inhibitors involving 158,998 patients. Eur Heart J 2012; 33 (16) : 2088-2097.
19) Brown NJ, Byiers S, Carr D, et al. Dipeptidyl peptidase-IV inhibitor use associated with increased risk of ACE inhibitor-associated angioedema. Hypertension 2009; 54 (3) : 516-523.
20) ノバルティス　ファーマ株式会社　エクア錠50mg　製剤添付文書 2014年11月改訂（第12版）．

28 アンジオテンシン変換酵素阻害薬(ACE)とアンジオテンシン受容体拮抗薬(ARB)の比較

Dégustation

名郷直樹

ポイント

- 製薬メーカーはACEよりARBを売りたい。
- 高血圧，心不全に対してACEとARBに明確な差はない。
- 薬価を考慮すればACEの使用を優先させるのが合理的である。
- ディオバンに関わる論文不正，捏造事件はARBを売りたい製薬メーカーの取り組みの一角に過ぎない。
- ブロプレスのデータ操作がディオバン®(バルサルタン)ほど問題にならないのは武田製薬が国内メーカーであることが関係しているかもしれない。

イントロダクション

降圧薬の市場は，薬価ベースでみればARBが半分以上を占める。ARBの一つ，ディオバンが他の降圧薬に優れるという日本人を対象にした5つのランダム化比較試験の結果がすべて不正，捏造が明らかとなった2014年においても，その傾向に大きな変化はない。

ディオバンに続き，ブロプレス®(カンデサルタン シレキセチル)の効果を

検討したランダム化比較試験においてもデータ操作が明らかになったが，こちらはほとんどニュースにすらなっていないし，ブロプレスを飲んでいる患者さんたちにもこの情報はほとんど届いていない。

降圧薬についての現状は，このように絶望的なものであるが，この絶望が抜け出るためにどうしたらいいのか，ACEとARBに関するランダム化比較試験を振り返って吟味することで，解決の道を探りたい。

事の発端

ACEとARBの比較を語る上においてまず取り上げるべきは，心不全を対象に，カプトリル®（カプトプリル）とニューロタン®（ロサルタンカリウム）を比較したELITE試験[1]と，その後行われたELITEⅡ試験[2]である。ELITEが1997年，ELITEⅡが2000年の発表である。

ELITEは，腎機能を一次アウトカムとしたランダム化比較試験であるが，事後的になされた解析で，死亡率においてニューロタンが有意に優れるという結果（相対危険0.64，95％信頼区間0.31～0.95）が出て，大きな話題になった研究である。しかし，これは一次アウトカムでも二次アウトカムでもない結果であるために，あらためて死亡を一次アウトカムとしたELITEⅡ試験が計画された。その結果はELITEと異なり，両群の死亡に関して統計学的に有意な差を認めないというものであった（ACEに対するARBの相対危険1.13，95％信頼区間0.95～1.35）。

ACEとARBに関する直接比較は，死亡をアウトカムにして差があるとは言えない。ELITE試験の衝撃的な結果は，実はそうではなかったと一旦決着したわけである。さらにその後，2007年にはBPLTTCのメタ分析[3]も発表され，脳卒中，心血管イベント，心不全についても両者に差がないことが示された（図1）。

ACEとARBの合併症予防効果について明確な差はない。薬価を考えれ

図1 BPLTTCのメタ分析の結果

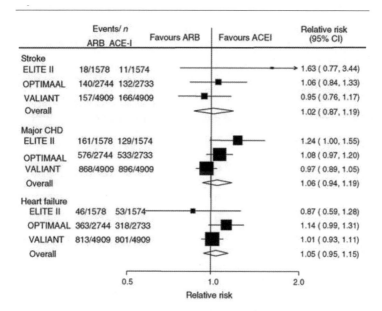

ば，まずACEからというのが妥当な臨床上の選択である．もちろんARBには咳が出ないというメリットはあるが，咳は可逆的な副作用であり，ACEをまず使ってみて咳が出るかどうか検討すればよいことである．

しかし，現実はそうではない．ARBがダントツの第一選択薬として降圧薬売り上げ全体の50％を超え，ACE阻害薬は明らかにARBの次の選択肢という逆の状況である．

ディオバン事件

効果が変わらないにもかかわらず，高い薬が第一選択にされる背景には，製薬メーカーの存在がある．それが最もいびつな形で明らかになったのが，ディオバンに関わる論文不正，データ捏造事件である．いずれもARBの効果を他

の降圧薬と比較したもので，必ずしもACEとの比較ではないが，ACEに対してARBが圧倒的に多く処方される現状を反映する試験としてここで取り上げる。

慈恵医大[4]，京都府立医大[5]，千葉大[6]，名古屋大[7]，滋賀医大[8]の5つの大学のディオバンと他の降圧薬を比較した医師主導臨床試験において，ノバルティス社の元社員が，その立場を大阪市大の研究員と偽ってデータ解析に関わり，いずれの研究においても，論文のデータ捏造，不正が明らかになり，論文撤回となった事件である。これについては，マスコミもこぞって取り上げ，大きな話題となったが，ここには不正，捏造とは別の視点でみても大きな問題がある。

5つの論文のうち，最初に発表された慈恵医大の論文をざっと読めば，そもそもオープン試験でありながら，入院や心不全，狭心症という臨床診断を基にするアウトカムが含まれ，その問題のあるアウトカムで大きな差がついているという決定的な問題がある（図2）。また仮にオープン試験のためのバイアスを無視したとしても，ELITEII以降，これまでの研究でほとんど差がないという結果が出ているわけで，むしろこの論文の結果のほうに問題があると考えるのが普通である。最初のELITE研究のように，たまたまARBがいいという結果が出た可能性が高いと考えたほうがよい。

しかし，個々の臨床医が元の論文を吟味するというようなリテラシーを持ち合わせておらず，「日本人でのエビデンスがでました」という製薬メーカーのうたい文句に，見事にだまされてしまったというわけである。製薬メーカーは薬価が高いARBを売りたいに決まっている。ディオバン事件で論文捏造が明らかになり，ディオバンは使わないほうがいいのではという方向性が出てきたのであるが，捏造がなくても，製薬メーカーは何とかしていいようなデータを出して，我々臨床医に使ってもらおうとするのである。

ディオバン事件の教訓は，捏造されたら臨床医はどうしようもない，ということではなく，その論文そのものの標準的な批判的吟味や，他の似たような研

28. アンジオテンシン変換酵素阻害薬（ACE）とアンジオテンシン受容体拮抗薬（ARB）の比較

図2 慈恵医大の論文の結果：問題のあるアウトカムで効果が明らか

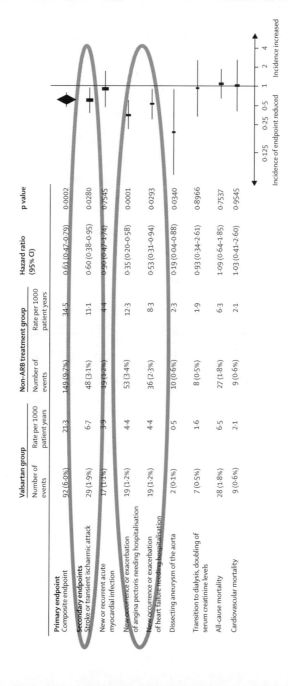

究結果を吟味することで，十分対応できるということである．ただそのリテラシーをどう身につけるかという問題は残る．ここでは医学部教育，研修医教育，生涯教育の中で，すべての医師が身につけるべき能力として，臨床研究の論文の読み方，使い方を学ぶ機会の整備が必要である．

ブロプレスにおける論文不正

　ディオバンに引き続き，ブロプレスをカルシウム拮抗薬のアムロジン®/ノルバスク®（アムロジピン）と比較検討した臨床試験[9]でも論文不正が明らかになった．論文に使われたグラフと実際のプロモーションに使われたグラフが異なるというのである．さらに，糖尿病の新規発症についてブロプレスが勝るという結果を示した論文については，糖尿病の診断基準が事後的に変えられていたことも判明した．当初の糖尿病の基準では差が出なかったところ，基準をいじったらあるところでブロプレスがよいという結果が出て，それを論文結果に採用したわけである．これを不正というかどうかは微妙な問題もあるが，生物統計学的には，偶然の影響を増してしまうという点でやってはいけない解析である．しかし，製薬メーカーは往々にしてそういうやってはいけない解析をして，それをプロモーションに使う．ただ，そこは臨床医側がリテラシーを身につけて見破ればいい．これは前もって計画されていないサブグループ分析の結果なので疑わしい，そう判断すればいいだけのことである．

　しかし，このブロプレスの問題はそこだけにとどまらない．これはディオバン事件の後，もっと話題になるべき問題であるし，マスコミももっときちんと取り上げるべきである．ディオバンを飲んでいた患者さんの一部はブロプレスに変更されているという現場の状況もある．しかし，世の中でほとんど話題にならない．多くの臨床医も，ディオバンの時のように他の薬に変えたほうがいいのではという動きにならない．

　これはなぜか．ここにはさらに根深い問題がある．ここで語ることは推測の

域を出ないということはあるが，やはり外資メーカーに厳しく，国内メーカーに甘いというような世の中，特にマスコミの問題があるのではないだろうか．テレビ局にとって製薬メーカーは重要なスポンサーの一つである．特に国内企業はそうだろう．そういうことが問題の取り上げ方に大きく影響している．ディオバン事件で製薬メーカーと医者の利益相反の問題が大きく取り上げられたが，マスコミと製薬メーカーの問題はさらに大きな問題であるにもかかわらず取り上げられていない．これは恐るべきことである．

デギュスタシオン

　ここにあるのは，製薬メーカーは論文データを操作して，何とか売りたい薬がいいように見せかけて，売りたい薬を売るという現状である．捏造や不正となると話は別だが，そこまでいかないようなギリギリのやり方は，企業としては致し方ないことかもしれない．しかし，薬を処方する医者や患者側では，逆である．むしろ効果が同じなら安い薬のほうがよいに決まっている．

　流れているデータの多くは医者や患者にとって都合がいいというわけではなく，製薬メーカーの都合を優先して流されたりする．マスコミと製薬メーカーの利益相反は医師と製薬メーカーのそれと同様に大きな問題で，マスコミはメーカーに都合がいい情報を優先して流し，都合の悪い情報を伏せようとする．

　ARBがいまだにダントツの第一選択薬として君臨する背景には，論文捏造，不正よりも，さらに大きな問題がある．臨床医はそこにも十分注意を払わなければいけない．

[参考文献]

1) Pitt B, Segal R, Martinez FA, et al. Randomised trial of losartan versus captopril in patients over 65 with heart failure (Evaluation of Losartan in the Elderly Study, ELITE). Lancet 1997; 349 (9054) : 747-752.
2) Pitt B, Poole-Wilson PA, Segal R, et al. Effect of losartan compared with captopril on mortality in patients with symptomatic heart failure: randomised trial--the Losartan Heart Failure Survival Study ELITE II. Lancet 2000; 355 (9215) : 1582-1587.
3) Turnbull F, Neal B, Pfeffer M, et al. Blood Pressure Lowering Treatment Trialists' Collaboration. Blood pressure-dependent and independent effects of agents that inhibit the renin-angiotensin system. J Hypertens. 2007; 25 (5) : 951-958.
4) Mochizuki S, Dahlöf B, Shimizu M, et al. Jikei Heart Study group. Valsartan in a Japanese population with hypertension and other cardiovascular disease (Jikei Heart Study): a randomised, open-label, blinded endpoint morbidity-mortality study. Lancet 2007; 369 (9571) : 1431-1439.
5) Sawada T, Yamada H, Dahlöf B, et al. KYOTO HEART Study Group. Effects of valsartan on morbidity and mortality in uncontrolled hypertensive patients with high cardiovascular risks: KYOTO HEART Study. Eur Heart J. 2009; 30 (20): 2461-2469.
6) Narumi H, Takano H, Shindo S, et al. Valsartan Amlodipine Randomized Trial Investigators. Effects of valsartan and amlodipine on cardiorenal protection in Japanese hypertensive patients: the Valsartan Amlodipine Randomized Trial. Hypertens Res 2011; 34 (1) : 62-69.
7) Muramatsu T, Matsushita K, Yamashita K, et al. NAGOYA HEART Study Investigators. Comparison between valsartan and amlodipine regarding cardiovascular morbidity and mortality in hypertensive patients with glucose intolerance: NAGOYA HEART Study. Hypertension 2012; 59 (3): 580-586.
8) The Shiga Microalbuminuria Reduction Trial (SMART) Group. Reduction of microalbuminuria in patients with type 2 diabetes: the Shiga Microalbuminuria Reduction Trial (SMART). Diabetes Care 2007; 30: 1581-1583.
9) Ogihara T, Nakao K, Fukui T, et al. Candesartan Antihypertensive Survival Evaluation in Japan Trial Group. Effects of candesartan compared with amlodipine in hypertensive patients with high cardiovascular risks: candesartan antihypertensive survival evaluation in Japan trial. Hypertension 2008; 51 (2) :393-398.

29 スタチンと糖尿病発症リスクの比較

Dégustation

青島周一

ポイント

- スタチン系薬剤では新規糖尿病発症のリスク上昇が示唆されており，特にBMIやHbA1c等が高い糖尿病の危険因子を有する症例で，そのリスクが高い。
- 高用量のスタチン治療は低用量スタチン治療に比べて糖尿病発症リスクが高く，特にスタチン投与後4か月以内は糖尿病の新規発症リスクに警戒すべきである。
- 糖尿病発症リスクはアトルバスタチン，ロスバスタチン，シンバスタチンで高く，フルバスタチン，プラバスタチン，ピタバスタチンでは，相対的に低いと考えられる。

イントロダクション

　スタチン系薬剤は脂質異常症治療において用いられる代表薬剤である。主な有害事象として横紋筋融解症等は有名であるが，近年ではスタチン系薬剤の使用と新規糖尿病発症リスクが示唆されている。スタチン系薬剤の各添付文書に

は糖尿病に関する注意喚起がなされているものもあるが、統一した記載はなく、そのリスクの程度も添付文書から詳細な情報を得ることはできない。重大な副作用に「高血糖」「糖尿病」の記載があるのはリピトール®（アトルバスタチン［アステラス］）のみであり、リポバス®（シンバスタチン［MSD］）、ローコール®（フルバスタチン［ノバルティス］）、クレストール®（ロスバスタチン［アストラゼネカ］）には「その他の注意」の項目等に、ごく簡単に糖尿病発症リスクに関する情報が記載されている程度である。メバロチン®（プラバスタチン［第一三共］）、リバロ®（ピタバスタチン［興和］）には具体的な記載が見当たらない[1-6]。

わが国で使用できる主なスタチン製剤のLDLコレステロール低下効果を表1にまとめる。用量に関する設定がわが国における常用量と異なる点に注意したいが、LDL低下効果はおおむね、ロスバスタチン＞アトルバスタチン＞シンバスタチン＞プラバスタチンの順となっており[7]、スタチンの糖尿病発症リスクは後述するように、その力価と関連があるようである。

スタチン製剤の各添付文書上における糖尿病リスクの記載は、かなりあいまいな印象であるが、スタチンとグルコース代謝関連を検討したレビュー文献[8]によれば、投与前後比較検討において、ピタバスタチンでHbA1cの増加など血糖コントロールの悪化が報告されており、また観察研究ではプラバスタチンと比べて、アトルバスタチンで血糖コントロール悪化の頻度は多いとされている。

表1 主要なスタチン製剤の平均LDLコレステロール低下率

1日投与量	ロスバスタチン	アトルバスタチン	シンバスタチン	プラバスタチン
10mg	－45.8%	－36.8%	－28.3%	－20.1%
20mg	－52.4%	－42.6%	－35.0%	－24.4%
40mg	－55.0%	－47.8%	－38.8%	－29.7%

（文献7より作成）

2008年に報告されたロスバスタチンの大規模臨床試験JUPITER[9]では，ロスバスタチン使用群で新規糖尿病発症との関連が示唆された。このJUPITER試験はLDLコレステロールが130mg/dl未満で，脂質異常を伴わないが，炎症性疾患マーカーである高感度C反応性蛋白（高感度CRP）が2.0mg/l以上の参加者17,802人（平均中央値66歳，女性38.2%，BMI中央値28.4）を対象に，ロスバスタチン20mg/日投与（8,901人）とプラセボ（8,901人）を比較して，複合心血管イベント（非致死的心筋梗塞，非致死的脳卒中，不安定狭心症による入院，血行再建術，心血管死亡）の初発を中央値で1.9年追跡した，2重盲検ランダム化比較試験である。

　その結果，ロスバスタチン群で複合心血管イベントが有意に減る可能性が示唆された（ハザード比0.56［95%信頼区間0.46〜0.69］）。また主要評価項目ではないが総死亡も有意に減少した（ハザード比0.80［95%信頼区間0.67〜0.97］）。

　この研究では，高感度CRPが上昇しているが脂質異常を有していない患者においてもロスバスタチンのベネフィットが示唆された。しかしながら，有害事象報告において，重大な有害事象全体では，両群で統計的差を認めないものの（p = 0.60）担当医師が報告した新規糖尿病発症がロスバスタチン群3.0%（270人/8,901人），プラセボ群2.4%（216人/8,901人）と，ロスバスタチン群で有意に多いことが示された。（p = 0.01）あくまで担当医師の報告に基づいた診断例ではあるが，糖尿病発症というアウトカムの重大性を考慮すれば，決して軽視できるものではない。

　JUPITER試験は，その後サブグループ解析が行われ，ロスバスタチンと糖尿病発症リスクに関する詳細な検討が報告されている[10]。JUPITER試験に参加した17,802人のうち，データの欠落のない，17,603試験参加者（98.9%）を解析対象にし，主要な糖尿病の危険因子（メタボリックシンドローム，空腹時血糖異常，BMIが30kg/m^2以上，HbA1c値＞6%）を1つ以上有していた11,508人，危険因子を有しない参加者6,095人で，糖尿病発症リスク比較検討

をしたところ，危険因子を有しない参加者での糖尿病リスクはプラセボに比べて有意な上昇はみられなかったが，危険因子を1つ以上有する参加者ではリスクの有意な上昇を認めた（表2）。

表2 糖尿病危険因子の有無で比較したロスバスタチンの糖尿病発症リスク

サブグループ	ロスバスタチン群の糖尿病発症例	プラセボ群の糖尿病発症例	ハザード比 [95%信頼区間]
危険因子なし (6,095人)	12人 (0.18/100人年)	12人 (0.18/100人年)	0.99 [0.45〜2.21]
危険因子あり (11,508人)	258人 (2.12/100人年)	204人 (1.65/100人年)	1.28 [1.07〜1.54]

（文献10より作成）

また，この解析では新規糖尿病発症までの期間は，プラセボの89.7週［標準偏差：50.4］に比べてロスバスタチン群84.3週［標準偏差：47.8］であり，平均で5.4週早める可能性を示唆した。

このように，特に糖尿病の危険因子を有する患者において，ロスバスタチンの新規糖尿病発症リスク上昇が懸念されるが，ロスバスタチンのみならずスタチン系薬剤全体においても糖尿病発症リスクとの関連を示唆したランダム化比較試験13研究（解析対象91,140人）のメタ分析[11]が報告されている。

この研究によれば，スタチン系薬剤の使用は平均4年間の治療で，わずかではあるが糖尿病発症に有意な関連性を示し（オッズ比1.09［95%信頼区間1.02〜1.17]），糖尿病が1人発症するのに要するスタチン治療者の数（NNH：number needed to harm 有害必要数）は255人［95%信頼区間150〜852人］と計算された。

高用量スタチンのリスクベネフィット

　本章ではスタチンの有効性について，その詳細には触れないが，心血管アウトカムに対して，日本人においてもベネフィットを示したエビデンスがある[12]。したがって，スタチンの糖尿病発症リスクは，得られるベネフィットとの兼ね合いの中で検討される必要がある。スタチンの投与量と，そのリスク，ベネフィットはどのようなバランスとなっているのだろうか。

　高用量のスタチンを用いた集中的な治療と，通常量のスタチンを用いた治療を比較したランダム化比較試験5研究（解析対象32,752人）のメタ分析[13]が報告されている。この解析で検討された高用量のスタチン治療とは具体的にはアトルバスタチン80mg/日やシンバスタチン40〜80mg/日というわが国における常用量よりもかなり多いものである。また比較された治療はアトルバスタチン10mg/日やシンバスタチン20〜40mg/日，あるいはプラバスタチン40mg/日を用いた治療で，こちらもわが国常用量よりはやや高い印象である。スタチンを高用量で用いることは，通常用量で用いる場合に比べて，1年間の治療で，498人に1人糖尿病を発症させる可能性があるもの，心血管疾患は155人に1人防ぐことができるという結果であった（表3）。

　研究間の結果のばらつき，すなわち異質性は心血管疾患に関する統合解析で

表3 スタチン投与量に対する心血管疾患発症と糖尿病発症

アウトカム	高用量スタチン	通常量スタチン	オッズ比 [95%信頼区間]	NNT／年
糖尿病発症	1,449人/16,408人 (8.8%)	1,300人/16,344人 (8.0%)	1.12 [1.04〜1.22]	498
心血管疾患発症	3,134人/16,408人 (19.1%)	3,550人/16,344人 (21.7%)	0.84 [0.75〜0.94]	155

※ NNT（number needed to treat）：治療必要数

（文献13より作成）

は高かった（$I^2 = 74\%$）が，糖尿病発症に関する統合解析では低く（$I^2 = 0\%$），リスク評価に関して結果の妥当性は決して低いものではない。

デギュスタシオン

スタチンの糖尿病発症リスクは，得られるベネフィットに比べて相対的に少なく，その発症頻度も決して多くないため，実臨床でどのようにとらえればよいのか，悩むところである。日本人におけるプラバスタチンのランダム化比較試験（MEGAstudy）[12]から推察されるように，欧米と比較してもわが国における心血管疾患リスクは比較的少ないことを踏まえれば，心血管疾患発症抑制というベネフィットよりはむしろ，糖尿病新規発症という有害性に注目すべきではないかと筆者は考えている。たとえわずかであるにしても，有害事象としてのアウトカムの重大性は軽視すべきではない。わが国で使用できる6種類の

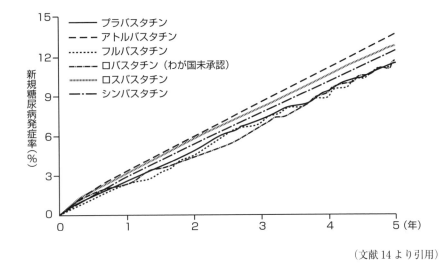

図1 各スタチンの累積糖尿病発症（ロバスタチンはわが国未承認）

（文献14より引用）

スタチンのうちで，最もリスクの少ない薬剤を考慮することは臨床上重要である。

スタチンの種類と糖尿病発症リスクに関して，カナダ，オンタリオ州における66歳以上で糖尿病を発症していない471,250人（年齢中央値73歳）を対象にした大規模コホート研究が報告されている[14]。交絡の影響への配慮として，年齢，性別，コホート登録年，急性冠症候群，慢性冠動脈疾患の既往，チャールソン併存疾患スコア，サイアザイド系利尿薬，ニトログリセリン，ARB，β遮断薬，ホルモン製剤やそのアナログ製剤などの薬剤使用で調整している。

その結果，プラバスタチンを比較基準として，リスクの有意な上昇はアトルバスタチン，ロスバスタチン，シンバスタチンでみられた（図1，表4）。また糖尿病を発症するのに要する症例数（NNH：number needed to harm 有害必要数）はアトルバスタチン，ロスバスタチン，シンバスタチンの順で低く，糖尿病発症リスクは冒頭述べたLDL低下効果の順と類似している。特にアトルバスタチンの糖尿病発症リスクが一番高く，そのNNHは172と計算されている。なおフルバスタチンで統計的な有意差が出ていないのはイベント数が少ないことが影響している可能性がある。

表4 各スタチンの糖尿病発症リスク (NNH：number needed to harm 有害必要数)

薬剤	解析症例	糖尿病発症	追跡中央値	1,000人当たりの発症数	調整ハザード比 [95%信頼区間]	NNH
プラバスタチン	38,470	1,443	240日	22.64	reference	—
アトルバスタチン	268,254	15,261	369日	30.70	1.22[1.15〜1.29]	172
フルバスタチン	5,636	167	190日	21.52	0.95[0.81〜1.11]	—
ロスバスタチン	76,774	3,732	308日	34.21	1.18[1.10〜1.26]	210
シンバスタチン	75,829	3,727	331日	26.22	1.10[1.04〜1.17]	363

(文献14より引用)

さらに8つのデータベースより40歳以上で，糖尿病を有しておらず，心血管疾患2次予防のために新規スタチンを使用した患者136,966人を対象に，高力価スタチンの糖尿病発症リスクを検討した観察研究のメタ分析も報告されている[15]。この報告は，いわゆる高力価スタチン（ロスバスタチン10mg/日以上，アトルバスタチン20mg/日以上，シンバスタチン40mg/日以上）と低力価スタチン（高力価スタチン以外のスタチン）を比較し，新規糖尿病発症による入院，あるいはインスリンまたは経口抗糖尿病薬の新規処方をもとに糖尿病発症リスク検討した。

　その結果，これまでの報告と同様，高力価スタチンでの糖尿病リスクとの関連が示唆され，そのリスク上昇は薬剤投与後4か月以内が最も高い可能性が示された（率比1.26［95％信頼区間1.07～1.47］）。

　ピタバスタチンに関しては，糖尿病発症リスクを検討した妥当性の高い臨床研究の報告は，現時点で限定的である。脂質異常を有する2型糖尿病を合併した日本人86人を対象とした症例検討[16]によればピタバスタチン2mg/日を12か月投与し，グルコース代謝関連を検討したところ，投与前後で大きな変化は見られなかったが，BMIが25以上の患者群では空腹時血糖を有意に減少させたとしている。ランダム化比較試験ではなく投与前後比較であり，さらに空腹時血糖は患者のライフスタイルの影響をかなり受けることに注意したい。

図2　各スタチンの相対的な糖尿病発症リスクの関係

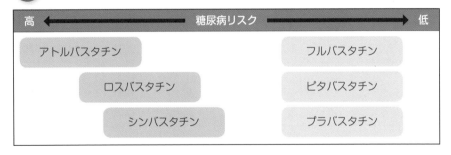

また2型糖尿病を有する30人の日本人に対して，オープンラベルの準ランダム化クロスオーバー試験でアトルバスタチン（10mg/日）とピタバスタチン（2mg/日）との比較が行われている[17]。解析されたのは30人中28人で，12週間の投与で，脂質コントロールは両者同等であり，ピタバスタチン群でHbA1cが統計的有意に低いという結果であった（ピタバスタチン6.74%，アトルバスタチン6.92%　差：−0.18［95%信頼区間−0.34〜−0.02］）。しかしながらその差はわずかであり，研究開始時からのHbA1c変化量を比較したものではない。またオープン試験であることなどを踏まえれば，この結果をもってピタバスタチンが糖尿病リスクを増加させないと結論付けるのは，早計だろう。冒頭述べたようにピタバスタチンでHbA1cが増加も示唆される[8]。

以上を踏まえれば，現段階において，糖尿病発症リスクが高いスタチンは，アトルバスタチン，シンバスタチン，ロスバスタチンと考えられ，相対的にリスクの少ない薬剤はプラバスタチン，フルバスタチン，ピタバスタチンだと考えられる（図2）。ただ，日本人に対して大規模臨床試験が行われたプラバスタチンを差し置いて，フルバスタチンやピタバスタチンを積極的に用いる根拠は少ない印象である。

[参考文献]

1) アステラス製薬株式会社．リピトール錠添付文書．2014年4月改訂（第24版）．
2) MSD株式会社．リポバス錠添付文書．2014年8月改訂（第30版）．
3) 興和株式会社．リバロ錠添付文書．2014年2月改訂（第16版）．
4) 第一三共株式会社．メバロチン錠添付文書．2013年4月改訂（第16版）．
5) ノバルティス ファーマ株式会社．ローコール錠添付文書．2014年6月改訂（第12版）．
6) アストラゼネカ株式会社．クレストール錠2014年6月改訂（第10版）．
7) Jones PH, Davidson MH, Stein EA, et al. Comparison of the efficacy and safety of rosuvastatin versus atorvastatin, simvastatin, and pravastatin across doses (STELLAR* Trial). Am J Cardiol 2003; 92 (2): 152-160.
8) Sasaki J, Iwashita M, Kono S. Statins: beneficial or adverse for glucose metabolism. J Atheroscler Thromb 2006; 13 (3): 123-129.

9) Ridker PM, Danielson E, Fonseca FA, et al. Rosuvastatin to prevent vascular events in men and women with elevated C-reactive protein. N Engl J Med 2008; 359 (21) : 2195-2207.
10) Ridker PM, Pradhan A, MacFadyen JG, et al. Cardiovascular benefits and diabetes risks of statin therapy in primary prevention: an analysis from the JUPITER trial. Lancet 2012; 380 (9841) : 565-571.
11) Sattar N, Preiss D, Murray HM, et al. Statins and risk of incident diabetes: a collaborative meta-analysis of randomised statin trials. Lancet 2010; 375 (9716) : 735-742.
12) Nakamura H, Arakawa K, Itakura H, et al. MEGA Study Group. Primary prevention of cardiovascular disease with pravastatin in Japan (MEGA Study) : a prospective randomised controlled trial. Lancet 2006; 368 (9542) : 1155-1163.
13) Preiss D, Seshasai SR, Welsh P, et al. Risk of incident diabetes with intensive-dose compared with moderate-dose statin therapy: a meta-analysis. JAMA 2011; 305 (24) : 2556-2564.
14) Carter AA, Gomes T, Camacho X, et al. Risk of incident diabetes among patients treated with statins: population based study. BMJ 2013; 346: f2610.
15) Dormuth CR, Filion KB, Paterson JM, et al. Higher potency statins and the risk of new diabetes: multicentre, observational study of administrative databases. BMJ 2014; 348: g3244.
16) Daido H, Horikawa Y, Takeda J. The effects of pitavastatin on glucose metabolism in patients with type 2 diabetes with hypercholesterolemia. Diabetes Res Clin Pract 2014; 106 (3) : 531-537.
17) Mita T, Nakayama S, Abe H, et al. Comparison of effects of pitavastatin and atorvastatin on glucose metabolism in type 2 diabetic patients with hypercholesterolemia. J Diabetes Investig 2013; 4 (3) : 297-303.

30 糖尿病治療の経口薬の比較：ビグアナイド薬, スルホニル尿素薬, グリニド系薬, α-グルコシダーゼ阻害薬, DPP-4阻害薬, チアゾリジン薬, SGLT2阻害薬

Dégustation

能登 洋

ポイント

- ビグアナイド薬は，血管合併症予防効果が実証されている（アジア人を含む）。
- ビグアナイド薬は低血糖リスクが低く，体重増加抑制の点でも優れている。
- SGLT2阻害薬による血管合併症予防・死亡リスク低下も期待される。
- 他の経口糖尿病治療薬による血管合併症予防効果は実証されていない。
- スルホニル尿素薬・グリニド系薬は低血糖リスクが高いことに注意する。
- DPP-4阻害薬・SGLT2阻害薬は低血糖を増強するためスルホニル尿素薬・グリニド系薬と併用する際にはそれらの投与量を半量以下にする。

イントロダクション

　約60年前に経口糖尿病治療薬としてスルホニル尿素（SU）薬とビグアナイド薬が登場した。その後約40年経過してようやくα-グルコシダーゼ阻害薬が第3の経口薬として発売された。続いて残りの経口薬4剤や新注射薬が次々に発売され，今では新薬バブル状態となってきている。

糖尿病では血管合併症，すなわち細小血管症（網膜症・腎症・神経障害）と大血管症（冠動脈疾患・脳卒中・末梢動脈疾患）のリスクが増加するが，「理論上は」どの治療薬で血糖値を降下させても血管合併症リスクが低下することが期待される。

確かに細小血管症は血糖値の厳格なコントロールによりリスクが有意に低下することが実証されている（表1）。細小血管症の成因は高血糖がメインであるため，実証エビデンスのない薬剤にもあてはまると一般に考えられており，反証もない。一方，多因子の影響を受ける大血管症に関しては薬剤ごとにその予防効果が「現実には」異なる（表1）。低血糖リスクや体重への影響も含めて，血管合併症に関するエビデンスを斬りながら各薬剤を比較してみよう。

表1 経口糖尿病治療薬の効用比較

作用	種類	細小血管症予防効果実証		大血管症・死亡予防効果実証		体重増加	低血糖リスク
		アジア人	欧米人	アジア人	欧米人		
インスリン抵抗性改善	ビグアナイド薬		◎	○（日本人） ○（中国人）	◎	−	−
	チアゾリジン薬			×（日本人）	×	+	+
インスリン分泌促進	スルホニル尿素薬		◎		○	+	+
	グリニド系薬				○	+	+
	DPP-4阻害薬				×		
食後高血糖改善	α-グルコシダーゼ阻害薬				×	−	−
ブトウ糖排泄	SGLT2阻害薬				◎	−	−
注射薬	インスリン	○（日本人）	◎		○	+	+
	GLP-1アナログ					−	−

◎：実証されている。　　×：有意性は実証されていない。
○：示唆されている。　　空欄：出版エビデンスなし。

▶ ビグアナイド薬

　　代表薬：メトグルコ® ── メトホルミン ［大日本住友］

　　大血管症予防効果が実証されている経口糖尿病治療薬である（後述）。インスリン抵抗性改善作用があり，主に肝臓に作用して糖産生を低下させる。インスリン濃度を高めないために低血糖を起こしにくく，体重増加抑制効果もある。さらに拡張期血圧降下作用や脂質改善作用もある。メトグルコは1日最大2,250mgまで投与可能であり，小児にも適用がある。なお，適正使用下では乳酸アシドーシスのリスクは増えない[1]。具体的には，血清クレアチニン1.2mg/dl以上または年齢80歳以上では投与しないこと[2]，ヨード系造影剤使用時や全身手術時は施術前に投与を中止し（緊急の場合を除く），施術後2日間は投与を再開しないことが重要である。

▶ スルホニル尿素(SU)薬

　　代表薬：グリミクロン® ── グリクラジド ［大日本住友］
　　　　　アマリール® ── グリメピリド ［サノフィ］

▶ グリニド系薬

　　代表薬：シュアポスト® ── レパグリニド ［大日本住友］

　　両薬剤とも大血管症の予防効果の可能性が示唆されている。膵β細胞に刺激を与えて内因性インスリン分泌を促進するため低血糖のリスクが高く，また体重増加もきたしやすい。SU薬服用下で意識低下を伴う低血糖を起こした場合には，必ず入院可能な施設に紹介する。腎機能低下・高齢など低血糖を起こしやすい場合はSU薬の代替としてグリニド系薬（速効型インスリン分泌促進薬）の慎重投与を考慮する。

▶ DPP-4 阻害薬（32章も参照）

　　■ ジャヌビア®/グラクティブ® ── シタグリプチン ［MSD/小野］
　　■ エクア® ── ビルダグリプチン ［ノバルティス］

- ネシーナ® ── アログリプチン　武田
- トラゼンタ® ── リナグリプチン　ベーリンガーインゲルハイム
- テネリア® ── テネリグリプチン　田辺三菱，田辺三菱-第一三共
- スイニー® ── アナグリプチン　三和化学，三和化学-講和
- オングリザ® ── サキサグリプチン　協和発酵キリン
- ザファテック® ── トレラグリプチン　武田

　血糖値依存的な内因性インスリン分泌促進（すなわち，低血糖リスクが低く，食後高血糖是正効果を持つ）・グルカゴン分泌抑制・胃内容物排出遅延などの作用を持ち，体重増加をきたさない。「理論上は」抗動脈効果的・生理的であり，安全かつ効果的な治療薬のイメージがある。しかし「現実には」動脈硬化への影響はニュートラルであり大血管症予防効果は否定的である。高齢者や腎機能低下者，SU薬・グリニド系薬との併用で低血糖を起こしやすい。SU薬・グリニド系薬と併用する際は，それらの投与量を半量以下にする必要がある。

α-グルコシダーゼ阻害薬

　代表薬：グルコバイ® ── アカルボース　バイエル－富士フイルム

　消化管での糖吸収速度を抑えることで食後高血糖が是正される。低血糖リスクが低く，体重増加をきたさない。「理論上は」抗動脈効果的・生理的であり，安全かつ効果的な印象だが，「現実には」大血管症予防効果は不詳である。なお，低血糖発症時にはブドウ糖を投与する。

チアゾリジン薬

　代表薬：アクトス® ── ピオグリタゾン　武田

　主に筋肉でのインスリン抵抗性を改善する。低血糖リスクは低いが，体重増加をきたす（メトホルミンとの併用により体重増加は軽減可能）。いまだに誤解されていることが多いが，ピオグリタゾンの抗動脈硬化作用は国内外とも実

証されていない。副作用として心不全の悪化のほかに骨折・黄斑浮腫に注意する。また，膀胱癌リスク増加の可能性があるため，処方する場合には，薬剤添付文書の〈患者さんへの説明内容〉に基づいて説明し同意をとる必要がある。

SGLT2 阻害薬

- スーグラ® —— プラグリフロジン　アステラス・寿・MSD
- フォシーガ® —— ダパグリフロジン　小野・アストラゼネカ
- ルセフィ® —— ルセオグリフロジン　大正富山・ノバルティス
- デベルザ®/アプルウェイ® —— トホグリフロジン　興和・サノフィ
- カナグル® —— カナグリフロジン　田辺三菱・第一三共
- ジャディアンス® —— エンパグリフロジン　イーライリリー・ベーリンガーインゲルハイム

腎臓でのブドウ糖吸収を抑制し，尿糖を増量することで血糖降下をきたす。近年，大血管症・死亡リスクを有意に低下させることが示された。単剤では低血糖リスクは低いが，SU薬・グリニド系薬との併用で低血糖を起こしやすいため，SU薬・グリニド系薬と併用する際は，それらの投与量を半量以下にする必要がある。体重減少・血圧低下作用もある。副作用としては尿路性器感染症や脱水，皮疹・紅斑のリスクがある。脱水防止について患者への説明も含めて十分に対策を講じることが重要で，利尿薬との併用は推奨されない。また，原則として，本剤は他に2剤程度までの併用が推奨されている。

デギュスタシオン

　大血管症予防効果は薬剤ごとに異なり，ビグアナイドのメトホルミンには大血管症予防効果の実証エビデンスが豊富にある（表1）。日本人対象のエビデンスが少ないとは言ってもアジア人と欧米人での効果はおおむね一致しており，「海外のエビデンスは日本人にあてはまらない」という屁理屈が通用する余地はないであろう。

メトホルミンの大血管症予防効果はランダム化比較試験（RCT）等の多くの臨床研究で実証されている。確かに欧米肥満患者が対象である研究が主体であるが，近年，冠動脈疾患の既往のある中国人糖尿病患者を対象とした2次予防研究において，メトホルミンはSU薬と比較してリスクを有意に低下させることが実証された[3]（表2）。また，日本人において大血管症を低下させることも示唆されている[4]。適正条件（上記）のもとで，メトホルミンが2型糖尿病治療薬の第1選択薬となる（図1）。

一方，同じくインスリン抵抗性改善作用をもつチアゾリジン薬であるピオグリタゾンについては大血管症予防効果は実証されていない。日本で行われたRCT 2件とも，1次エンドポイントである大血管症予防効果に有意差を認めなかった[5,6]。大血管症の2次予防を検証したヨーロッパでのRCT[7]でも1次エンドポイントに有意差を認めなかった（ネガティブスタディ）が，2次エンドポイントや後付け解析で有意差がこじつけられた。しかし2次エンドポイント・後付け解析は仮説を実証するものではなく示唆するオマケにすぎない。研究で実証できるエンドポイントは1次エンドポイント1つだけである。アメリカのActos添付文書には「心筋梗塞が増加することなく血糖値が低下した」（すなわち，心筋梗塞は減らなかった！）と記載されている。また，大血管症予防効果を示唆するメタアナリシスもあるが[8]，このメタアナリシスに含まれる個々の研究データは製薬企業が提供したことが明記されており（未発表データも含む），きわめてバイアスが高い（エビデンスレベルなし）。その後のメタアナリシス[9-11]では有意差は認められていない。1次エンドポイントと2次エンドポイントをすりかえる朝三暮四や玉石混交のメタアナリシスという羊頭狗

表2 メトホルミンによる大血管症2次予防効果（中国人）[3]

ハザード比（SU薬対照）	95%信頼区間
0.54	0.30～0.90

国立国際医療研究センター病院「糖尿病標準診療マニュアル（一般診療所・クリニック向け）」第12版による糖尿病患者の治療の流れ[20]

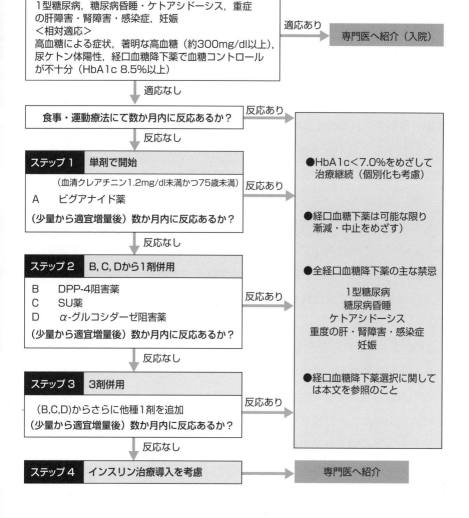

肉に騙されないよう鑑識眼を高めたい。

　SU薬・グリニド系薬に関しては，大血管症の予防効果がRCT後の観察研究等で示唆されている[12,13]が，観察研究ではバイアスの余地が小さくはないため，効果は実証ではなく可能性の示唆にとどまる。

　食後高血糖は心血管疾患・死亡のリスクファクターであり，これはアジア人を対象とした糖負荷試験からも示唆される[14]。この疫学的観察研究に基づいて食後高血糖是正による大血管症のリスク低下の重要性が各方面で唱えられているが，現実にはまだその治療効果は実証されていない。実際，DPP-4阻害薬とプラセボを比較したRCT 3件（日本人も含む）においてイベントに有意差を認めなかった[15-17]。いずれも追跡期間が比較的短いこと，著者・解析者に試験薬の製薬会社員が含まれていることなどの限界・バイアスがあるため割り引いて解釈する必要があるが，この無効性は他のDPP-4阻害薬についてもあてはまると一般に考えられる。また，食後高血糖を是正するα-グルコシダーゼ阻害薬に関してはメタアナリシスで大血管症予防効果が示唆されている[18]。しかしこのメタアナリシスに含まれる研究7件のうち3件は未発表（2件は製薬企業がデータを提供）であることからその妥当性は低く（エビデンスレベルなし），血管合併症予防や予後改善の効果は不詳である[19]。このように，現時点では理論に反して食後高血糖管理による大血管症予防効果は実証されていない。

　2014年に日本でも発売されたSGLT2阻害薬に関しては2015年にRCTで大血管症既往者の大血管症・死亡リスクが有意に低下することが示された[21]。ただし長期的効果・安全性が未知数なので，当面は他に選択薬がない若年肥満症例に限定することが望ましい。

　エビデンスに騙されないために批判的吟味・批評（critical appraisal）をすることが重要である。さらに，治療の対象は患者であり検査値ではないことも肝に銘じたい。

[参考文献]

1) Salpeter SR, Greyber E, Pasternak GA, et al. Risk of fatal and nonfatal lactic acidosis with metformin use in type 2 diabetes mellitus. Cochrane Database Syst Rev 2010; 4: CD002967.
2) Lipska KJ, Bailey CJ, Inzucchi SE. Use of metformin in the setting of mild-to-moderate renal insufficiency. Diabetes Care 2011; 34: 1431-1437.
3) Hong J, Zhang Y, Lai S, et al. Effects of metformin versus glipizide on cardiovascular outcomes in patients with type 2 diabetes and coronary artery disease. Diabetes Care 2012; 36 (5) : 1304-1311.
4) Tanabe M, Nomiyama T, Motonaga R, Murase K, Yanase T. Reduced vascular events in type 2 diabetes by biguanide relative to sulfonylurea: study in a Japanese Hospital Database. BMC Endocr Disord 2015; 15: 49.
5) Kaku K, Daida H, Kashiwagi A, et al. Long-term effects of pioglitazone in Japanese patients with type 2 diabetes without a recent history of macrovascular morbidity. Curr Med Res Opin 2009; 25: 2925-2932.
6) Yoshii H, Onuma T, Yamazaki T, et al. Effects of pioglitazone on macrovascular events in patients with type 2 diabetes mellitus at high risk of stroke: the PROFIT-J study. J Atheroscler Thromb 2014; 21: 563-573.
7) Dormandy JA, Charbonnel B, Eckland DJ, et al. Secondary prevention of macrovascular events in patients with type 2 diabetes in the PROactive Study (PROspective pioglitAzone Clinical Trial In macroVascular Events): a randomised controlled trial. Lancet 2005; 366: 1279-1289.
8) Lincoff AM, Wolski K, Nicholls SJ, et al. Pioglitazone and risk of cardiovascular events in patients with type 2 diabetes mellitus: a meta-analysis of randomized trials. JAMA 2007; 298: 1180-1188.
9) Mannucci E, Monami M, Lamanna C, et al. Pioglitazone and cardiovascular risk. A comprehensive meta-analysis of randomized clinical trials. Diabetes Obes Metab 2008; 10: 1221-1238.
10) Selvin E, Bolen S, Yeh HC, et al. Cardiovascular outcomes in trials of oral diabetes medications: a systematic review. Arch Intern Med 2008; 168: 2070-2080.
11) Richter B, Bandeira-Echtler E, Bergerhoff K, et al. Pioglitazone for type 2 diabetes mellitus. Cochrane Database Syst Rev 2006; 4: CD006060.
12) Holman RR, Paul SK, Bethel MA, et al. 10-year follow-up of intensive glucose control in type 2 diabetes. N Engl J Med 2008;359:1577-1589.
13) Schramm TK, Gislason GH, Vaag A, et al. Mortality and cardiovascular risk associated with different insulin secretagogues compared with metformin in type 2 diabetes, with or without a previous myocardial infarction: a nationwide study. Eur Heart J 2011; 32: 1900-1908.
14) Nakagami T. Hyperglycaemia and mortality from all causes and from cardiovascular disease in five populations of Asian origin. Diabetologia 2004; 47: 385-394.
15) Scirica BM, Bhatt DL, Braunwald E, et al. Saxagliptin and cardiovascular outcomes in patients with type 2 diabetes mellitus. N Engl J Med 2013; 369: 1317-1326.
16) White WB, Cannon CP, Heller SR, et al. Alogliptin after acute coronary syndrome in

patients with type 2 diabetes. N Engl J Med 2013; 369: 1327-1335.
17) Green JB, Bethel MA, Armstrong PW, et al. Effect of Sitagliptin on Cardiovascular Outcomes in Type 2 Diabetes. N Engl J Med 2015; 373: 232-242.
18) Hanefeld M, Cagatay M, Petrowitsch T, et al. Acarbose reduces the risk for myocardial infarction in type 2 diabetic patients: meta-analysis of seven long-term studies. Eur Heart J 2004; 25: 10-16.
19) Van de Laar FA, Lucassen PL, Akkermans RP, et al. Alpha-glucosidase inhibitors for type 2 diabetes mellitus. Cochrane Database Syst Rev 2005; 2: CD003639.
20) 国立国際医療研究センター病院．糖尿病標準診療マニュアル（一般診療所・クリニック向け）．
http://ncgm-dmjp/center/. ★半年ごとに改訂中
21) Zinman B, et al; EMPA-REG OUTCOME Investigators. Empagliflozin, Cardiovascular Outcomes, and Mortality in Type 2 Diabetes. N Engl J Med 2015; DOI: 10.1056/NEJMoa1504720.

31 各種インスリン療法の比較

Dégustation

岩岡秀明

ポイント

- インスリン療法の絶対的・相対的適応をよく理解する。
- 強化インスリン療法（BBT）の適応と欠点についてよく理解する。
- 外来でインスリンを導入する場合にはBOTからが開始しやすい。
- 混合型インスリン2回注射法の利点・欠点についてよく理解する。

イントロダクション

　多数のインスリン製剤と注射法がある。本章では，プライマリケア医および総合診療医を対象として，2型糖尿病におけるインスリン皮下注射療法の適応と比較について解説する。なお，糖尿病ケトアシドーシス（DKA）や手術時に使用するインスリン少量持続点滴療法および1型糖尿病に使用するCSII（持続皮下インスリン注入療法）については省略するので，成書[1]を参照していただきたい。

インスリンの分泌動態

　生理的なインスリン分泌は，空腹時血糖と食間の肝臓での糖産生やグリコーゲン分解を調節するための「基礎分泌」と，食後血糖の上昇を抑制する急峻な「追加分泌」からなっている．1型糖尿病では膵臓のβ細胞は著明に破壊されており，インスリン分泌は基礎分泌，追加分泌ともに高度に低下，あるいは消失している．このような病態は「インスリン依存状態」と呼ばれ，インスリン療法は生命維持のために必須であり，後述する強化インスリン療法の適応となる．

　一方，2型糖尿病の初期には追加分泌の立ち上がりが遅れ，やがて分泌量の低下も起こるため食後高血糖が遷延する．コントロール不良のまま経過すると，やがては基礎分泌の低下も生じ空腹時高血糖に至る．通常2型糖尿病においては生命の維持にインスリンは必須ではないが，高血糖昏睡や重度の肝・腎障害，重症感染症の合併，妊娠時にはインスリンが絶対的に必要となる．

インスリンの絶対的・相対的適応の判断

　新規糖尿病患者さんが来院した場合，まず「インスリンの絶対的な適応」を判断することが重要である．

　表1にインスリン療法の適応を示す[2]．

　インスリンの絶対的な適応の場合は入院加療を原則とする．特に表1Aの(1)，(2)の場合は早急に糖尿病専門医または救急専門医がいる施設に紹介することが大事である．

　次に「インスリンの相対的適応」を判断する．この場合は，外来でインスリンを導入することが多い．

　なお，一見2型糖尿病の病態を示す患者さんの中には，緩徐進行1型糖尿病（SPIDDM）が約5～8％含まれている．肥満歴のない患者さんでは一度は抗

表1 インスリン療法の適応

A　インスリン療法の絶対的適応
(1) インスリン依存状態
(2) 高血糖性の昏睡（糖尿病性ケトアシドーシス，高血糖高浸透圧症候群，乳酸アシドーシス）
(3) 重度の肝障害・腎障害
(4) 重症感染症・外傷・中等度以上の外科手術（全身麻酔施行例）
(5) 糖尿病合併妊婦
(6) 静脈栄養時の血糖コントロール

B　インスリン療法の相対的適応
(1) インスリン非依存状態でも，著明な高血糖（たとえば空腹時　血糖250mg/dl以上，随時血糖350mg/dl以上）を認める場合
(2) 経口血糖降下薬では良好な血糖コントロールが得られない場合
(3) やせ型で栄養状態が低下している場合
(4) ステロイド使用時に高血糖を認める場合
(5) 糖毒性を積極的に解除する場合

（文献2より引用）

GAD抗体を測定しよう。抗GAD抗体が陽性（10U/ml以上）の場合は，インスリン非依存状態でも1型糖尿病と診断されるので，早期からのインスリン導入が必要である。

デギュスタシオン（各種インスリン療法の比較・使い分け）[3]

▶ 強化インスリン療法（Basal Bolus Therapy：BBT）

　インスリンの絶対的適応，および相対的適応でも高血糖が著明で糖毒性を早期に解除したい場合には，強化インスリン療法を開始する。
　BBTは，各食直前に超速効型インスリン（ノボラピッド®，ヒューマログ®，アピドラ®）を注射し，睡眠前または朝食前に持効型インスリン（トレシーバ®，ランタス®など）を注射する方法である。
　本法は，超速効型インスリンで追加インスリン分泌を補い，持効型インスリ

ンで基礎インスリン分泌を補う方法なので，健常人のインスリン分泌動態に最も近いパターンが再現できる。

したがって本法は，皮下注射療法の中では最も良好な血糖コントロールが達成できるが，1日4回の注射が必要なので患者さんのQOLが損なわれること，また，2種類のインスリンを使用するので高齢者ではインスリンの種類を間違える危険性があることが欠点となる。

インスリンを開始する量の設定は，2型糖尿病でインスリンの相対的適応の場合は実測体重あたり0.2～0.3単位を開始時の暫定的な1日の総量とし，それを4等分して超速効型と持効型に振り分けて開始する。たとえば体重60kgの人なら，12～18単位を4等分して（3-3-3-3）または（4-4-4-4）位から開始し，入院中の場合は1日4回（各食前および就寝前）の血糖測定値，外来ならSMBG（血糖自己測定値）をみながら適宜インスリン量を増減していく。

また，インスリン依存状態，および2型でもインスリンの絶対的な適応の場合は，実測体重あたり0.5～0.6単位から開始する場合が多いと言える。たとえば実測体重60kgの場合は1日30単位として開始する。この場合，実測体重だけでなく，患者さんの血糖値に応じてインスリン量は微調整する。たとえば空腹時血糖値が250～300mg/dl位なら30単位とし，300mg/dl以上なら36単位とする。

▶ BOT (basal supported oral therapy)

本法は，経口血糖降下薬を服用している患者さんで血糖コントロールが不良な場合に，外来でインスリンを導入しやすい方法である。

経口血糖降下薬はそのまま内服を続け，持効型インスリン製剤（トレシーバ，ランタスなど）を，患者さんが最も打ちやすい時間帯（たとえば就寝前または朝食前）に1日1回注射する。

実測体重で0.1単位/kgから開始する（体重60kgの場合は6単位から開始）。1～2週間ごとに来院してもらい，早朝空腹時血糖値をみながら，使用

表2 患者側と医師側からみた BOT の利点

患者さん側からの利点
　①朝食前血糖値は確実に改善する
　②1日1回であり簡便で，人前で注射する必要がない
　③SMBG（血糖自己測定）が可能となる（保険適用）

医師側からの利点
　①血糖値が確実に改善する
　②1日1回であり，患者さんの同意を得やすい
　③少量（0.1単位/kg）から開始すれば，低血糖のリスクが少ない
　④用量調節が容易である（SMBG で空腹時血糖により調整）
　⑤一度インスリンに慣れてもらえると，注射回数を増やす場合に抵抗感が軽度である

量を調節する。通常はインスリンを2単位ずつ増量（または減量）して，早朝空腹時血糖値で80～120mg/dl 位を目標とする。SMBG（血糖自己測定）も指導できれば，自宅での早朝空腹時血糖値もチェックしてもらうといい。

この方法は，1日1回注射であるため患者さんの受け入れもよく，低血糖のリスクも少ないので近年広く普及している。

患者さん側，医師側からみた BOT の利点を表2に示した[3]。

基礎インスリンと追加インスリン1～2回を注射する方法（Basal Plus）[4]（図1）

BOT で空腹時血糖値が目標に達しても食後血糖が高値である場合や血糖コントロールの改善が不十分な場合には，食前に追加インスリン（超速効型）の投与をする。通常は，食事量の多い夕食直前にまず超速効型インスリンを追加する（Basal Plus）。

BOT のみでの HbA1c の改善は通常8%程度までがやっとなので，より厳格な血糖コントロール目標を設定した場合には，多くの場合追加インスリンの投与が必要になり，最終的には BBT に移行する場合が多いと言える。

図1に BOT からの超速効型インスリンの段階的追加を示した。この図のように，BOT から開始すると，2回注射，3回注射，BBT（4回注射）と必要に

図1　患者さん背景に応じた段階的な治療法

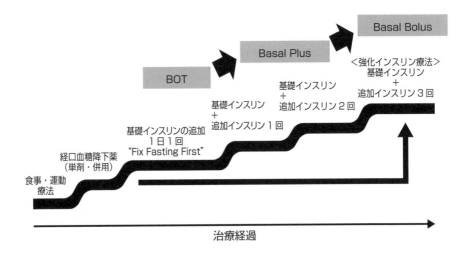

応じて段階的にインスリン療法を強化していけるので，患者さんの受け入れもよく，医師も勧めやすい方法である．

▌ 混合型インスリン2回注射法

　従来から日本では広く行われてきた混合型インスリンの朝，夕2回注射法は，患者さんからの受け入れは比較的よいが，BOTと比べステップアップが難しいこと，重症感染時や手術時にはBBTに変更が必要になる場合も多いことから，最近は本法は減ってきている．

　また本法では，注射直前にインスリンを毎回きちんと混和しないといけないことをよく説明，指導することが重要である．

　超速効型インスリン25〜30％を含む混合型製剤（ノボラピッド30ミックス，ヒューマログミックス25）を実測体重あたり0.2〜0.3単位，朝食直前と夕食直前に2：1位に分けて開始する．たとえば体重60kgの患者さんの場合，12単位なら（8-0-4），18単位なら（12-0-6）から開始する．

BBTと比べた場合の本法の利点は，1種類のインスリン製剤でよいこと，昼食前には注射しなくてよいことであり，BBTが受け入れられない患者さんには適している。

　本法では昼食後が高血糖になる場合が多く，その場合には昼食直前にαグルコシダーゼ阻害薬（ベイスン®，セイブル®など）または速効型インスリン分泌促進薬（スターシス®，グルファスト®など）を使用する。

　なお，混和が不要な新しい混合型製剤が近く発売予定であり，再び本法が見直されるかもしれない。

▌Basal InsulinとGLP1受容体作動薬の併用療法

　米国糖尿病協会（ADA）と欧州糖尿病協会（EASD）による2015年の最新のPosition Statement[4]では，BOTで良好な血糖コントロールが得られない場合は，Basal Plus療法以外に，Basal InsulinとGLP1受容体作動薬（ビクトーザ®，リキスミア®）の併用療法も選択肢の一つとなる。本法は1日1回同じ時間に同時に注射ができるし，特に肥満した患者さんでは体重減少が得られ，低血糖リスクも少ないことから，本法を考慮してもよいと考える。ただしコストはより大きくなるので，その点の注意は必要である。

おわりに

　生理的なインスリン分泌パターンの再現という意味では2型糖尿病でもBBTがベストだが，1日4回注射法は患者さんにとっては負担が大きいので，個々の患者さんの年齢，推定余命，併発症の有無，インスリン分泌能，ライフスタイル，価値観も考えて，個別に適切なインスリン療法を選択することが重要である。2型糖尿病の場合はすべての患者さんにBBTを導入する必要はないので，各インスリン療法の利点・欠点をよく吟味して，患者さんごとに適切な治療法を選択するのが望ましい。

[**参考文献**]

1) 小林哲郎編．臨床糖尿病マニュアル 改訂第3版．南江堂，2012．
2) 日本糖尿病学会編．糖尿病治療ガイド2014-2015．文光堂，2014: 54-55．
3) 鈴木義史．インスリン療法．岩岡秀明他編．ここが知りたい！糖尿病診療ハンドブックVer2．中外医学社，2015: 105-130．
4) Inzucchi SE, Bergenstal RM, BuseJB, et al. Management of Hyperglycemia in Type 2 Diabetes, 2015: A Patient-Centered Approach: Update to a Position Statement of the American Diabetes Association and the European Association for the Study of Diabetes. Diabetes Care 2015; 38: 1: 140-149.

32 DPP-4阻害薬の比較：ジャヌビア/グラクティブ，エクア，ネシーナ，トラゼンタ，テネリア，スイニー，オングリザ，ザファテック

Dégustation

能登 洋

ポイント

- 血糖降下作用は各薬剤で大差ない。
- ジャヌビア/グラクティブとネシーナとオングリザは大血管症予防効果が実証されなかったが，この無効性は他のDPP-4阻害薬にもあてはまると考えられる。
- トラゼンタとテネリアは腎機能障害者でも用量調節の必要がない。
- ジャヌビア/グラクティブとネシーナは用量の微調整が可能である。

イントロダクション

　DPP-4阻害薬は血糖値依存的な内因性インスリン分泌促進・グルカゴン分泌抑制・胃内容物排出遅延などの作用をもつ。同じくインスリン分泌促進作用のあるスルホニル尿素（SU）薬やグリニド系薬は低血糖や体重増加のリスクが高いのが欠点であるが，この薬剤は低血糖リスクが低く，体重増加をきたさず，食後高血糖是正作用があるため，安全で「理論上は」大血管症（動脈硬化症）予防効果が期待される。DPP-4阻害薬の処方数は2009年に日本で発売開

始されて以来うなぎ登りであり，現在はSU薬の処方数を凌駕している。

現在日本では8剤（9商品）販売されており各社が唯我独尊の宣伝を繰り広げているが，果たして臨床的な効果の違いがあるのか，どのように使い分けるのが望ましいのかを比較検討してみよう（表1）。

■ ジャヌビア®／グラクティブ® ── シタグリプチン　MSD／小野

世界で最初に発売されたDPP-4阻害薬であり，日本では2009年に発売となった。12.5，25，50，100mg錠があるが，通常量は1日50mg（最大100mg）である。腎機能障害に応じて用量調整が必要であるが，腎機能障害がなくても低用量の使い分けで用量微調整することもできる。近年のランダム化比較試験（RCT）においてプラセボと比較して大血管症抑制効果は実証されなかった（後述）。

■ エクア® ── ビルダグリプチン　ノバルティス

通常量は1回50mg，1日2回または1日1回50mgである。後者でも血糖降下が十分に得られることが少なくない。腎機能低下者では1日1回50mgが望ましい。

■ ネシーナ® ── アログリプチン　武田

6.25，12.5，25mg錠があるが，通常量は1日1回25mgである。腎機能障害に応じて減量する必要があるが，腎機能障害がなくても低用量の使い分けで用量微調整することもできる。近年のRCTにおいてプラセボと比較して大血管症抑制効果は実証されなかった（後述）。

■ トラゼンタ® ── リナグリプチン　ベーリンガーインゲルハイム

腎機能障害の程度にかかわらず用量は1日1回5mgである。

表1 各DPP-4阻害薬の特徴

一般名	シタグリプチン	ビルダグリプチン	アログリプチン	リナグリプチン	テネリグリプチン	アナグリプチン	サキナグリプチン	トレラグリプチン
商品名	ジャヌビア / グラテイブ	エクア	ネシーナ	トラゼンタ	テネリア	スイニー	オングリザ	ザファテック
併用制限	なし	なし	なし	なし	なし	グリニド系*インスリン併用付加	なし	なし
通常量 腎機能障害なし・軽度	50mg	100mg	25mg	5mg	20mg	200mg	5mg	100mg 週に1回
通常量 腎機能障害中等度	25mg	50～100mg	12.5mg	5mg	20mg	100mg	2.5mg	50mg 週に1回
通常量 腎機能障害高度・末期腎不全	12.5mg	50～100mg	6.25mg	5mg	20mg	100mg	2.5mg	禁忌
大血管症エビデンス**	×		×				×	

*ミチグリニド（グルファスト）のみ追加併用可．
**×：有効性は実証されていない．空欄：出版エビデンスなし．

■ テネリア® ── テネリグリプチン　田辺三菱，田辺三菱−第一三共

　通常量は1日1回20mg（最大40mg）である．腎機能障害に応じた用量調節は不要である．

■ スイニー® ── アナグリプチン　三和化学，三和化学-興和

　通常量は1回100mg，1日2回（最大1回200mg，1日2回）である．腎機能低下者では用量を減量する．スイニーはインスリンやグリニド系薬（ただしスイニーにグルファストを上乗せすることは可）との併用が認められていない．

■ **オングリザ®** ── サキサグリプチン 協和発酵キリン

通常量は1日1回5mgであり，腎機能低下者では減量する。腎機能が正常でも低用量投与は可能である。近年のRCT（対プラセボ）において大血管症抑制効果は実証されなかった（後述）。

■ **ザファテック®** ── トレラグリプチン 武田

週に1回の投与で済む長期持効型である。他剤と異なり腎機能障害が高度の場合や末期腎不全では投与禁忌である

デギュスタシオン

血糖降下作用は各薬剤間で大差ない。宣伝に使われるデータは，バイアスが大きかったり追跡期間が短期であったりするため当てにしてはいけない。高齢者や腎機能低下者，SU薬・グリニド系薬との併用で低血糖を起こしやすい。SU薬・グリニド系薬と併用する際は，それらの投与量を半量以下にする必要がある。

いずれの薬剤も腎機能低下者でも慎重投与可能であるがトラゼンタとテネリアは用量調節の必要がない。他の糖尿病治療薬との併用の点ではスイニーだけ制約が残っている（薬理作用上は併用可能と考えられるが）。

食後高血糖は心血管疾患・死亡のリスクファクターであり，これはアジア人を対象とした糖負荷試験からも示唆される[1]。この疫学的観察研究に基づいて食後高血糖是正による大血管症のリスク低下の重要性が各方面で唱えられているが，現実には介入効果は実証されていない。前述のように，DPP-4阻害薬は食後高血糖改善効果がある点と体重増加・低血糖をきたしにくい点で「理論上は」抗動脈硬化作用が期待されているが，「現実には」動脈硬化への影響はニュートラルであった3件のエビデンスが近年発表された。いずれもメトホルミンをベースとする標準療法にDPP-4阻害薬（ジャヌビア／グラクティブ[2]・

オングリザ[3]・ネシーナ[4]）かプラセボをランダムに上乗せする研究で，大血管症リスクに有意差を認めなかった（後者は日本人約200人を含む）。いずれもRCTではあるが，服薬中断率が高いこと，追跡期間が比較的短いこと，著者・解析者に試験薬の製薬会社員が含まれていることなどの限界・バイアスがあり，割り引いて解釈する必要があるが，この無効性は他のDPP-4阻害薬についても当てはまる（クラスエフェクト）と考えられる。「大血管症のリスクが増加せず，安全性が立証された」というすりかえ商法に気をつけたい。比較対照はプラセボであり，選択薬としての優先度を高める根拠にはならない。

ではどのように使い分けるのが最適であろうか（☞30章229頁図1）[5]。2型糖尿病治療薬の第一選択薬はビグアナイド薬（メトグルコ）であるが，効果不十分な場合の上乗せ薬としては体重増加・低血糖リスク・アドヒアランスを考慮するとDPP-4阻害薬の優先度が高い。どのDPP-4阻害薬にするかは，用量微調整が必要か否かで選別するのが一案である。また，75歳以上の高齢者や腎機能低下者（血清クレアチニン1.2mg/dl以上）の場合はビグアナイド薬が使用できないので，用量調節の必要のないDPP-4阻害薬を第一選択薬するのが妥当である。長期持効型DPP-4阻害薬が発売されたため，QOLやアドヒアランスをより重視することも大切であろう。

[**参考文献**]

1) Nakagami T. Hyperglycaemia and mortality from all causes and from cardiovascular disease in five populations of Asian origin. Diabetologia 2004; 47: 385-394.
2) Green JB, Bethel MA, Armstrong PW, et al. Effect of Sitagliptin on Cardiovascular Outcomes in Type 2 Diabetes. N Engl J Med 2015; 373: 232-242.
3) Scirica BM, Bhatt DL, Braunwald E, et al. Saxagliptin and Cardiovascular Outcomes in Patients with Type 2 Diabetes Mellitus. N Engl J Med 2013; 369: 1317-1326.
4) White WB, Cannon CP, Heller SR, et al. Alogliptin after Acute Coronary Syndrome in Patients with Type 2 Diabetes. N Engl J Med 2013; 369: 1327-1335.
5) 国立国際医療研究センター病院．糖尿病標準診療マニュアル（一般診療所・クリニック向け）．http://ncgm-dmjp/center/． ★半年ごとに改訂中

Dégustation 33 メトグルコとアクトスの比較

名郷直樹

ポイント

- メトグルコ®の使用を優先すべき。
- アクトス®が合併症を予防するという結果は示されていない。
- アクトスは心不全を増加させる。
- メトグルコの薬価は安く，アクトスは高い。
- あらゆる糖尿病薬の中でメトグルコは第一選択。

イントロダクション

　1998年に発表されたUKPDS34により，メトグルコによる糖尿病合併症予防効果が初めて示された[1]。しかし，メトグルコを第一選択にするという流れにはならず，血糖コントロールが重要，どの薬を使うかは何を使ってもよいというのが現実であった。現在の薬価はメトグルコ（メトホルミン）500mg 1錠で19円，アクトス（ピオグリタゾン）は15mg 1錠で73.8円である。発売当初のアクトスの薬価はさらに高価であった。アクトスについての合併症予防を検討した最初の研究は2005年に発表されており[2]，1998年以降，2005年以前

においては，安くて効果が明らかなメトホルミンをまず使うというのが妥当な治療だったと思われる．2005年以降に関しても，アクトスが合併症を減らすという結果は示されず，さらにメトグルコのアクトスに対する有意性が高まった．

しかし，現実にはメトグルコはあまり使われず，アクトスのほうが圧倒的に多く処方された．UKPDS34の発表後13年後の2011年の売り上げで見ても，まだアクトス318億円に対し，メトグルコ85億円に過ぎない．これは異常な事態である．

車を買う時にたとえれば，性能が高く値段も安い車より，性能が悪く値段が高い車のほうが，はるかに売れているという状況である．なぜこうしたありえないことが起こるのか．臨床試験の結果を参照しながら考えてみたい．

UKPDS34

UKPDS34は，20％以上の肥満度の糖尿病に対し，メトグルコで空腹時血糖108mg/dlを目指してメトグルコを増量していく治療と，270mg/dlを超えるまでは積極的な薬物治療を行わない治療を比較して，全糖尿病合併症の予防効果を検討した研究である．

その結果であるが，対照群で年率4.33％の全糖尿病合併症が，メトグルコ治療により年率2.98％に減る，相対危険0.68，95％信頼区間0.53〜0.87というものである．さらにこの研究では，スルホニル尿素で十分なコントロールが得られなかった患者さんに対しても，メトグルコを追加するグループを設定しているが，これらの群ではむしろ糖尿病関連死亡や総死亡が増加しており，メトグルコを第一選択で使うことの有意性が間接的に示されている．

PROactive 研究

　PROactive 研究は，冠動脈疾患の既往のある糖尿病に対して，アクトスをプラセボと比較して，死亡，心筋梗塞，脳卒中，急性冠症候群，冠動脈，下肢の動脈に対する血行再建術，足関節より近位での切断を合わせた結合アウトカムで検討した研究であるが，約3年間追跡の結果，合併症の発生率は対照群で21.7％，ピオグリタゾン群で19.7％，相対危険0.90，95％信頼区間0.80〜1.02と，はっきりした差が示されていない

　ただこの論文の結論は，'Pioglitazone reduces the composite of all-cause mortality, non-fatal myocardial infarction, and stroke in patients with type 2 diabetes who have a high risk of macrovascular events.'，「総死亡，非致死性の心筋梗塞，脳卒中を合わせた結合アウトカムを減らした」と書かれており，これに対応する結果は相対危険0.84，95％信頼区間0.72〜0.98と示されている。

　ここには，先に示した一次アウトカムの結果と矛盾がある。これは一次アウトカムでも，二次アウトカムでもない「総死亡，非致死性の心筋梗塞，脳卒中を合わせた結合アウトカム」で差が出たという部分を結論に採用しているのであるが，これは仮説生成的になされた分析結果と解釈すべきで，あくまでもこの研究では一次アウトカムで差がない以上，合併症を減らすことを示した研究とは考えるべきではない。結論だけを読むとだまされてしまう典型的な論文である。注意が必要である。

　仮にこの事後的に設定されたアウトカムの結果が妥当だとしても，一次アウトカムで明確に効果が示されて，薬価が安いメトグルコを上回るとは決して言えないことは確かである。

副作用の問題

メトグルコについての懸念に一つに，乳酸アシドーシスがある。それについてはコクランレビューが報告されている[3]。

その結果によれば，347の研究から70,490人年の観察の中で乳酸アシドーシスの発生は認めず，乳酸アシドーシス発生の上限は10万対4.3以下と報告されている。

アクトスに関しては，心不全を増加させる（プラセボ群8％に対しアクトス群11％）ことがPROactiveでも報告されており，副作用の点でもメトグルコが勝ることが示されている。

デギュスタシオン

今後，アクトスの使用はどんどん減っていき，メトグルコの使用は増加していくだろう。その背景には，ジェネリックの登場もあり，メーカーはもうすでにアクトスで儲けてしまった後ということがある。この変化は，医師の処方行動が変わるというより，メーカーの宣伝が変わるという側面が大きい。そういう意味では，メトグルコの処方増加というのもこれまでと同じようにメーカー主導ということである。

メトグルコに対して，DPP-4阻害薬，SGLT阻害薬が第一選択として優先される現状を見れば，それは明らかである。DPP4阻害薬，SGLT阻害薬について合併症予防を示した研究は未だないにもかかわらず，メトグルコより優先されて使われる現状は，アクトスが優先されて使われた時と同じである。

糖尿病の薬物治療における絶望的状況はまだまだ続きそうである。

[参考文献]

1) Effect of intensive blood-glucose control with metformin on complications in overweight patients with type 2 diabetes (UKPDS 34). UK Prospective Diabetes Study (UKPDS) Group. Lancet 1998; 352 (9131) : 854-865.
2) Dormandy JA, Charbonnel B, Eckland DJ, et al. PROactive investigators. Secondary prevention of macrovascular events in patients with type 2 diabetes in the PROactive Study (PROspective pioglitAzone Clinical Trial In macroVascular Events) : a randomized controlled trial. Lancet 2005; 366 (9493) : 1279-1289.
3) Salpeter SR, Greyber E, Pasternak GA, et al. Risk of fatal and nonfatal lactic acidosis with metformin use in type 2 diabetes mellitus. Cochrane Database Syst Rev 2010; 4: CD002967.

34 普通の経腸栄養剤と病態別経腸栄養剤と免疫賦活系経腸栄養剤の比較

Dégustation

尾藤誠司・赤木祐貴

ポイント

- 経腸栄養剤を使用するに当たっては，医薬品と食品との区別を念頭に置く。
- 特殊な消化管疾患においては医薬品としてのエレンタールを使用するが，その他の場合は原則的には一般的な食品としての経腸栄養剤を選択する。
- ほとんどの患者に対して，安くてバランスの取れた一般経腸栄養剤を用いるのがよい。
- 選択の基準は，チューブ経腸栄養か経口栄養かによる。いずれも安価であることは大切だが，経口の場合は飲み飽きない味とバラエティがある栄養剤を勧める。
- 病態別栄養剤については，コスト効果比を考えると全般的にお勧めしない。
- 免疫調整経腸栄養剤については，短期使用であれば考慮する。

イントロダクション

　経腸栄養剤の種類は実に多様であり，あまりにも多様であるため，その基本的な分類すら理解している医師は決して多くはない。その意味では実臨床にお

いて栄養士から教えられることが多い。一方で，特にオーダーを書く立場にある医師が患者さんに対して適切な経腸栄養剤を選択する際に注意するべき点がある。第一に「まあ，経腸栄養剤なんてどれも同じだからエンシュアでいいや」という考え方である。多くの医師にとってなじみの深いエンシュア・リキッド®は，「食品ではなく医薬品」であるという点で実は特殊な栄養剤である。また，エンシュア・リキッドのよい点は「味がよい」ということであるが，何となくエンシュアを選択している際に，いったい自分は患者さんのどのような利益を勘案して選択しているのかについて考える必要がある。第二に，栄養士から勧められる栄養剤は，専門的観点からは適切なものかもしれないが，経腸栄養剤は基本的に長く使用するものである。特に，入院診療で利用する際と，在宅で利用する場合では，コストの問題を考えながら選択する必要がある。また，チューブを通した投与なのか，患者さん本人が口から飲用する場合があるのかについても考慮した上で選択すべきであろう。

経腸栄養剤の種類とエビデンス

　経腸栄養剤の利用目的は，主に口から食物を摂取することが可能だが十分ではない人に対する捕食として処方される場合と，経口摂取が不可能になった人に対する長期的な人工栄養の提供を目的とする場合がある。後者においては，静脈栄養と比較して経腸栄養では感染性合併症発生率の減少（18％ vs 35％）[1]や在院日数の短縮（約1～2日）につながっており[2,3]，経腸栄養適応例では一般的な経腸栄養剤を用いることは有効な手法であると考えられる。経腸栄養剤は，まず"医薬品"と"食品"に分類される。さらに"食品"の中には"一般的な経腸栄養剤（以下，一般経腸栄養剤）"と"病態別栄養剤"と"免疫賦活系栄養剤（以下，免疫栄養剤）"に分類される。

医薬品

　医薬品としての経腸栄養剤の最も大きな特徴は，患者さんの自己負担が少ないという点である。そのため，在宅診療においては医薬品としての経腸栄養剤が医師より処方されることで，患者さんの負担は楽になる。一方，特にDPC病院においては，高い医薬品としての経腸栄養剤は病院経営を圧迫する。

■ エレンタール® ── 味の素

　薬価　146円/100kcal。代表的な成分栄養剤で，腸管機能が低下している患者に対して用いられる。短腸症候群や膵外分泌不全（吸収不良症候群），クローン病，潰瘍性大腸炎，急性膵炎などの消化管疾患に対して医薬品としての適応がある。クローン病ではエレンタールを1日摂取カロリーの半分摂ることが寛解導入療法，寛解維持療法に対して有用である [4]。1日摂取カロリーの半分を成分栄養剤とする群と1日摂取カロリーのすべてを食事から摂る群とで比較した場合，前者ではクローン病の2年間再発率の減少を認めている。味については，青りんごフレーバーなどがあるがおいしくはない。

■ ツインライン®NF ── 大塚製薬工場

　薬価　89円/100kcal。消化態栄養剤の代表的存在。A液とB液を混合させて使用するため，プロフェッショナル使用である。しかしながら，通常の経腸栄養剤で下痢をしてしまう患者さんに対しては，有意に下痢の頻度をさげることができる。味は，飲めたものではない。チューブ栄養を前提に検討する栄養剤。

■ エンシュア・リキッド® ── アボットジャパン

　薬価　61円/100kcal。半消化態の一般的な経腸栄養剤に分類される。術後の栄養管理，長期経口食事摂取困難時の経管栄養補給として適応がある。そこ

そこおいしいが，日常食としては甘すぎる。

■ ラコール®NF ── 大塚製薬工場

　薬価　84円/100kcal。基本的にはエンシュアと同じ半消化態の一般的な経腸栄養剤。消化器疾患や救急領域において，おおむね85％の患者に対し栄養改善を認めた[5]。エンシュアと異なるところは，缶ではなくアルミパウチを採用し，さらにプレーン味では直接栄養チューブに接続することができる構造になっているものがある。いくつかのフレーバーがありエンシュアよりも甘ったるさは少ない。

■ アミノレバン®EN ── 大塚製薬

　薬価　236円/100kcal。肝性脳症を伴う慢性肝不全に適応がある。RFA後の肝がんでは「アミノレバンEN」を摂取すると無再発生存率が高くなる傾向を示した（前向き研究）報告がある[6]。苦いのでフレーバーが必要。

一般栄養剤

　一般的な経腸栄養剤の種類はまさに玉石混合であるが，多くは医薬品ではなく食品として流通している。分類は主にタンパク質含有量に基づいてなされる。ここでは，よく流通している以下の2製品について紹介する。2製品に共通するのは，プレーン以外の味がありチューブを通さなくても口から飲んでもそこそこおいしいところ，もう1つは，比較的安価であり，1,200kcal/日の提供を患者さんに行った場合でも1,000円以内で収まるため，病院のトータル食費や家計に大きく負担を変えないところである。

■ メイバランス®・ミニ ── 明治

　125円/100ml　80円/100kcal。さすがに明治の製品だけあって味が飲みや

すい。そして，なんと8種類（ストロベリー，バナナ，ヨーグルト，キャラメル，コーヒー，コーンスープ，チョコレート，抹茶）のフレーバーがある。医薬品のエンシュアに比べて，セレンやモリブデンなどの微量元素をリッチに含んでいる。

■ メディエフ®アミノプラス ── 味の素

107円/100ml 64円/100kcal。プレーン味のほかにバナナ味と紅茶味がある。味はメイバランス同様過剰に甘すぎずおいしい。アミノ酸と食物繊維が比較的豊富で，栄養障害があったり下痢があったりする場合には選択肢として上位に上がってくるかもしれない。ここではアミノプラスをとりあげたが，通常のメディエフは，味はプレーンのみではあるが70円/100ml，70円/100kcalとさらに安価である。

病態別栄養剤

代表的な栄養剤のみを列記する。

■ プルモケア® ── アボットジャパン

131円/100ml 87円/100kcal。呼吸器疾患患者，集中治療患者対象。一般的な配慮事項である脂質のエネルギー比率を増加させた栄養剤である。缶製品。集中治療室に入院して呼吸器管理をしている患者さん20名に対し，一般的な経腸栄養剤に対し，プルモケア群では呼吸器装着時間が62時間短縮したという報告がある[7]。臨床の有用性を裏付けるエビデンスはまだ少ない。

■ グルセルナ® ── アボットジャパン

155円/100ml 171円/100kcal。糖尿病患者対象。その他，商品としてタピオン，インスロー等がある。一般的な特徴としては，エネルギー比率で脂肪含

有量が高い（＝低炭水化物）こと，脂質の中でも一過不飽和脂肪酸（MUFA）であるオレイン酸の含有比率が高いこと，食物繊維を含むことが挙げられる。高炭水化物の経腸栄養剤は高度な血糖上昇，インスリン分泌増加をきたすため，低炭水化物組成となっている。主たる健康アウトカムには脂質代謝の改善以外には有意差はない。

■ リーナレン®LP ── 明治

188 円/100ml　112 円/100kcal。腎疾患患者対象。経腸栄養剤に限らず，一般的に腎不全患者に対しては水分，カリウム，リン，タンパク質を制限する必要があり，腎疾患用経腸栄養剤にもそのような特徴があるが，制限すべき水分，カリウム，リン，タンパク質の量に応じて，一般の経腸栄養剤のほうが適している場合や，両者を併用することが理想の場合もある。経腸栄養剤としてのエビデンスはあまりみられず，一般論としての解釈となる。

■ プロシュア® ── アボットジャパン

180 円/100ml　144 円/100kcal。終末期がん患者対象。ω-3系脂肪酸であるEPAを配合した栄養剤。すべてこの栄養剤で栄養分をまかなうのではなく，捕食としての位置づけ。終末期膵がん患者にEPA含有栄養剤を4〜8週間投与した前向き非ランダム化臨床試験において，EPA製剤は体重減少を平均1.2kg抑制した[8]。一方で，生存期間の延長は得られなかった。

免疫栄養剤

代表的なものはインパクトである。その他，イムン，アノム，オキシーパ等。

■ イムン® ── テルモ

218 円/100ml　174 円/100kcal。免疫増強作用が期待されるアルギニン，グ

ルタミン，ω-3系脂肪酸，核酸，抗酸化ビタミンなどを強化した栄養剤。味は試したことがないが，キャラメルフレーバーがある。待機的な外科手術症例に対してはエビデンスが構築されつつあり，術前5〜7日，1,000ml/日を飲用し，術後も早期に経腸栄養を行うことで術後感染症発生率が約30％から約12〜16％へ低下する。術前栄養障害がない症例では術前投与のみ（約14％）でも術前術後投与（約16％）と同等の効果が期待できる[9, 10]。一方で，術後の死亡率低下は示されなかった。また，重度外傷や広範囲熱傷，重症急性膵炎症例においては，通常組成の経腸栄養剤と免疫賦活栄養剤いずれを用いても，感染性合併症の発生率と死亡率に差を認めなかった[11]。

デギュスタシオン

経腸栄養剤は毎日の栄養である。さらに，その提供量も膨大である。そのため，臨床的な利益がはっきりしていない，もしくは小さいのであれば，わずかな代替健康アウトカムに左右されるよりは，味がよく，病院経営や家計を圧迫しないものを選択するべきだというのが筆者の意見である。たとえば，病院の入院患者に使用するのであれば，平均としての一人当たりの食費は1,000円以内にとどめたい。一般的な経腸栄養剤については，チューブを通じての提供である場合は，フレーバーのついていないスタンダードのメディエフをお勧めする。1,200ml + 1,200kcalあたりの単価は840円/日となる。口から摂取いただける患者さんに対しては，メディエフに比較すれば多少高価になるが，いろいろな味わいが楽しめるメイバランスをお勧めしたい。これでも1,200kcalあたり960円である。おそらく，病院利用であれば，卸との交渉でさらに安価に提供できると思う。エンシュアはどうか？　まず，栄養の面からいえば微量元素やアミノ酸などの含有量はメイバランスやメディエフにおそらく劣る。味はどうか？　読者の多くの方もご存知だとは思うが，エンシュアは甘すぎて，長期の摂取としては飽きる。長期で主食として摂取する場合においてはメイバラン

スやメディエフに軍配が上がる．では，値段はどうか？　保険診療の中で外来処方がされる場合は薬価61円/100mlと最も安価である．ただし，チューブ栄養限定となるので，外来もしくは在宅診療であり，チューブを通じての栄養補給である場合は第一選択とするのは妥当であろう．チューブ栄養として使用する上でのエンシュアの欠点としては缶販売であることである．在宅で使用する上では84円/100mlと多少高価になるがラコールNFのほうが明らかに使いやすい．

病態別経腸栄養剤については，アミノレバンENも含め長期的な使用として明らかに推奨できるものは現時点ではなさそうである．少なくとも，通常の一般栄養剤を使用していて，たとえば血糖値が安定しないとか，電解質が安定しないとか，そのような特異的な不具合がない場合には，ただ慢性腎臓病があるとか糖尿病があるとかで使用を検討する必要はないと筆者は考える．不具合の状況が発生した場合において，「ひょっとしたらこれに経腸栄養剤を変更してみたら改善するかもしれない」と試用してみることはありかもしれない．一方，高齢者の慢性下痢については頭の悩ましい問題であり，その場合にツインラインを導入することは積極的に検討するべきであろう．

免疫栄養剤についてはある程度エビデンスがあり，全身麻酔手術前患者，熱傷患者，急性膵炎患者に対しては数週間の期間使用を検討するのが妥当であろう．一方，免疫栄養剤の値段は一般的な経腸栄養剤の倍以上であり，経口での長期提供についてもいくつかバリアがある．患者の選好を加味しながら選択的に使用することをお勧めする．

付記：今回の値段については，すべてASKUL/楽天/栄研のネット通販価格を基準とした．

[参考文献]

1) Moore FA, Feliciano DV, Andrassy RJ, et al. Early enteral feeding, compared with parenteral, reduces postoperative septic complications. The results of a meta-

analysis. Ann Surg 1992; 216: 172–183.
2) Bozzetti F, Braga M, Gianotti L, et al. Postoperative enteral versus parenteral nutrition in malnourished patients with gastrointestinal cancer: a randomised multicentre trial. Lancet 358; 2001: 1487–1492.
3) Bito S, Yamamoto T, Tominaga H. JAPOAN Investigators. Prospective Cohort Study Comparing the Effects of Different Artificial Nutrition Methods on Long-Term Survival in the Elderly: Japan Assessment Study on Procedures and Outcomes of Artificial Nutrition (JAPOAN). JPEN J Parenter Enteral Nutr 2014. [Epub ahead of print] doi: 10.1177/0148607114522486
4) Takagi S, Utsunomiya K, Kuriyama S, et al. Effectiveness of an 'half elemental diet' as maintenance therapy for Crohn's disease: a randomized-controlled trial. Aliment Pharmacol Ther 2006; 24: 1333–1340.
5) 掛川てる夫, 溝手博義, 森昌造, 他. 消化器疾患患者における経腸栄養剤OSN-001投与時の安全性と有効性の検討 第II相試験. JJPEN 1997; 19: 567–581.
6) Kuroda H, Ushio A, Miyamoto Y, et al. Effects of branched-chain amino acid-enriched nutrient for patients with hepatocellular carcinoma following radiofrequency ablation: a one-year prospective trial. J Gastroenterol Hepatol 2010; 25: 1550–1555.
7) al-Saady NM, Blackmore CM, Bennett ED. High fat, low carbohydrate, enteral feeding lowers $PaCO_2$ and reduces the period of ventilation in artificially ventilated patients. Intensive Care Med 1989; 15: 290–295.
8) Fearon KC, Barber MD, Moses AG, et al. Double-blind, placebo-controlled, randomized study of eicosapentaenoic acid diester in patients with cancer cachexia. J Clin Oncol 2006; 24: 3401–3407.
9) Braga M, Gianotti L, Vignali A, et al. Preoperative oral arginine and n-3 fatty acid supplementation improves the immunometabolic host response and outcome after colorectal resection for cancer. Surgery 2002; 132: 805–814.
10) Gianotti L, Braga M, Nespoli L, et al. A randomized controlled trial of preoperative oral supplementation with a specialized diet in patients with gastrointestinal cancer. Gastroenterology 2002; 122: 1763–1770.
11) Petrov MS, Loveday BP, Pylypchuk RD, et al. Systematic review and meta-analysis of enteral nutrition formulations in acute pancreatitis. Br J Surg 2009; 96: 1243–1252.

Dégustation

35 ビスフォスフォネートとPTH製剤とRANKL製剤の比較

金城光代

ポイント

- 骨粗鬆症の治療は効果を実感しにくい。
- 骨粗鬆症治療はビスフォスフォネートが第一選択になる。
- ビスフォスフォネート月1回投与の錠剤も効果が同等である。
- テリパラチドは注射製剤で高額であるが、ビスフォスフォネート治療にもかかわらず新規骨折を起こす場合に適応になる。
- デノスマブはビスフォスフォネートが効果不十分な時、またはアドヒアランスが問題になる時用いる。

イントロダクション

高齢化に伴い骨粗鬆症による大腿骨頸部骨折や椎体圧迫骨折の頻度は増加している。骨折後は死亡率が高まり、ADL低下を招く。ステロイド性など骨粗鬆症による骨折は予防可能な疾患であり、骨折後はもちろん、骨粗鬆症の診断のついていない人であっても高リスクなら治療対象者となる。

治療対象となるのは、脆弱性骨折歴があれば50歳以上の男女では骨密度の

値にかかわらず治療を開始する．骨折の既往はないが骨密度測定で骨粗鬆症があれば治療適応となる．治療対象を考える上で，2008年にWHOが開発した将来10年間の骨折リスク予測ツールFRAX（http://www.shef.ac.uk/FRAX/tool.aspx?country=3）を用いることができる．日本人版もあり12個の質問項目を入れると簡単に骨折予測を行うことができる．10年間の予想骨折率が20％以上・既存の骨折・Tスコアが－2.5以下を高リスクとし，骨粗鬆症治療対象となる．ビタミンDとカルシウム摂取が十分量あり，ビスフォスフォネートが原則第一選択になる．最近，PTH製剤（テリパラチド）やRANKL阻害薬（デノスマブ）も登場しているが，従来のビスフォスフォネートと比較して，これらの薬剤をどのように使用したらいいのだろうか．

ビスフォスフォネート製剤

起床後の空腹時に内服する．30分以上の座位を取れない，嚥下困難や食道炎・アカラシア等がある場合，また，腎機能低下，特にCCr＜30ml/dl以下では使用を避けるべきである．簡便性から，週1回または月1回の製剤が好んで用いられる．

■ フォサマック®・ボナロン® ── アレンドロネート　MSD ・ 帝人ファーマ

35mgを1錠・週1回，ボナロンは錠剤のほか，錠剤服用が困難な場合，週1回内服の経口ゼリーがある．

■ ベネット®・アクトネル® ── リセドロネート　武田薬品 ・ 味の素/エーザイ

17.5mgを1錠・週1回，75mgを1錠・月1回

■ ボノテオ®・リカルボン® ── ミノドロネート　アステラス製薬 ・ 小野薬品

50mgを1錠・月1回

PTH 製剤

■ **フォルテオ®** ── テリパラチド [日本イーライリリー]

20μg を 1 日 1 回，皮下注射，24 か月間まで

■ **テリボン®** ── テリパラチド [旭化成ファーマ]

56.5μg を週 1 回，皮下注射（医療機関にて）

RANKL 阻害薬

■ **プラリア®** ── デノスマブ [アムジェン]

60mg，6 か月に 1 回皮下注射

デギュスタシオン

　治療対象となるのは，骨折高リスク群で，ステロイド性骨粗鬆症治療については独立した治療ガイドラインがある。米国リウマチ学会は 50 歳以上の男女について，プレドニゾロン 7.5mg/日を 3 か月以上使う予定，または既存骨折ありの患者を対象とし，閉経前女性では既存骨折のある患者のみ，ビスフォスフォネート治療を第一選択として治療を推奨している。閉経前女性ではビスフォスフォネート中止後の計画妊娠が前提である。

　ビスフォスフォネート製剤同士の比較試験は行われていない。各製剤について試験の多くは，骨密度の変化をみたもので，骨折率ではない。閉経後骨粗鬆症の患者を対象にした試験でも 10 年間の観察期間が最長で，ステロイド性骨粗鬆症の患者では FDA が薬剤承認するに至った試験はリセンドロネートで 1 年間，アレンドロネートで 2 年間である。

　ビスフォスフォネートについて，骨折減少効果があることがわかっていて

も，服用する負担が大きい割に患者さんにとっては薬の効果を実感することが難しく，アドヒアランスが悪い。服用回数を減らすよう工夫がなされ，毎日朝1回だったものが，週1回，月1回の製剤がつくられた。どの製剤でも骨粗鬆症治療効果の上で違いはない。

半減期について，尿中排泄に関するデータではアレンドロネートは使用中止後19か月まで検出されたが，リセドロネートは5か月以降検出されなかった，という報告がある。あくまでエキスパートの意見であるが，閉経前女性でビスフォスフォネートを使用せざるを得ない場合はアレンドロネートよりもリセドロネートを使用し，計画妊娠12か月前の中止を薦めている。

薬価は週1回製剤のベネットおよびアクトネルは711円，フォサマックが680円であるが，ボナロンゼリーは1,300円で少し割高である。月1回製剤はベネットとアクトネルが2,945円，ボノテオとリカルボンが3,433円である。

筆者はビスフォスフォネートの選択について，服用頻度（週1回 vs 月1回）と薬価をもとに患者さんの好みを聞いて採択している。月1回のほうが簡便と個人的には感じるが，週1回飲みたいという人も一定数いる。

PTH製剤はいずれも注射製剤である。作用機序では，骨吸収抑制を主とする薬剤（ビスフォスフォネート・デノスマブ）に対して，骨の回転を上げて骨形成の促進する薬剤がPTH製剤である。

アレンドロネートとテリパラチドを比較したランダム試験では，骨折発生率は非椎体骨折では有意差を認めなかったが，椎体骨折はテリパラチド群のほうがアレンドロネート群より少なく，有意な結果が出た。月額で薬価はフォルテオ1キット（30回分）53,353円で，テリボンは12,971円を4回，すなわち51,884円である。

PTH製剤のほうがビスフォスフォネートより高額であり，注射製剤への抵抗感のほうが大きい点も踏まえ，筆者は以下の場合においてPTH製剤の使用をすすめる。

1）ビスフォスフォネートが使用できず治療開始時点ですでに重度の骨粗鬆症

である（骨折歴なし，Tスコア−3.5以下，脆弱骨折がありTスコア−2.5以下）

2) ビスフォスフォネート使用時にもかかわらず起きた骨折またはビスフォスフォネートを3〜5年間，使用したにもかかわらず骨密度低下の改善なし

3) ビスフォスフォネート使用中の合併症時（ビスフォスフォネート製剤関連顎骨壊死・非定型骨折時など）

なお，PTH製剤は動物データで長期使用により骨肉腫の頻度が増加したという報告があり，18か月以上の使用を禁じている。

プラリアも新規骨折を有意に減少させる。6か月に1回皮下注射をする。アドヒアランスの問題や食道炎でビスフォスフォネート使用が困難な時は有効である。ただし，ステロイド性骨粗鬆症についてのランダム試験は行われていないため，ステロイド使用時の骨粗鬆症治療としては選択肢として入りにくい。PTH製剤と同様にビスフォスフォネート治療中に骨折を起こした場合もプラリアは適応になる。薬価は28,482円である。骨粗鬆症治療が必須で，自己注射や毎週皮下注射のための通院なども困難な時，病院にて半年に1回注射する方法は現実的で確実であるとも言える。

[参考文献]

1) 骨粗鬆症の予防と治療ガイドライン作成委員会編．骨粗鬆症の予防と治療ガイドライン2011年版．ライフサイエンス出版，2011.
2) Suzuki Y, Nawata H, Soen S, et al. Guidelines on the management and treatment of glucocorticoid-induced osteoporosis of the Japanese Society for Bone and Mineral Research: 2014 update. J Bone Miner Metab 2014; 32 (4) : 337-350.
3) Grossman JM, Gordon R, Ranganath VK, et al. American College of Rheumatology 2010 recommendations for the prevention and treatment of glucocorticoid-induced osteoporosis. Arthritis Care Res 2010; 62 (11) : 1515-1526.
4) Stathopoulos IP, Liakou CG, Katsalira A, et al. The use of bisphosphonates in women prior to or during pregnancy and lactation. Hormones 2011; 10 (4) : 280-291.
5) Saag KG, Zanchetta JR, Devogelaer JP, et al. Effects of teriparatide versus

alendronate for treating glucocorticoid-induced osteoporosis: thirty-six-month results of a randomized, double-blind, controlled trial. Arthritis Rheum 2009; 60 (11) : 3346-3355.
6) Kendler DL, Roux C, Benhamou CL, et al. Effects of denosumab on bone mineral density and bone turnover in postmenopausal women transitioning from alendronate therapy. J Bone Miner Res 2010; 25: 72-81.
7) Cummings SR, San Martin J, McClung MR, et al. FREEDOM Trial. Denosumab for prevention of fractures in postmenopausal women with osteoporosis. N Engl J Med 2009; 361 (8) : 756-765.

Dégustation

36 禁煙補助薬の比較：ニコチンガム，ニコチンパッチ，バレニクリン

青島周一

ポイント

- ニコチン置換療法であるニコチンガムやニコチンパッチはプラセボと比較して禁煙補助効果への有効性が期待できる。
- バレニクリンはプラセボと比較して禁煙補助効果への有効性が期待できる。精神疾患患者さんでの使用は現時点で推奨できない。
- バレニクリンの心血管疾患リスクは，おおむね増加傾向にある。
- バレニクリンとニコチンパッチの併用は現時点で明確な有効性・安全性は不明であり，積極的な併用は勧められない。
- 禁煙達成割合はバレニクリン，ニコチンパッチ，ニコチンガムの順で高い。
- バレニクリン服用中は原則的に自動車運転等，危険を伴う機械操作をすることができない。薬剤選択の際は患者さんのライフスタイルの考慮も必須である。

イントロダクション

　喫煙が生命に及ぼすインパクトは大きく，非喫煙者に比べて10年ほど平均

寿命が短くなると言われており[1-3]，40歳までに禁煙すれば継続的に喫煙した場合における死亡リスクの約90％を回避できる可能性が示唆されている[2,3]。たとえ癌と診断された後でも禁煙することにより，抗癌剤の有害事象や肺癌による疼痛軽減にもメリットがあると言え[4]，また禁煙は80歳以上の高齢者を含む，どの年代においても死亡リスク低下効果が期待できる可能性がある[5]。禁煙補助薬を含む，禁煙により1年でおおよそ4〜5kgほど体重増加する可能性がある[6]ものの，それにもかかわらず，心血管疾患発症リスクの低下が期待できる[7]。

禁煙治療に用いられる禁煙補助薬にはニコチンパッチ，バレニクリン，ニコチンガムがあるが，ニコチンパッチとニコチンガムは市販でも購入が可能である（表1）。

表1 わが国で使用可能な主な禁煙補助薬

成分名	ニコチンガム	ニコチンパッチ	バレニクリン
商品名	ニコレット(市販薬) ニコチネル(市販薬)	ニコチネルTTS(医療用) ニコチネルパッチ(市販薬) ニコレットパッチ(市販薬) シガノンCQ(市販薬)	チャンピックス(医療用)
投与期間	3か月	8〜10週	12週
作用機序	ニコチン置換 口腔内粘膜より吸収	ニコチン置換 経皮膚吸収	$\alpha_4\beta_2$ニコチン受容体 作動・拮抗

ニコチンガム製剤

ニコチンガム製剤の禁煙補助効果はプラセボ，もしくは未治療に比べて優れた有効性が期待できる。ランダム化比較試験の55研究のメタ分析によれば，喫煙に対する効果は，ニコチンガムの使用がない場合と比べて約1.5倍多いという結果になっている（リスク比1.49［95％信頼区間1.40〜1.60］）[8]。

ニコレット®の用法用量は，喫煙状況に応じて1日4〜12個（表2）を，

タバコを吸いたいと思った時に1回1個ゆっくり15回程度噛んだのち，ほほと歯茎の間に1分以上置くということを30～60分間繰り返す．1か月ほど使用して，禁煙に慣れてきたら，1週間ごとに1日の使用個数を1～2個ずつ減らし，1日の使用個数が1～2個となった段階で使用を止める．なおその使用3か月をめどとする[9]．

表2 ニコレット®の使用開始時の1日の使用個数目安

1回量	1日最大使用個数	使用開始時の1日の使用個数の目安	
		禁煙前の1日の喫煙本数	1日の使用個数
1個	24個	20本以下	4～6個
		21～30本	6～9個
		31本以上	9～12個

（文献9より作成）

口内，のどの刺激感，舌の荒れ，味の異常感，唾液増加，歯肉炎などが有害事象として挙げられるが，ニコチンガムを口腔前庭の同一部位に長時間留置したことが原因とされる薬剤性粘膜潰瘍の症例が報告されている[10]．このような不適切な使用は思わぬ有害事象を招くので十分注意する．また長期連用によりニコチン依存がニコチンガム製剤に引き継がれる恐れがあり，3か月を超えて使用されているケースがないか十分に留意する必要がある．なおニコチンガム依存の治療に後述するバレニクリンが有効であったとする報告がある[11,12]．

■ **ニコチンパッチ製剤**

ニコチンパッチ製剤は医療用医薬品及び市販薬としても入手可能である．ニコチンガムと同様その禁煙補助効果はプラセボもしくは未治療に比べて優れた有効性が期待できる．ランダム化比較試験43研究のメタ分析によれば，喫煙に対する効果は，ニコチンパッチの使用がない場合と比べて約1.6倍多いとい

う結果になっている（リスク比 1.64 ［95％信頼区間 1.52 〜 1.78］）[8]。

医療用医薬品であるニコチネル TTS® （ニコチン［ノバルティス］）の使用法は，1 日 1 回 1 枚，24 時間貼付し，通常，治療開始から 4 週間はニコチネル TTS30 を，次の 2 週間はニコチネル TTS20 を，最後の 2 週間はニコチネル TTS10 を貼付する（表 3）。

なお，最初の 4 週間に減量の必要が生じた場合は，ニコチネル TTS20 を貼付することとされ，10 週間を超えて継続投与しないこととされている[13]。

表3 ニコチネルTTSの用法用量

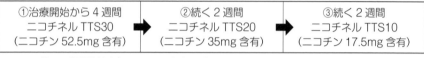

①治療開始から 4 週間　ニコチネル TTS30（ニコチン 52.5mg 含有）→ ②続く 2 週間　ニコチネル TTS20（ニコチン 35mg 含有）→ ③続く 2 週間　ニコチネル TTS10（ニコチン 17.5mg 含有）

＊1 日 1 枚 24 時間貼付する。10 週を超えて使用しない。

（文献 13 より作成）

ニコチネル TTS は 24 時間貼付するため，就寝中に不眠等の睡眠障害に注意する。一般用薬品であるニコチンパッチ（シガノン®，ニコチネルパッチ®，ニコレットパッチ®）は就寝中の貼付しないこととされている。

ニコチンパッチは妊娠中の禁煙補助療法に関する研究も多く報告されているが，その有効性は優れているものとは言い難く[14-17]，さらに，ニコチネル TTS の添付文書では「妊娠または妊娠している可能性のある婦人，授乳婦」には禁忌となっていることからも，ニコチンパッチを妊娠女性の禁煙補助療法として用いるべきではない。

■ チャンピックス® ── バレニクリン ファイザー

バレニクリンはプラセボと比較して治療開始から第 9 〜 12 週の 4 週間持続禁煙割合が有意に高いことが複数の 2 重盲検ランダム化比較試験で示されている（表 4）。

表4 バレニクリン治療開始から9～12週間の4週間持続禁煙割合

文献	バレニクリン	プラセボ	オッズ比 [95%信頼区間]
PMID：16820547 [18]	43.9%	17.6%	3.85 [2.69～5.50]
PMID：16820546 [19]	44.0%	17.7%	3.85 [2.70～5.50]
PMID：20048210 [20]	47.0%	13.9%	6.11 [4.18～8.93]

(文献18, 19, 20より作成)

　Rigotti NA, et al. 2010［PMID: 20048210］[20]の報告は，安定した心血管疾患（心筋梗塞既往，冠動脈血行再建術，狭心症，末梢動脈疾患，脳血管疾患）を有する35～75歳で1日平均10本以上の喫煙者714人（平均56.5歳，男性78.7％，BMI27.7）を対象としたランダム化比較試験であるが，このような患者群において，心血管疾患の増加傾向が示唆された（表5）。統計的有意差は出ていないものの，アウトカムの重大性ゆえ軽視できないものがある。

表5 バレニクリンの心血管系有害事象

アウトカム	バレニクリン 353人	プラセボ 350人	リスク群間差	95%信頼区間
全心血管イベント	25人 (7.1%)	20人 (5.7%)	1.4%	－2.3～5.0
非致死的心筋梗塞	7人 (2.0%)	3人 (0.9%)	1.1%	－0.6～2.9

(文献20より引用)

▶ バレニクリンと心血管イベント

　バレニクリンと心血管イベントに関しては複数のメタ分析が報告されている（表6）。14の2重盲検ランダム化比較試験に参加した8,216人を解析対象としたメタ分析では，7～52週の治療で，重大な心血管イベントが，バレニクリン群1.06％（52人/4,908人）プラセボ群0.82％（27人/3,308人）でオッズ比は1.72［95％信頼区間1.09～2.71］と有意に上昇した[21]。

表6 メタ分析で示唆されたバレニクリンの心血管系有害事象

文献	バレニクリン	プラセボ	オッズ比 [95%信頼区間]
PMID: 21727225 [21]	1.06% [52人/4,908人]	0.82% [27人/3,308人]	1.72 [1.09～2.71]
PMID: 22563098 [22]	0.63% [34人/5,431人]	0.47% [18人/3,801人]	1.41 [0.82～2.42]

(文献21, 22より作成)

　また22の2重盲検ランダム化比較試験に参加した9,232人を解析対象としたメタ分析によれば，重大な心血管有害事象はバレニクリン群0.63%（34人/5,431人）プラセボ群で0.47%（18人/3,801人）であった（リスク差0.27%［95%信頼区間 −0.10～0.63］，オッズ比1.41［95%信頼区間 0.82～2.42］[22]）。この報告ではイベント発症率そのものがやや低く，そのため有意な差が出なかった可能性があり，リスクの上昇傾向は軽視できない印象である。

　ニコチン置換療法でも，心血管疾患有害事象リスクが示唆されており，ニコチネルTTSでは不安定狭心症，急性期の心筋梗塞，重篤な不整脈のある患者さんまたは経皮的冠動脈形成術直後，冠動脈バイパス術直後の患者さんには禁忌[13]である。

　各種禁煙補助薬の心血管有害事象を検討したネットワークメタ分析が報告されている[23]。この報告は，63の研究に参加した30,508人を対象に解析し，全心血管疾患，主要心血管イベントを検討したところ，主要な心血管イベントに関してはニコチン置換療法，バレニクリンいずれもプラセボ比較で統計的有意な上昇を示さなかった。しかしながら，95%信頼区間をみれば，そのリスクは増加傾向である可能性がうかがえる。

　また，統計的有意差はないものの，ニコチン置換療法に比べて，バレニクリンで心血管疾患リスクが低い傾向にある可能性が示唆される（表7）。

表7 禁煙補助薬と心血管疾患リスク（相対危険［95％信頼区間］）

比較対照	全心血管疾患	主要な心血管イベント※
ニコチン置換 vs プラセボ	2.29 ［1.39 〜 3.82］	1.95 ［0.92 〜 4.30］
バレニクリン vs プラセボ	1.30 ［0.79 〜 2.23］	1.34 ［0.66 〜 2.66］
バレニクリン vs ニコチン置換	0.56 ［0.25 〜 1.27］	0.67 ［0.26 〜 1.90］

※主要な心血管イベント：心血管死亡，非致死的心筋梗塞，非致死的脳卒中

（文献 23 より引用）

精神疾患患者におけるバレニクリン

　バレニクリンは精神疾患の悪化を伴うことが報告されており，基礎疾患に精神疾患を有する患者では避けるべきである。バレニクリンは双極性障害患者60例に対して行われたランダム化比較試験[24]で，短期的な有用性も報告されているが，症例数が少なく安全性検討としては不十分な印象である。

　また，うつ病あるいはうつ病の既往のある525人を対象とした2重盲検ランダム化比較試験[25]でも9〜12週における一酸化炭素確認による持続的な禁煙割合は，バレニクリン群で有意に多い結果が示されており，自殺念慮，抑うつや不安の悪化には有意な差はないとしているが，試験からの脱落も多く，有害事象を過小評価している可能性がある。以上を踏まえると精神疾患患者さんにおいてバレニクリンを積極的に推奨するケースは現時点で限定的と考えられる。

デギュスタシオン

　禁煙に対する禁煙補助薬はどの薬剤が一番効果的なのだろうか。6か月以上の禁煙達成に対する効果を禁煙補助薬，各薬剤間で比較したネットワークメタ分析が報告されている[26]。この研究ではランダム化比較試験267研究101,804人を解析対象としており，6か月以上の禁煙達成は，バレニクリン，ニコチンパッチ，ニコチンガムの順で効果が高く，バレニクリン効果はニコチンガムや

ニコチンパッチを上回ると考えられる。ニコチンガムとニコチンパッチの比較では統計的差が示されていないが，ニコチンパッチで効果が高い傾向にあると考えられる。主な結果を表8にまとめる。

表8 禁煙補助薬の禁煙達成割合：オッズ比[95%信頼区間]

薬剤	プラセボ	ニコチンパッチ	ニコチンガム
ニコチンパッチ	1.91 [1.71〜2.14]	—	
ニコチンガム	1.68 [1.51〜1.88]	0.88 [0.75〜1.03]	—
バレニクリン	2.89 [2.40〜3.48]	1.51 [1.22〜1.87]	1.72 [1.38〜2.13]

（文献26より作成）

わが国では，禁煙補助薬は原則単剤使用であるが，海外では併用に関する臨床試験も行われている。18歳以上の禁煙希望者117人（平均44.6歳，喫煙本数1日18本，平均喫煙開始年齢17.9歳，男性67％，既婚者26.5％）に対して，バレニクリン，ニコチンパッチ（15mg/16時間）併用群（58人）と，バレニクリン，プラセボパッチ併用群（59人）を比較し，禁煙割合を検討した2重盲検ランダム化比較試験では，4週後の禁煙割合，および12週後の禁煙割合に統計的な差は出なかった[27]。

一方，446人の喫煙者（男性171人，平均46.3歳）を対象にバレニクリン，ニコチンパッチの併用群（222人）とバレニクリン，プラセボパッチの併用群（224人）を比較し，呼気一酸化炭素により確認された，治療9〜12週目における4週間持続禁煙割合を検討したランダム化比較試験[28]によれば，併用群で有意に禁煙割合が高かったと報告された（併用群55.4％，単独群40.9％ オッズ比1.85［95％信頼区間1.19-2.89］）。

併用に関して，有効性・安全性については現時点で明確なことは不明だが，効果があったとしても，それほど大きいものではない印象である。心血管リスク等の有害事象の懸念を考慮すれば，現段階で積極的な併用療法は推奨できな

い。

　禁煙補助効果が最も期待できるバレニクリンであるが，製剤添付文書には「自動車の運転等危険を伴う機械の操作に従事させないよう注意すること」と記載があり，服用中は原則的に自動車運転等，危険を伴う機械操作をすることができない[29]。患者さんの職業やライフスタイルも薬剤選択の重要なファクターである。

　ニコチンパッチ製剤も禁煙補助効果を期待できるが，貼付部位の掻痒感等，皮膚トラブルに留意する必要がある。また心血管疾患リスクはバレニクリンよりも高い可能性を常に念頭に置くべきだろう。

[参考文献]

1) Sakata R, McGale P, Grant EJ, et al. Impact of smoking on mortality and life expectancy in Japanese smokers: a prospective cohort study BMJ 2012; 345: e7093.
2) Pirie K, Peto R, Reeves GK.et al. The 21st century hazards of smoking and benefits of stopping: a prospective study of one million women in the UK. Lancet 2013; 381 (9861) : 133-141.
3) Jha P, Ramasundarahettige C, Landsman V, et al. 21st-century hazards of smoking and benefits of cessation in the United States. N Engl J Med 2013; 368 (4): 341-350.
4) Florou AN, Gkiozos IC, Tsagouli SK, et al. Clinical Significance of Smoking Cessation in Patients With Cancer: A 30-Year Review. Respir Care 2014; 59 (12) : 1924-1936.
5) Gellert C, Schöttker B, Brenner H. Smoking and all-cause mortality in older people: systematic review and meta-analysis. Arch Intern Med. 2012; 172 (11) : 837-844.
6) Aubin HJ, Farley A, Lycett D, et al. Weight gain in smokers after quitting cigarettes: meta-analysis. BMJ 2012; 345: e4439.
7) Clair C, Rigotti NA, Porneala B, et al. Association of smoking cessation and weight change with cardiovascular disease among adults with and without diabetes. JAMA. 2013; 309 (10) : 1014-1021.
8) Stead LF, Perera R, Bullen C. Nicotine replacement therapy for smoking cessation. Cochrane Database Syst Rev 2012; 11: CD000146.
9) 武田薬品工業株式会社．ニコレット®製品添付文書．http://takeda-kenko.jp/medical/images/nicorette.pdf
10) 岩永　譲，古賀千尋，加来伸一郎，他．ニコチンガムの不適切な使用により生じたと考えられた口腔粘膜潰瘍の1例．日本口腔外科学会雑誌 2010; 56 (2) : 95-97.

11) 伊藤　恒，大嵩紗苗，亀井徹正．バレニクリンが有効であったニコチンガム依存症の一例．日本禁煙学会雑誌 2012; 7 (6): 152-157.
12) 松岡　宏，川上秀生，河野珠美，他．ニコチンガム（ニコレット®）依存症にバレニクリン（チャンピックス®）が有効であった1例．日本禁煙学会雑誌 2010; 5 (3): 90-93.
13) ノヴァルティス・ファーマ株式会社．ニコチネルTTS®添付文書2012年5月改訂（第12版）．
14) Cooper S, Lewis S, Thornton JG, et al. The SNAP trial: a randomised placebo-controlled trial of nicotine replacement therapy in pregnancy-clinical effectiveness and safety until 2 years after delivery, with economic evaluation. Health Technol Assess 2014; 18 (54): 1-128.
15) Coleman T, Chamberlain C, Cooper S, et al. Efficacy and safety of nicotine replacement therapy for smoking cessation in pregnancy: systematic review and meta-analysis. Addiction 2011; 106 (1): 52-61.
16) Coleman T, Chamberlain C, Davey MA, et al. Pharmacological interventions for promoting smoking cessation during pregnancy. Cochrane Database Syst Rev 2012; 9: CD010078.
17) Berlin I, Grangé G, Jacob N, et al. Nicotine patches in pregnant smokers: randomised, placebo controlled, multicentre trial of efficacy. BMJ 2014; 348: g1622.
18) Jorenby DE, Hays JT, Rigotti NA, et al. Efficacy of varenicline, an alpha4beta2 nicotinic acetylcholine receptor partial agonist, vs placebo or sustained-release bupropion for smoking cessation: a randomized controlled trial. JAMA 2006; 296 (1): 56-63.
19) Gonzales D, Rennard SI, Nides M, et al. Varenicline, an alpha4beta2 nicotinic acetylcholine receptor partial agonist, vs sustained-release bupropion and placebo for smoking cessation: a randomized controlled trial. JAMA 2006; 296 (1): 47-55.
20) Rigotti NA, Pipe AL, Benowitz NL, et al. Efficacy and safety of varenicline for smoking cessation in patients with cardiovascular disease: a randomized trial. Circulation 2010; 121 (2): 221-229.
21) Singh S, Loke YK, Spangler JG, et al. Risk of serious adverse cardiovascular events associated with varenicline: a systematic review and meta-analysis. CMAJ 2011; 183 (12): 1359-1366.
22) Prochaska JJ, Hilton JF. Risk of cardiovascular serious adverse events associated with varenicline use for tobacco cessation: systematic review and meta-analysis. BMJ 2012; 344: e2856.
23) Mills EJ, Thorlund K, Eapen S, et al. Cardiovascular Events Associated With Smoking Cessation Pharmacotherapies: a network meta-analysis. Circulation 2014; 129 (1): 28-41.
24) Chengappa KN, Perkins KA, Brar JS, et al. Varenicline for smoking cessation in bipolar disorder: a randomized, double-blind, placebo-controlled study. J Clin Psychiatry 2014; 75 (7): 765–772.
25) Anthenelli RM, Morris C, Ramey TS, et al. Effects of varenicline on smoking

cessation in adults with stably treated current or past major depression: a randomized trial. Ann Intern Med 2013; 159 (6) : 390-400.
26) Cahill K, Stevens S, Perera R, et al. Pharmacological interventions for smoking cessation: an overview and network meta-analysis. Cochrane Database Syst Rev 2013; 5: CD009329.
27) Hajek P, Smith KM, Dhanji AR, et al. Is a combination of varenicline and nicotine patch more effective helping smoker quit than varenicline alone? A randomized controlled trial. BMC Med 2013; 11: 140.
28) Koegelenberg CF, Noor F, Bateman ED, et al. Efficacy of varenicline combined with nicotine replacement therapy vs varenicline alone for smoking cessation: a randomized clinical trial JAMA 2014; 312 (2) : 155-161.
29) ファイザー株式会社．チャンピックス錠 添付文書　2014年5月改訂（第10版）．

37 スローケーと グルコン酸Kと K.C.L. エリキシルの比較

Dégustation

佐藤直行

ポイント

- 経口カリウム製剤の比較である。
- 病態生理から考えると，基本は塩化カリウム製剤を。
- カリウムを補充する時はマグネシウムも一緒に補充する（低マグネシウム血症があれば）。

イントロダクション

　経口カリウム製剤は"急ぎでない"低カリウム血症の補正に必須である。特に入院患者さんで頻用され，軽度の低カリウム血症を見逃さずに補正し"急ぎの"低カリウム血症を生じさせないのは入院管理を行う内科医にとっては腕の見せ所（？）だろう。外来での調整も難しいところではあるが。

　カリウム喪失が原因の低カリウム血症の治療は当然，原因疾患（下痢や利尿薬の影響など多岐にわたる）に合わせた治療を行うことであり，カリウムの補充は根本的な治療にならないこともある。もちろん治療ができない（あるいは根治できない）疾患が原因の低カリウム血症では血清カリウム値の"正常化"

を目的としたカリウム補正が必要となる。ともあれ，カリウム喪失ではない病態である偽性低カリウム血症（ラボエラーであり，白血球が著増している場合などに起こる採血管内でのカリウム消費）が否定でき，細胞内へのカリウムシフトの病態（アルカローシス，インスリン投与，$β_2$刺激薬投与など）も考慮した上で，カリウム喪失の病態を見抜き，補充すると決めたらきっちりと補充する。カリウムの喪失の原因検索の際にTTKG（transtublar K concentration gradient）が評価項目の一つとして用いられてきたが，最近ではカリウムの排泄が尿素リサイクルの影響を受けると考えられており，TTKGは正確性を欠くと言われている[1]。1つの指標に頼らない総合的な評価が必要である。

経口でのカリウムは，塩化カリウムあるいは有機酸カリウム（グルコン酸カリウム，L-アスパラギン酸カリウム，酢酸カリウムが投与可能）として投与できる。それぞれ含まれているカリウムの量などに差があり特徴もある。細かい違いかもしれないが"テイスティング"してみよう。

■ スローケー® ── 塩化カリウム ［ノバルティスファーマ］

1錠は600mgでありカリウムとしては8mEqが含まれる徐放製剤である。添付文書上の用法用量は1回2錠を1日2回（現場ではこれ以上使うことも多い）。薬価は1錠7.30円。経口カリウム製剤としては1錠中のカリウム含有量が最も多いが，直径11.9mm，厚さ7.6mm，質量0.91gと大きいので高齢者には優しくない。カリウム製剤は「消化管通過障害のある患者さん」には禁忌（塩化カリウムの局所的な粘膜刺激作用により潰瘍，狭窄，穿孔をきたすことがある）とされている上に，「噛み砕かずに多めの水で服用」とあるから工夫がしにくいのも悩みの種である。

■ グルコン酸K® ── グルコン酸カリウム ［ポーラファルマ］

錠剤であれば1錠5mEq（薬価10.30円），細粒であれば1包（1g）4mEq（薬価9.00円）のカリウムを含む。添付文書上の用法用量はカリウム10mEq相当

量を1日3～4回。5mEq錠は1錠の直径19.2mmであるが，割れる上にそもそも散剤があるため「粉」以外は飲みにくさの問題は少ないように思える。ただし1日のカリウム投与量を多くしたい時には卓上に薬包が多くなるため，想像しただけでも内服意欲が下がってしまう。代謝物が重炭酸イオンになるため代謝性アルカローシスを合併している低カリウム血症での補充には不向きである（後述）。アスパラK®（L-アスパラギン酸カリウム［田辺三菱製薬］）も同様に代謝物が重炭酸イオンとなる（1錠300mgにカリウム1.8mEq含有）。

■ K.C.L. エリキシル® ── 塩化カリウム 丸石製薬

10w/v%の液体製剤であり，1mlあたり1.34mEqのカリウムが含まれる。添付文書上の用法用量は1日20～100mlを数回に分けて大量の水とともに投与とされている。薬価は10mlで21.30円。1日最大で134mEqのカリウムを経口投与できることになるが，最大の難点はかなり苦いことである。（添付文書では記載は水のみであるものの）オレンジジュースで薄めると飲みやすいと耳にすることがあるが，それでもかなり苦い。塩化カリウムの苦味を改善させる技術について特許が考えられるくらい苦い。処方する際は前もって十分に説明しておこう。胃腸障害が起きることもあるため大量の水で服用するほうがよい。アルコール含有製剤のため，飲み合わせによりアルデヒド反応を起こすことがある（抗酒薬やテトラゾール基のあるβラクタム環系抗生物質〔セフメタゾール，セフォペラゾン〕，メトロニダゾールなど）。

〰️ デギュスタシオン 〰️

「カリウムを補充する」という意味では，上記の薬剤を投与すればその行為が成されたことにはなるが，病態生理と飲みやすさを考慮して処方するほうが"No harm"である。カリウムを補充する際の一般的な原則は守りつつ，病態生理から多少外れても，患者さんに内服してもらえるものを考えるのが"お医

者さん"の仕事である。

　カリウム補充の際に，基本的であるが忘れられがちなものに低マグネシウム血症の補正が挙げられる。低カリウム血症の50％は低マグネシウム血症を合併すると言われている[2]。これは低マグネシウム血症があるとROMK channelからのカリウム排泄が亢進するためであり，低マグネシウム血症が存在するのであればカリウムと一緒にマグネシウムも補充することも忘れないようにしたい。

　有機酸カリウム製剤であるグルコン酸カリウムやアスパラギン酸カリウムは代謝物が重炭酸となるため，それらの投与により代謝性アルカローシスとなり得る。このため，代謝性アルカローシスの存在する患者さんに有機酸カリウムを投与しても，塩化カリウム投与に比べるとカリウムとしては40％ほどしか血中に残らないと推測されており効率も悪い[3]。細胞外の主要な陰イオンであるCl^-は（有機酸カリウムの代謝産物である）HCO_3^-のようには細胞内に取り込まれないため，K^+を細胞外液に留められると考えられており，このことからも代謝性アルカローシスがある場合は塩化カリウムでの補充がよい[4]。有機酸カリウム製剤は下痢や遠位尿細管性アシドーシスなどの代謝性アシドーシスを伴う低カリウム血症の病態でのカリウム補充には有効と言えるだろう。ただし低カリウム血症とアシドーシスが合併している時はカリウムの補充を優先するという考え方もあるため（アシドーシスの改善は低カリウム血症を増悪させるため），やはり基本は塩化カリウム製剤となる。

　ここまで考えると，酸塩基平衡の評価のためにいちいち血液ガス分析をするのは手間と思われるかもしれない。しかし静脈血液ガスのpHは動脈血液ガスよりも0.03ほど低くなるとされ，カリウム補正のためにアルカローシスかアシドーシスかを簡単に調べるだけであれば，pHは静脈血液ガスで代用できる項目と言えるだろう[5,6]。活用していただきたい。

　ちなみに，1日同量のカリウムを投与すると仮定するとK.C.L.エリキシルが最も高価になるが，違いとしては数十円である。先に述べたように，内服のし

やすさにも気を配りたいところである。スローケーやグルコン酸Kは水に溶けにくいため，経管栄養の患者さんにはK.C.L.エリキシルが投与しやすいと言える。

　最後に，カリウムのほかの投与方法としてはバナナのような果物の摂取が挙げられるが，たとえばバナナであれば1cmあたり0.9mEqのカリウムが含まれると言われており，含有量としては多くなく推奨されるほどではない[7]。15cmのバナナを3本摂取すれば約40mEqのカリウムの摂取になるが，多くは有機酸カリウムで存在するので血中に残るのは約16mEqで，お腹が膨れる割には少ないだろう。

[参考文献]

1) Kamel KS and Halperin ML. Intrarenal urea recycling leads to a higher rate of renal excretion of potassium: an hypothesis with clinical implications. Curr Opin Nephrol Hypertens 2011; 20: 547-554.
2) Huang CL and Kuo E. Mechanism of hypokalemia in magnesium deficiency. J Am Soc Nephrol 2007; 18: 2649-2652.
3) Kassirer JP, Berkman PM, Lawrenz DR, et al. The critical role of chloride in the correction of hypokalemic alkalosis in man. Am J Med 1965; 38: 172-189.
4) Villamil MF, Deland EC, Henney RP, et al. Anion effects on cation movements during correction of potassium depletion. Am J Physiol 1975; 229: 161-166.
5) Bloom BM, Grundlingh J, Bestwick JP, et al. The role of venous blood gas in the Emergency Department: systematic review and meta-analysis. Eur J Emerg Med 2014; 21: 81-88.
6) Byrne AL, Bennett M, Chatterji R, et al. Peripheral venous and arterial blood gas analysis in adults: are they comparable? A systematic review and meta-analysis. Respirology 2014; 19: 168-175.
7) Kopyt N, Dalal F, Narins RG, et al. Renal retention of potassium in fruit. N Engl J Med 1985; 313: 582-583.

38 終末期患者の不眠に対する睡眠薬の経静脈投与：ロヒプノールとドルミカムの比較

Dégustation

森田達也

ポイント

- ロヒプノール®は，深夜帯の就眠が得られるが，呼吸抑制を生じる。
- ドルミカム®は，すっきりとした入眠・覚醒が得られるが，耐性を生じる。
- 医師・病棟の使い慣れたほうを選択するという理もある。

イントロダクション

　不眠は緩和ケアでも重要な症状だが，あまり研究されていない。まして，経口薬が使用できなくなった（口からものを受け付けなくなった）時期，いわゆる終末期の就眠剤の薬物選択についてはほとんどエビデンスがない。そもそもいわゆる緩和ケア先進国では，入院している患者さんが日本のように多くないし，静脈ルートをとらないので，「経静脈注射薬を終末期の不眠に使用する」という観点がない（ため，研究がない）。一方，わが国では，入院している終末期患者さんの不眠に対して経静脈から睡眠薬を投与することは少なくない。おおむね，ロヒプノールかドルミカムが使われていると思われる。

■ ロヒプノール® ── フルニトラゼパム 中外製薬

　ベンゾジアゼピン系睡眠薬で，半減期が7〜24時間と，中時間作用型に分類される。どちらかといえば，スパッと切れるという感じではなく，とろ〜んと残る感じのきき方をする。

　あまり知られていないが，国際的には，米国をはじめとする多くの国では使用されていない。使用されていないならまだしも，海外からの持ち込みもできない。依存性，呼吸抑制の危険が高いことが問題視されており，したがって，ロヒプノールについての研究論文を外国に投稿しても，「(使えない薬なのに)なんだそりゃ」のような返事が返ってくることが多い。

　ロヒプノールのメリットは，長期間作用型なので，せん妄を励起する可能性や短期間の耐性形成の可能性が低く，深夜帯の就眠が得られやすいことである。デメリットは裏返しであるが，効果が翌朝に持ち越されるのでハングオーバーと呼吸抑制を生じやすいことである。

■ ドルミカム® ── ミダゾラム アステラス

　睡眠薬ではなく麻酔薬として分類され，半減期が短い。緩和ケアでは，不眠に対しても使用されるが，「終末期の鎮静」(palliative sedation) に対して国際的に最も用いられる薬剤で，第一選択とされている。皮下投与が可能であることや，鎮静で使用した場合の安全性・効果が（複数のコホート試験で）検証されている。国内では麻酔や集中治療の適応しかもっていないため，これまでにはなかったと思われるが，一般病棟で終末期患者さんに使用してそのために死亡したのではないかという訴訟が起こされた場合はなかなかに苦しい状況になるかもしれない。このような国際的にもよく使用されておりガイドラインにも明記されているが能書にはない適応外使用はこれに限らず頻繁に行われることであるが，なんとかしてほしいところである。

　ドルミカムのメリットは，ロヒプノールの逆になるが，短い半減期のためにすっきりした入眠・覚醒の管理が可能であることであり，デメリットは，せん

妄を惹起する可能性や短期間に耐性ができる可能性が高いことである。

デギュスタシオン

国内でドルミカムとロヒプノールを比較した観察的研究があるのでみてみたい[1]（表1）。終末期の不眠を対象としたこれらの薬剤間の無作為化比較試験は，患者さんの不安定性やリクルートメントの難しさから当面行われそうにない。観察的研究からの推定がまだしばらくは主流であると思われる。

日本の緩和ケア病棟に入院した患者さんの不眠に対してドルミカムとロヒプノールの効果と安全性を調べたところ，効果では両者に大きな差はなさそうだった（差がないように使用している，ともいえる）。おおむね，80％では就眠できている。安全性では，せん妄，薬剤関連死亡には差はなく，せん妄を生じたのは10％程度であった。一方，薬剤間に差があったのは，呼吸抑制はドルミカムでは数％にみられただけだったが，ロヒプノールでは17％にみられた。これは薬学的な想定の通りであった。また，ドルミカムでは，1晩で20mg以上の高用量を必要とした頻度が高く，投与開始時は少量で済むが徐々に投与量が増加した患者さんの割合が多くなった。これはドルミカムでより短

表1 ロヒプノールとドルミカムの緩和ケアで不眠に対する効果の比較

	ドルミカム (n = 104)	ロヒプノール (n = 59)	P
有効率	91%	81%	0.084
治療関連死亡	0%	0%	1.0
せん妄	12%	10%	1.0
呼吸抑制	3.8%	17%	0.0073
耐性（投与量の増加）	11%	2.6%	0.015
ハングオーバー	34%	19%	0.094

期間に耐性が生じやすいことを示している。

　ハングオーバーについては，薬理効果から想定されるのと逆の結果であった。ロヒプノールで少なくドルミカムで多い傾向にあったが，これは，介入を標準化していないため，「ドルミカムを朝方に追加する」といったような方法がとられていたことを反映しただけかもしれない。単純に各薬剤を1回投与して比較したわけではないことに注意が必要である。

　いずれもプラセボと不眠の緩和効果について比較した臨床試験はない。各薬剤間の比較をまとめると図1のようになる。

　ほかのセッティングでの試験や薬理学的知見も合わせて考えると，ロヒプノールを使うと呼吸抑制に注意が必要で，ドルミカムを（一定の期間）使うと耐性を生じると考えられる。効果，ハングオーバーについては，「用い方」にもよるだろうから，「用い方」も統一した比較試験が行われるまでは結論にしくい。大ざっぱに言えば，効果とハングオーバーは用い方次第で，通常の使用方法であれば同じ程度の効果が得られると言える。

　使用する期間が限られていれば，（かつ，医師や病棟が使い慣れていれば），短期間の不眠に対してドルミカムを使用するとすっきりした就眠・覚醒を得る

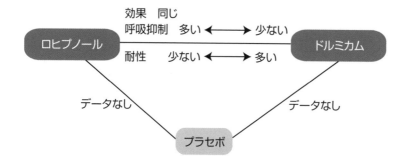

図1 終末期患者の不眠に対するロヒプノール vs ドルミカム

ことができる．しかし，使用中に耐性のできる傾向があった場合，つまり，1日目には1Aを夜間に点滴することでよく眠れたにもかかわらず，3日目には2Aを，1週間後には4Aを必要とするといったように，睡眠薬の効果が明らかに弱くなるような場合は考え直す必要がある．鎮静（苦痛緩和のための鎮静）と異なり，「不眠」に対してミダゾラムを使用する時は数週間かそれ以上にわたって投与することもある．一度耐性ができるとそれ以上増量しても効果がないので，他剤に変更するほうがよい．そもそもは，ドルミカムは3週間以上使用すると耐性ができることが示唆されているので，できれば2週間くらいの使用にとどめたいところだ．

また，短い半減期ということで，あまり頻度は高くないが，せん妄が悪化・励起した場合はより半減期の長い薬物に置き換える必要がある．せん妄をみることの多い精神科医は就眠の対策としてめったにドルミカムを使用しないで，ロヒプノールを選択する．あまり最近は見ないが，離脱症状もありうる．夜よく眠れて午前中にすっきり過ごせた患者さんが，午後くらいからそわそわ，いらいらとおちつかなくなる時は，半減期の短いベンゾジアゼピンでの離脱症状の可能性がある．半減期の長いベンゾジアゼピン（ロヒプノール）に切り替えたほうがいい．

ロヒプノールは，せん妄を合併している患者さんでは併用薬といて最も一般的だろう．翌日への持ち越し効果（ハングオーバー）をみながら投与量を調整したり（投与時間を夜の早い時間にかえることで解消できることがある），呼吸抑制には気を付ける必要がある．

就眠の対策は，薬そのものの効果もあるが，医師や病棟が使い慣れているというのも重要な点である．医師や病棟が使い慣れている薬剤を優先するという考えも一理ある．

[参考文献]

1) Matsuo N. Journal of Palliative Medicine 2007; 10: 1054-1062.

39 三環系抗うつ薬と四環系抗うつ薬とSSRIとSNRIの比較

林 哲朗・尾藤誠司

ポイント

- 中等度以上のうつ病に対しては，精神療法（支持的精神療法や認知行動療法）と併行して抗うつ薬による治療を行う。
- ジェイゾロフト®もしくはレクサプロ®から開始すると『効果』と『忍容性』のバランスがよいかもしれない。
- 「目の前の患者」にとって"どの抗うつ薬が最も適しているか"は治療を開始してみなければわからない。

イントロダクション

　抗うつ薬はうつ病に代表される気分障害に対して用いられる薬物であり，他には不安障害や慢性疼痛に対して使用される。抗うつ薬の歴史は意外に浅く，1950年代からの約60年程度である。最初は抗結核薬を用いた患者が多幸症状を呈したことから，同薬剤を精神科患者に試されたことを契機にイプロニアジド（MAOI）のうつ病への有効性が発見された。同時期，合成染料のサマーブルーから三環系抗うつ薬のイミプラミンが合成され，うつ病患者に用いられる

ようになった。その頃よりセロトニンという神経伝達物質が脳内に存在し，うつ病患者ではセロトニン濃度が低くなっている，という仮説が生まれた。その後，セロトニンに加えノルアドレナリン，ドパミンの濃度減少もうつ症状の原因となっている可能性が発見され（モノアミン仮説と呼ばれる），抗うつ薬はモノアミンを増やすことで効果を発揮するということがわかってきた。セロトニンの再取り込みを阻害することによりシナプス間隙におけるセロトニン濃度を上昇させて抗うつ効果を発揮するSSRI（選択的セロトニン再取り込み阻害薬）は，1983年にフルボキサミンが開発されたことを皮切りに続々と開発され，その後セロトニンに加えてノルアドレナリンの再取り込み阻害作用を有するSNRI（セロトニン・ノルアドレナリン再取り込み阻害薬）が開発された。日本で承認されている抗うつ薬を系統別に記載する。

三環系抗うつ薬 (tricyclic antidepressants：TCA)

▶ 第一世代

トリプタノール®（アミトリプチリン［日医工］），イミドール®・トフラニール®（イミプラミン［田辺三菱・アルフレッサファーマ］），アナフラニール®（クロミプラミン［アルフレッサファーマ］），スルモンチール®（トリミプラミン［塩野義］），ノリトレン®（ノリトリプチリン［大日本住友］）

▶ 第二世代

アモキサン®（アモキサピン［ファイザー］），プロチアデン®（ドスレピン［科研］），アンプリット®（ロフェプラミン［第一三共］）

最初に開発された抗うつ薬である。心毒性（低血圧，頻脈，QT延長）を認めることから，過量服薬にて死に至るリスクが新規抗うつ薬（SSRI，SNRI，NaSSA）よりも高いことが指摘されている。副作用として，アセチルコリン受容体の遮断（口渇，便秘，目のかすみ，排尿障害），アドレナリン$\alpha1$受容体の遮断（起立性低血圧，めまい，鎮静），ヒスタミンH_1受容体の遮断（眠

気，体重増加，鎮静）が挙げられる．

　注射剤形（アナフラニール）もあることから精神科緊急入院となり，内服困難な重症うつ病に対しては治療の選択肢に入る．中枢性の痛みを緩和させる働きがあり，トリプタノール，ノリトレンは疼痛緩和目的でも使われる．

四環系抗うつ薬 (tetracyclic antidepressants)

　ルジオミール®（マプロチリン［ノバルティス］），テトラミド®（ミアンセリン［MSD］），テシプール®（セチプチリン［持田製薬］）

　TCA を改良し副作用をある程度弱めた抗うつ薬である．抗コリン作用である口渇や便秘などは現れにくいが，効果は TCA や SSRI，SNRI などの新規抗うつ薬に比べると劣る．そのため現在ではうつ病の治療薬として主剤で用いられることは少ない．

SSRI（選択的セロトニン再取り込み阻害薬）

　ルボックス®・デプロメール®（フルボキサミン［アッヴィ・Meiji Seika］），パキシル®（パロキセチン［グラクソ・スミスクライン］），ジェイゾロフト®（セルトラリン［ファイザー］），レクサプロ®（エスシタロプラム［持田製薬］）

　SNRI，NaSSA とあわせて新規抗うつ薬と呼ばれる．TCA と比較して忍容性が高く抗うつ効果は同等であることから，中等度以上のうつ病に対して各ガイドラインで第一選択薬として推奨されている[1,2]．副作用としてはセロトニン系の作用と関連している悪心・嘔吐や性機能障害の他，SIADH による低ナトリウム血症，血小板凝集抑制作用による消化管出血などがある．『アクティベーション（症候群）』『中断症候群』など特有の有害事象にも注意が必要である．

SNRI（セロトニン・ノルアドレナリン再取り込み阻害薬）

トレドミン®（ミルナシプラン［旭化成］），サインバルタ®（デュロキセチン［塩野義］）

セロトニンおよびノルアドレナリンの再吸収を阻害することによって興奮神経を刺激し，うつ症状の改善に加え意欲や気分を向上させる効果がある。代表的な副作用には，いらいら，不眠，尿閉・便秘，起立性低血圧などがある。鎮痛効果を有することから慢性疼痛を緩和する目的でも使用され，サインバルタは「糖尿病性神経障害に伴う疼痛」に対しても保険適用となっている。

▶ 新規抗うつ薬特有の有害事象[3]

新規抗うつ薬（SSRI, SNRI）を内服した患者の一部では，内服開始後に"いらいら/不安"が増強した状態となることをしばしば経験する。この状態は『アクティベーション（症候群）』と呼ばれ，結果として自殺関連行動や他害につながる可能性が指摘されている。『アクティベーション（症候群）』を認めた際には行動化しないかを見極めつつ，薬剤の速やかな減量・変更が望まれる。特に24歳以下では抗うつ薬による自殺率の増加が指摘されているため注意を要する。

新規抗うつ薬をある程度の期間（4週以上）服用した後に，何らかの理由で突然服用を中止した後7～10日以内に，耳鳴り，しびれ，めまい，不安・焦燥，時に抑うつの悪化などの症状を認めることがあり，『中断症候群』と呼ばれる。急激な減量や中断にて誘発される可能性が高まるため，中断を余儀なくされるような重篤な副作用を認めない限り，減量の際は患者に上記症状が起こる可能性を伝えた上で緩徐に（数週おきに）漸減する必要がある。

▶ 双極性障害の可能性

抗うつ薬内服中に躁症状（落ち着きのなさ，いらいら，多弁・多動，不眠，

多幸，浪費，易刺激性など）を呈した場合には躁転の可能性を考える。患者自身は躁症状を「調子が良くなった」と感じていることも多いため，主治医が冷静に判断する必要がある。躁転を認めた際には実は双極性障害であった可能性が高まるため治療方針の変更も検討する。

デギュスタシオン

▌抗うつ薬の選択

　新規抗うつ薬に限っても多数の薬剤があることから，「結局，どの薬剤を選択すればいいのかわからない…」と悩むことになる。自身が薬物プロファイル（投与方法や副作用）に精通しているSSRIかSNRIを処方するのが望ましいが，ここでは一つの参考としてMANGA Study[4]（日本のサブカルチャーであるMANGAからとられたかどうかは定かではない）を紹介する。これは成人のうつ病治療において新規抗うつ薬12種（国内未発売の新規抗うつ薬5種＋トレドミンを除いた日本発売のSSRI，SNRI，NaSSA）の『効果』および『忍容性』を基準薬であるfluoxetine（国内未発売）と比較しランクづけした試験（図1）である。新規抗うつ薬の『効果』に関してはいずれも同程度とするメタ解析[5]もあることから完全に鵜呑みにはできないが，薬剤を選択する際にある程度の参考になる。

　『効果』および『忍容性』のバランス（図1の右上にいくほど優れている）を考慮するとレクサプロとジェイゾロフトが優れているようにみえる。

　両薬剤の薬効機序の側面からみると，両薬剤ともシナプス間隙においてセロトニン再取り込み阻害作用を示し，セロトニン濃度を上昇させることによって抗うつ効果を発現するSSRIである点は等しい。ジェイゾロフトと比較し，レクサプロはよりセロトニン再取り込み阻害の選択性が高く，さらにセロトニントランスポーターに対する親和性が高い。つまり，レクサプロのほうがセロトニンをより特異的に上昇し長い時間作用する，ということができる。しかし，

図1 MANGA Study[4]における新規抗うつ薬の『効果』および『忍容性』

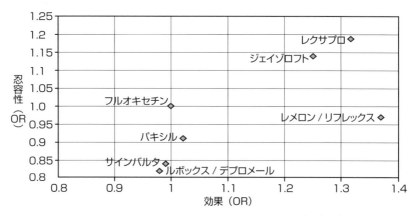

（国内発売の薬剤のみ記載）

　必ずしも「セロトニンが増える」＝「抗うつ効果が高い」という単純な図式でうつ病治療のすべてを説明することはできないため，臨床上の『効果』と『忍容性』にどの程度影響を与えるかは慎重に判断する必要がある。

　薬価の側面から考えると，レクサプロは10mgより開始し最大投与量は20mgであることから，月に6,543〜13,086円かかる。一方，ジェイゾロフトは50mgから100mgが有効投与量となるため，月に5,277〜9,162円となり，レクサプロと比較すると最大量投与時で月に4,000円程度コストが安くなる。さらに，今後はジェネリック医薬品（後発品）の発売が予定されている。

　両薬剤の副作用頻度（表2）を見てみると，症状やその頻度においてほとんど差はないように見えるため，『忍容性』においてはほぼ差はないと考える。

　投与方法の違いとしては，ジェイゾロフトが25mgからの漸増が必要なのに対し，レクサプロは開始時から有効投与量である10mgの投与が可能であるため漸増の必要がないという意味では簡便性が高い。さらに，最初から有効投与量が使用できるため効果発現が早くなる可能性がある。しかし，その反面でセロトニンに関連した副作用は出やすくなる可能性がある。

レクサプロ，ジェイゾロフトの比較（各薬剤の添付文書より）

	半減期 (hr)	有効投与量 (mg)	副作用の頻度			
			悪心	傾眠	頭痛	口渇
レクサプロ	約26	10〜20	23.8%	23.5%	10.2%	9.6%
ジェイゾロフト	約23	50〜100	18.9%	15.2%	7.8%	9.3%

　また，レクサプロはCYPの阻害が少ないため，併用薬が多い場合は飲み合わせに優れている。

　実際の臨床場面では，上記のジェイゾロフト，レクサプロに加え，サインバルタ，リフレックス®/レメロン®（ミルタザピン；NaSSA［Meiji Seika, MSD］）が第一選択薬となる頻度が高い。前述のMANGA Study[4]ではジェイゾロフトの容量が日本で認可されている容量よりも高く設定されている試験を含むこと，サインバルタに関しては試験の本数が少ない（8本）ことや初期投与量の問題（高容量で開始されている試験を含んでいる）があることから，サインバルタに関しては残念な結果になっている。

　では，どのように使い分けるか私見も交えて記載すると，「多剤併用の症例」や「即効性を期待したい症例」にはレクサプロ，「副作用を抑えつつmildに効果を発現したい症例」にはジェイゾロフト，「意欲低下を認めるが仕事をどうしても休むことができない症例」や「身体疾患では説明のつかない疼痛症状をあわせて認める症例」にはサインバルタ，詳細は別章にゆずるが「不眠や体重減少を認める症例」にはレメロン/リフレックス（NaSSA）も積極的な適応となる。

おわりに

　抗うつ薬は個人によって反応や副作用の出方がまったく異なるため，「目の前

の患者」にとって"どの薬剤が最も適しているか"は結局のところ治療を開始してみなければわからない。第一選択薬を治療用量まで増量したにもかかわらず効果を認めなかった場合には，①他抗うつ薬への変更，②他抗うつ薬との併用，③抗精神病薬や甲状腺ホルモン，リチウムなどによる増強療法を考慮する[1]。ただ，どの方法が最も有用であるかは一定の見解を得ていないため，患者の希望を考慮しつつ相談しながら決めることが望ましい。

[参考文献]

1) 気分障害の治療ガイドライン作成委員会．日本うつ病学会治療ガイドライン　大うつ病性障害2013 ver 1.1. 日本うつ病学会，2012.
2) National Institute for Health and Clinical Excellence. Depression in adults: The treatment and management of depression in adults. NICE, 2009. http://guidance.nice.org.uk/cg90
3) 日本うつ病学会　抗うつ薬の適正使用に関する委員会．SSRI/SNRIを中心とした抗うつ薬適正使用に関する提言．日本うつ病学会，2009.
4) Cipriani A, Furukawa TA, Salanti G, et al. Comparative efficacy and acceptability of 12 new-generation antidepressants: a multiple-treatments meta-analysis. Lancet 2009; 373: 746-758.
5) Gartlehner G, Hansen RA, Morgan LC, et al. Comparative benefits and harms of second-generation antidepressants for treating major depressive disorder: an updated meta-analysis. Ann Intern Med 2011; 155 (11) : 772-785.

40 SSRIとSNRIとNaSSAの比較

Dégustation

宮内倫也

ポイント

- 新規抗うつ薬の比較である。
- 十分量使用すれば抗うつ効果自体はどれも似たようなものである。
- 薬剤相互作用や副作用は薬剤間で明らかに異なる。
- 抗うつ効果以外に注目することが重要である。

イントロダクション

　うつ病の治療は軽度〜中等度であれば精神科医以外でも行わなければならないとされ，日本では多くの医者がそれに対し抗うつ薬を処方している。

　SSRI登場以降の新規抗うつ薬は，モノアミン再取り込み阻害を行うSSRIとSNRI，前シナプスと後シナプスで受容体阻害を行うNaSSAに分類される。2015年10月時点で日本にSSRIではルボックス®・デプロメール®（フルボキサミン），パキシル®（パロキセチン），ジェイゾロフト®（セルトラリン），レクサプロ®（エスシタロプラム），SNRIではトレドミン®（ミルナシプラン），サインバルタ®（デュロキセチン），NaSSAではリフレックス®・レメロン®（ミ

ルタザピン）がある。なお，2015年12月にSNRIのイフェクサー®（ベンラファキシン）が発売されている。

　メーカーは効果の違いを謳い文句にするが，それほどの差異はない[1]。特にうつ病が軽度であればあるほど，その違いはさらに薄まる（プラセボとの差もなくなってくる）。精神科医は抗うつ薬の性格をそれぞれ自分なりに把握しているが，科が異なれば診る重症度も異なるだろう。内科や外科であれば，むしろ薬剤相互作用に気を配ったほうがよい。ただ，投与量が日本では少ないものもあり，それによって抗うつ効果が実力通りに発揮されないことはあり得る。

　これらを前提として比較を行ってみよう。

■ ルボックス®・デプロメール®──フルボキサミン アッヴィ・Meiji Seikaファルマ

　150mg/日までの投与とされているが"年齢・症状に応じて適宜増減"という記載があり300mg/日まで使用可能。抗うつ効果は150mg/日ではやや力不足である。半減期が短く1日2回投与となっている点も面倒。

　重要なのは薬剤相互作用であり，非常に広汎なCYP阻害をもたらしてしまうことを忘れてはいけない。CYP2C9を強く阻害することも特徴であり，ワルファリンやSU薬などの代謝を遅らせてしまう。また，CYP2C19の阻害によってプラビックス®（クロピドグレル［サノフィ］）の効果も落ちる可能性がある。よって，他にも薬剤を使用しているのであれば選択肢になりづらい。

■ パキシル®──パロキセチン グラクソ・スミスクライン

　うつ病には40mg/日までの使用である。血中濃度の上昇が指数関数的な振る舞いを示し，独特の底上げ感をもち，また焦燥をきたしやすい印象をもつ。指数関数的ということは，減量によって血中濃度が急に落ちることでもある。このことや抗コリン作用をもつことから，減量によって中断症状をきたしやすい。性機能障害も他の抗うつ薬に比べて出現しやすい。

　広汎なCYP阻害作用をもち，特にCYP2D6の阻害が強い。これによりタモ

キシフェンの代謝が阻害され抗腫瘍効果が減弱したという報告もある（タモキシフェンはプロドラッグである）。また，薬物排泄トランスポーターであるＰ糖蛋白も阻害するため，その点にも注意しなければならない。

減量のしづらさや焦燥の惹起や薬剤相互作用といったことを考慮すると，積極的には使いたくない抗うつ薬である。

■ ジェイゾロフト® ── セルトラリン ［ファイザー］

日本では100mg/日までの投与だが，欧米では200mg/日までとなっている。日本では穏和な抗うつ効果としての認識があるが，その理由の一部にはこの投与量の違いがあると思われる。副作用については，他の抗うつ薬が便秘になりやすいのに対し，本剤は下痢となりやすい傾向をもつ。また，性機能障害がパキシル®（パロキセチン［グラクソ・スミスクライン］）と並んで起こりやすいとされる。

肝代謝酵素はCYP2D6の軽度阻害のみである。しかしＰ糖蛋白を強く阻害し，血中濃度モニタリングが必要な薬剤との併用は注意すべきである。

■ レクサプロ® ── エスシタロプラム ［持田製薬］

添付文書上は10mg/日から開始し20mg/日まで増量となっているため，上限投与量まで非常に短期間で到達する。シャープな切れ味をもつイメージがあるが，その理由には初期投与量が大きくかつ１度の増量で上限にまで達するということもあるだろう。

薬剤相互作用はほとんどなく，ごくわずかにCYP2D6を阻害する程度である。しかし本剤はCYP2C19の欠損があるpoor metabolizer（日本人の20％）では代謝されにくくなり血中濃度が上昇する傾向にある。さらに，血中濃度が上昇するに従いQT時間も延びる[2]。エスシタロプラムと同じCYP2C19で代謝され，かつそれを阻害するランソプラゾールを併用したことで，QT延長をきたした症例も報告されている[3]。添付文書にもQT延長のある患者には禁忌

と記されているため，そこが引っかかるところではある。

添付文書の自動車運転について，向精神薬ではフルボキサミン以外のSSRI 3剤のみが禁止でなかったが，2016年の改訂でSNRIも禁止から外れた。現在，新規抗うつ薬の中で運転禁止はフルボキサミンとミルタザピンの2剤のみである。

■ トレドミン® ── ミルナシプラン ｜旭化成｜

アメリカでは抗うつ薬として認可されていない。1日2～3回に分けての内服となっている。添付文書では100mg/日が上限だが，"適宜増減"とあるので200mg/日までの使用は可能（高齢者には60mg/日まで）。150～200mg/日でやっと他の抗うつ薬に肩を並べる感覚だが，そこまでちまちまと増量して使おうという強い考えはもてない。副作用については尿閉が起こりやすく，高齢男性はその傾向がさらに強い。

薬剤相互作用はほぼゼロである。腎排泄なので肝障害患者さんには選択肢となることは確かだが，一方で腎障害の場合は使用しないほうがよいだろう。

■ サインバルタ® ── デュロキセチン ｜日本イーライリリー｜

60mg/日までの投与だが，欧米では120mg/日が上限。しかしこの2者にはそれほど差はない。筆者の勝手なイメージは"馬力のある抗うつ薬"というもの。うつ病に伴う疼痛への効果が喧伝されているが，複数のレビューで他の抗うつ薬（パロキセチン）と同等とされている[4]。痛みが併存しているからといって何が何でも本剤を用いなければならない理由はなく，他の抗うつ薬とのhead-to-headの試験も少なすぎるのが実情である。よって，うつ病に併存した痛みに対し過度な期待はしないほうがよいだろう。ただし線維筋痛症や糖尿病性ニューロパシーなど，うつ病と関連しない痛みの中には有効なものもあり，その効果はSSRIよりも確かに高い。副作用は嘔気嘔吐が多い。

中等度にCYP2D6を阻害し，CrCl＜30ml/分である高度の腎障害や高度の肝障害では禁忌となっているのが身体疾患での使用を難しくさせる。

■ リフレックス®・レメロン® ── ミルタザピン [Meiji Seika ファルマ]・[MSD]

再取り込み阻害とは異なる機序をもつ（前シナプスの a_2 受容体，後シナプスの $5-HT_{2A/C}$・$5-HT_3$ 受容体を阻害）。効果発現が他の抗うつ薬よりも速いのが特徴だが，中長期的に使用していると抗うつ効果がもう一つ伸びてこない場合もたまにある。副作用は食欲増進が最も目立ち，次に傾眠であろうか。眠くなりすぎて使用中止せざるを得ないこともある一方，これらを利用し，食欲減退や不眠のある患者さんに対しては選択肢にもなる。複数の 5-HT 受容体を阻害することで制吐作用ももち，抗がん剤治療などで食欲減退や嘔気がある場合に 3.75 〜 7.5mg/日などの少量から用いることもある。

CYP を阻害しない点が優れており，コンサルテーション・リエゾンで精神科医が使用することも多い。ただ，悪夢をよくみるようになったという患者さんにも時々遭遇する。

デギュスタシオン

新規抗うつ薬は，十分量を投与すれば抗うつ効果に大差はない。特に重度ではないうつ病に抗うつ薬を選ぶ際は抗うつ効果そのものにいったん眼を瞑り，他の作用に注意を払うことが実用的で重要である。複数の薬剤を服用しているのであれば，やはり相互作用の少ないものを選ぶことが適切だろう（各抗うつ薬の代謝に関与する CYP は添付文書を参照）。

運転についても触れたが，日本は服薬患者さんの運転に対してかなりの制限がある。また，添付文書で運転してはいけない旨が書かれている場合，医者からも指導を行いカルテ記載しておかなければならない。日本精神神経学会がガイドラインを公開しており，目を通しておくことが望ましい。

そして，副作用にはやはり眼を向けるべきである。再取り込み阻害薬に共通するものは嘔気嘔吐や食欲不振や性機能障害が有名だが，アカシジアなどの錐体外路症状や高プロラクチン血症，出血傾向などもみられる。ミルタザピンも

含めると，全体でSIADHやけいれんやセロトニン症候群なども見逃せない。

　副作用が心配であれば，添付文書に記されている開始用量の半分から始める細やかさをもってもよいだろう。カプセル製剤であるデュロキセチンも，"脱カプセルで"とコメントを付ければ10mg/日から開始できる。

　忘れてはいけない副作用は"煽る"ことであり，焦燥をもたらし，中には躁転する患者さんもいる。ミルタザピンは鎮静的であり煽ることは少ないが，ゼロとは言えない。リスクを最小限にするには，落ち着かない患者さん，診察をしていてこちらが逆に焦ったり落ち着かなくなったりする患者さん，"行動化（感情をこころで抱えられず行動として表現してしまうこと）"のある患者さんなどに，特に再取り込み阻害薬を使わないように心がけることである。そして，必ず双極性障害の問診をすること。本障害の可能性があるならば，抗うつ薬は害をなすことが多い。精神科に紹介するのが無難である。

　また，抗うつ薬を減量中止する際にも気をつけるべきである。少量の減量でも中断症状として頭痛や焦燥や聴覚過敏やふらつきなど，様々な症状が出現することがある。やめ方を知らずに始めてはいけない。

　うつ病の投薬治療というのは，これらがクリアされて初めて許されるのである。抗うつ薬により患者さんに不利益をもたらさないように最大限の配慮を診察ですべきであり，薬剤を処方するならば，それが希望の処方となるように思いを乗せる。その態度こそが精神療法の第一歩にもなるだろう。

[参考文献]

1) Gartlehner G, Hansen RA, Morgan LC, et al. Comparative benefits and harms of second-generation antidepressants for treating major depressive disorder: an updated meta-analysis. Ann Intern Med 2011; 155 (11) : 772-785.
2) Castro VM, Clements CC, Murphy SN, et al. QT interval and antidepressant use: a cross sectional study of electronic health records. BMJ 2013; 346: f288.
3) 多田智洋，中田潤，菅原浩仁，他．急性心筋梗塞発症後に選択的セロトニン再取り込み阻害薬（SSRI）による薬剤性QT延長から心室細動を起こした1例．日本内科学会雑誌2014; 103 (3) : 738-740.
4) Spielmans GI. Duloxetine does not relieve painful physical symptoms in depression: a meta-analysis. Psychother Psychosom 2008; 77 (1) : 12-16.

41 ベンゾジアゼピン系抗不安薬の比較

Dégustation

宮内倫也

ポイント

- 半減期により短時間作用型〜超長時間作用型に分類される。
- 脱抑制，転倒，誤嚥，認知機能低下などのリスクが叫ばれている。
- 依存性や離脱症状も非常に問題であり患者さんに明示する。
- 頓用や短期間としての使用が理想的であり，そう努力する。

イントロダクション

　ベンゾジアゼピン系は特に日本で頻用（乱用？）されている。GABA-A 受容体へ作用するが，それはアルコールと類似しており，効果もアルコールを連想するとよいだろう（軽い"酔っ払い"にする）。細かい機序としては GABA-A 受容体の α サブユニットに結合するのだが，この α サブユニットには複数あり，それへの親和性の違いによって薬剤間での作用が異なる[1]。

> α1サブユニット：依存性・健忘・抗けいれん・鎮静
> α2サブユニット：抗不安・筋弛緩
> α3サブユニット：筋弛緩
> α5サブユニット：健忘・筋弛緩

これらにそれぞれ関わるとされる。そして半減期により作用時間が異なり，長いと効果の持ち越しが生じてしまい，短いと効果が持ち越すことは少ないがついつい連用してしまうという特性がある。同様に筋弛緩作用や鎮静作用においてもメリット・デメリットが存在する（図1）。

図1 ベンゾジアゼピン系のジレンマ

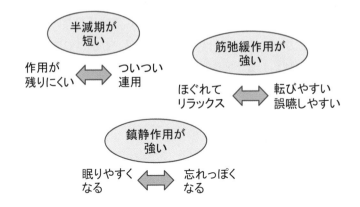

また"脱抑制"が生じ，攻撃的になる・衝動性が増すなどが生じることもあり，そのハイリスクはアルコールの同時摂取，大量投与，変性疾患の存在，もともと強い衝動性などが挙げられる[2]。依存を形成し減量や中止した際には離脱症状も認められ，以上を考慮すると処方には慎重さが求められる[3]。

CYPを阻害することはほとんどないが，ベンゾジアゼピン系そのものはCYP3A4で代謝されることが多い。そのため，クラリス®・クラリシッド®（ク

ラリスロマイシン［大正・アボット］）などCYP3A4を強力に阻害する薬剤の存在下では作用が増強されてしまう。

　ベンゾジアゼピン系抗不安薬は薬剤が非常に多いため，以下に代表的なものを挙げて処方する際の原則などを論じてみよう。

▎短時間作用型
- リーゼ® ── クロチアゼパム ｜田辺三菱｜
- デパス® ── エチゾラム ｜田辺三菱｜

▎中時間作用型
- ワイパックス® ── ロラゼパム ｜ファイザー｜
- ソラナックス®・コンスタン® ── アルプラゾラム ｜ファイザー・武田｜
- レキソタン® ── ブロマゼパム ｜中外製薬｜

▎長時間作用型
- セルシン®・ホリゾン® ── ジアゼパム ｜武田・丸石｜
- リボトリール®・ランドセン® ── クロナゼパム ｜中外製薬・大日本住友｜
- セパゾン® ── クロキサゾラム ｜第一三共｜

▎超長時間作用型
- メイラックス® ── ロフラゼプ ｜Meiji Seika ファルマ｜

　いずれも血中濃度は2時間前後で最大になり，抗不安作用そのものにおいて大きな違いはない。

　私見だが，抗不安目的でベンゾジアゼピン系を使うのであれば"1週間に2回前後の頓用でしのげるかどうか"を目安にするとよい。毎日使ってしまうことが依存につながるため「毎日使うものではなく，あくまでレスキューとしてです」「毎日使っているとそれに慣れてしまって，やめる時に身体がびっくりすることがあります」と患者さんにあらかじめ説明しておく必要がある。最初は"不安だから飲んでいた"はずのベンゾジアゼピン系が，いつの間にか**"飲**

まないと不安になる"となってしまっては**本末転倒であろう**。依存は毎日服用していれば1か月ほどで形成されることもあり，8か月では半数近くにも上る[4]。当然，減量や中断で離脱症状を経験してしまい，それは発熱や頭痛や幻覚や焦燥や聴覚過敏や発汗などなど，まさに"何でもあり"である。減量もしくは中止で精神状態が短期間で悪化するようなら，それは離脱症状ととらえておくべきであろう。原疾患の悪化とも区別がつかないことも多く，患者さんが「飲んでいると調子がよいけど減らしたりやめたりしたら悪くなった」という場合には，離脱症状が含まれていると考えてほしい。

実際に頓用として使う場合は，短時間作用型か中時間作用型の中で筋弛緩作用の少ないものを頓用として選ぶべきである。例として挙げた薬剤ではエチゾラムやブロマゼパムは筋弛緩作用が強いため，誤嚥や転倒のリスクとなり推奨されない。さらにこの筋弛緩作用が独特の脱力感を与える。自分で服用してみるとわかるが，この筋弛緩作用はクセになりそうな"ふわっ"とした感覚をもたらしてしまう（筆者も内服してみて経験済み）。

長時間作用型や超長時間作用型は持ち越す可能性が高く，日常生活での細かい注意が散漫になる，眠気が残り生活リズムが崩れるといった問題がある。さらには作用時間が長いことや長期間の投与において，結論は出ていないものの認知症リスクとの関連性も叫ばれている[5]。しかし，半減期が長いということは，血中濃度の低下が緩やかであることも意味する。短時間作用型は半減期の短さから「効果が切れた」感覚を患者さんがもちやすく，こちら側で注意を促しておかないとつい連用になってしまうこともある。そこから依存に至ることは多く，その場合は特にやめづらい。よって，内服している短時間作用型のベンゾジアゼピン系を中止する際，離脱症状の予防や軽減の目的で半減期の長いベンゾジアゼピン系へいったん置換してそこから減量することが多い。

例外としての連日投与は，統合失調症患者さんの著しく強い不安，各種疾患の緊張病状態，うつ病患者さんへの抗うつ薬投与から効果発現までのタイムラグ，アルコール依存症の離脱症状などへの対処が挙げられる。これらも漫然と

投与せずに，1週前後など適切なタイミングで退くこと。上記のような置換からの減量は中止まで長期に渡り，1年以上かかることもあるが，それくらい慎重に行わないと離脱症状が強く出る場合も実際にある。これらのような連日投与であれば作用時間の長いものを用いたほうが合理的である。

　また，SSRIやSNRIと同様に"行動化"のある患者さんに使用してはいけない。脱抑制が生じ，さらに悲惨な出来事が待っているかもしれないからである。自傷行為，暴言や暴力，大量服薬などがある場合はそれらを煽る危険性が実に高く，いわゆる"酒グセの悪い"患者さんもそれに該当する。彼らには禁忌と考えておくこと。

デギュスタシオン

　ベンゾジアゼピン系抗不安薬は非常に便利である。不安を訴える患者さんに投与すると期待を裏切らずにその日から効いてくれることが多い。短い時間しかかけられない外来診療ではつい頼ってしまうこともあるだろう。

　この便利さは，感染症治療での白血球とCRPに似ているのではないだろうか。この2つも使いようによっては便利であり，どことなく医療者を安心させる。しかし，それに頼り過ぎると痛い目にあうのは周知の事実である。発熱患者さんのディスカッションで，筆者は研修医にこの白血球とCRPを抜いてプレゼンするように言うことがある。そうすると彼らは診察が細やかになり，患者さんの表情や入院生活をも所見としてとらえるようになる。つまり，カルテ内容に生き生きした感じが出てくるのであり，その積み重ねが精緻な診療へと発展していく。そういったところができてから白血球とCRPを再び見てみると，全体の一部としてそれらを上手く使えるようになる。

　ベンゾジアゼピン系も同様であり，便利なものに頼ると他の技術が疎かになるとまとめられるだろう。できるだけ使わないようにすると，患者さんの症状に対して他のアプローチを探さねばならなくなり，それが医者としての勉強に

つながる。結果として患者さんとの話し合いが濃密になり，日常生活を細かく聞く，どういうきっかけで不安になるのかを聞く，その不安をやり過ごす手段を一緒に考えてみる，不安という感情をまずは受け入れるような考え方を示してみる，などといった方法が出てくるのである。そこから精神療法までは，実はもう遠くない。ベンゾジアゼピン系の使い方を知るためにも，いったん使用頻度を下げてみることが重要であり，それによって初めて適正に使用する機会が臨床的に実感されるだろう。処方というカードを切ることは簡単だが，そこに縛りを自ら設定する。そうすると，否が応でも患者さんとしっかり話をすることになる。そこから新たな発見が生まれ，患者さんも自分の力で困難に対処できるようになることもある。

そして，使用するならば持ち越さないように配慮し，筋弛緩作用の軽いものを選択する。患者さんには，依存や離脱症状の可能性があるためあくまでも頓用にとどめるようにと伝える。もちろん，長期の使用になってしまっているのなら減量と中止の方法を知っておくことが何にも増して大切になってくる。薬剤を使用するという事象は，開始すべき状況と減量中止すべき状況を知って初めて成り立つ。それを理解せずに処方してはいけない。

[参考文献]

1) Tan KR, Rudolph U, Lüscher C. Hooked on benzodiazepines: GABAA receptor subtypes and addiction. Trends Neurosci 2011; 34 (4) : 188-197.
2) Jones KA, Nielsen S, Bruno R, et al. Benzodiazepines: Their role in aggression and why GPs should prescribe with caution. Aust Fam Physician 2011; 40 (11): 862-865.
3) Baldwin DS, Aitchison K, Bateson A, et al. Benzodiazepines: risks and benefits. A reconsideration. J Psychopharmacol. 2013; 27 (11) : 967-971.
4) Rickels K, Case WG, Downing RW, et al. Long-term diazepam therapy and clinical outcome. JAMA 1983; 250 (6) : 767-771.
5) Billioti de Gage S, Moride Y, Ducruet T, et al. Benzodiazepine use and risk of Alzheimer's disease: case-control study. BMJ 2014; 349: g5205.

42 統合失調症治療における定型抗精神病薬と非定型抗精神病薬

宮内倫也

ポイント

- 薬価は非定型のほうがバカ高い。
- 有効性そのものは定型と非定型で喧伝されるほどの大きな差はない。
- 定型でも投与量への細やかな配慮で錐体外路症状（EPS）を軽減できる。
- 非定型は代謝系への副作用が大きいものも多い。
- 個々の薬剤の特性を知り，患者さんに最適なものを選択すべきである。

イントロダクション

　脳内のドパミン経路には4つあり，特に中脳辺縁系のドパミン過剰と中脳皮質系のドパミン過少というアンバランスが，統合失調症の症状にすべてではないにせよ関与しているとされる。単純に言ってしまうと，中脳辺縁系のドパミン過剰で幻覚や妄想といった陽性症状が生じ，中脳皮質系のドパミン過少で感情鈍麻や意欲低下などの陰性症状，認知機能障害が生じるのである。他にもグルタミン酸神経伝達の異常やミクログリア活性化と慢性炎症なども機序の一部とされているが，現在の抗精神病薬はもっぱらドパミンを標的としている。抗

精神病薬の開発をたどって，現在の非定型抗精神病薬の立ち位置を再考してみよう。

　世界で最初の抗精神病薬は，1950年に抗ヒスタミン薬として開発されたコントミン®・ウインタミン®（クロルプロマジン［田辺三菱・塩野義］）である。その後，中脳辺縁系のD_2受容体阻害が統合失調症の陽性症状に効果があることがわかり，D_2受容体阻害作用を主目的としてセレネース®・リントン®（ハロペリドール［大日本住友・田辺三菱］）など様々な薬剤が作られた。しかし，D_2受容体阻害に特化したことが錐体外路症状や意欲低下という副作用を強めることになった。その中で登場したクロザリル®（クロザピン［ノバルティス］）は錐体外路症状が少なく陰性症状や認知機能障害も改善させたことから，非定型抗精神病薬と呼ばれるようになった。ただし，重篤な副作用として無顆粒球症を生じることから，クロザピンのもつ$5-HT_{2A}$受容体阻害作用に注目して同等の効果をもち，かつ安全に使用できる非定型の開発が進められ，結果としてジプレキサ®（オランザピン［イーライリリー］）やセロクエル®（クエチアピン［アステラス］）が作られた。この流れはD_2受容体への親和性はそれほど高くなく，かつ$5-HT_{2A}$受容体をはじめ多くの受容体に結合することが特徴である。他には，ハロペリドールと同系統のプロピタン®（ピパンペロン［サンノーバ］）も錐体外路症状が少なく$5-HT_{2A}$受容体阻害作用をもつことが判明し，それをヒントに作られた非定型がリスパダール®（リスペリドン［ヤンセンファーマ］）である。このように，非定型は$5-HT_{2A}$受容体阻害作用を強くもち，定型よりも錐体外路症状が出にくく陰性症状や認知機能低下の改善も優れているという認識が一般的である。

　しかし，果たして本当にそうであろうか。非定型を販売している製薬会社が論拠とする定型との比較試験は，非定型に有利なように組まれていることが多い。対象としての定型はハロペリドールというD_2受容体阻害作用の強いものがよく選ばれており，さらに投与量が多い。これでは錐体外路症状や意欲低下

が出現しやすく，相対的に非定型の優位性が出て当然である。さらに，定型の時代はD_2受容体を根絶やしにするような治療が行われ投与量が多く，適切な用量設定がなされていなかった。こういったことを鑑みると，非定型が優れているという前提に疑問が湧いてくる。

最近の複数のメタアナリシスでは，有効性において定型と非定型との間に大きな差はなく，定型は錐体外路症状がやや多く，非定型は代謝系の副作用がやや多いという結果になっている[1,2]。これを考えると，定型でも用量に注意し使用すれば非定型といい勝負ができると思われる。

とは言え，どれも横並びで同等というわけではなく，クロザピンは治療抵抗性統合失調症への切り札として存在している（モノアミン系以外への作用も想定されている）。ただし副作用のため使用できる施設が限られているというのがネックであり，日本の多くの施設で使用できるものではオランザピンが有効性において頭ひとつ出ているとされる。複数の非定型と定型のピーゼットシー®（ペルフェナジン［田辺三菱］）とを比較したCATIE試験があるが，有効性はどれも同じであったがオランザピンのみが有意に優れていた。試験の組み方に問題がないわけではなかったのだが，他のメタアナリシスも同様の結果

図1 中断からのリバウンド

受容体	占有による作用	リバウンド/中断症状
ヒスタミンH_1	抗不安，鎮静，体重増加，抗-EPS/アカシジア	興奮，不眠，不安，EPS
α_1-アドレナリン	起立性低血圧，めまい，失神	頻脈，高血圧
ムスカリンM_1（中枢）	記憶，認知，抗-EPS/アカシジア	興奮，錯乱，不安，不眠
ムスカリンM_{2-4}（末梢）	口渇，便秘，尿閉	下痢，多汗
ドパミンD_2	抗精神病作用，抗躁作用，興奮抑制，EPS/アカシジア，遅発性ジスキネジア，高プロラクチン血症，性機能または生殖機能の障害	精神病症状，躁症状，興奮，アカシジア，退薬性ジスキネジア
セロトニン$5-HT_{1A}$（パーシャルアゴニスト作用）	抗不安，抗うつ，抗-EPS/アカシジア（？）	EPS/アカシジア
セロトニン$5-HT_{2A}$	抗-EPS/アカシジア	EPS/アカシジア
セロトニン$5-HT_{2C}$	食欲/体重増加（？）	食欲減少（？）

（文献4より作成）

になっている。しかし，これを以てオランザピンが純粋に優れているとは言えないと筆者は考えている。なぜならそれは，抗精神病薬の切り替えの際に"リバウンド症状"が生じるからである（図1）。

　図1では，それぞれの受容体を占拠した際の効果，そしてリバウンドによる症状も提示されている。オランザピンは示されている受容体の中では$5-HT_{1A}$受容体を除いてすべてに作用し，カバーが非常に広い。

　たとえば抗コリン作用をもつものからもたないものへスイッチングすると，コリンリバウンドが生じ焦燥や混乱や不眠などをもたらす。それを症状の悪化ととらえてしまうかもしれない。さらに，長期にわたる抗精神病薬使用によって受容体を阻害し続けると受容体のアップレギュレーションが生じ，減量や切り替えでリバウンドも起こりやすくなると想定されている。オランザピンは実に多くの受容体を占拠するが，言い換えればオランザピンから他剤への切り替えの際にはリバウンド症状が出やすく，他剤からオランザピンへの切り替えではその症状が出にくいのである。リバウンド症状を精神症状の悪化と判断してしまうと，オランザピンが統合失調症治療において優れているという結果になるのも当然である。

　ここでもう1つ図を示す（図2）。これは前述のCATIE試験のものであるが，前薬からの切り替え後の症状変化をプロットしている（最初の4週間は移行期間として切り替え前後の両薬剤の併用が認められている）。見てもらうとわかるように，オランザピンのみが一貫して症状の改善を示している。注目したいのは，他の抗精神病薬では切り替え完了後にいったん悪化している点である。そして6か月前後から改善を示すというパターンを取っている。これは純粋な症状悪化ではなく，リバウンドによる症状が含まれていると考えられるだろう。オランザピンはその広汎な受容体カバーと適度なD_2受容体への親和性から，強いリバウンドなく症状改善に向かったと言える。

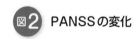

PANSSの変化

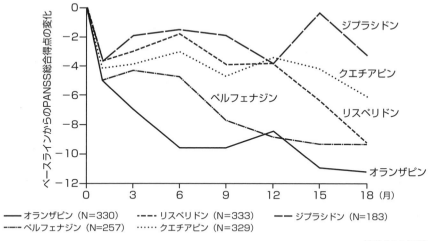

（文献3より作成）

デギュスタシオン

　抗精神病薬は"使い方"が重要になってくる。確かに非定型抗精神病薬は経験の少ない精神科医でもある程度うまく使うことができる。添付文書でも上限がしっかりと定められ，臨床試験も進んでおり急性期や安定期にどのくらいの用量を投与すればよいかが把握しやすい。D_2受容体のみを狙うのではなく，多くの受容体に作用することがハンドルでいう"アソビ"をもたらし，錐体外路症状が出にくく使いやすさを産むと言っていいだろう。ハロペリドールなどD_2受容体への親和性が強く他の受容体をあまり考慮しないものは，細やかな用量調節が難しい。製薬会社もわざわざ旧来の安い薬剤を調べ直す気にはならないだろう。しかし，様々な受容体に関わることは代謝系への副作用を強くすることを忘れてはいけない。耐糖能悪化，脂質代謝異常，体重増加などが生じ，心血管イベントのリスクになる。その好例がオランザピンでありクエチア

ピンである。非定型のエビリファイ®（アリピプラゾール［大塚製薬］）はこういったリスクが少ないものの決して無視できるわけではなく，またD_2受容体パーシャルアゴニストという特性から，D_2受容体のアップレギュレーションが生じている場合は投与量を多くしても期待される薬剤効果が十分に出ないことも多い。

最後に，"定型"と"非定型"というラベリングにも注意が必要である。この分節化で抗精神病薬の世界は意味づけられ理解しやすくなったかもしれないが，それは本質ではない。定型の中でもクロルプロマジンやピパンペロンやクロフェクトン®（クロカプラミン［田辺三菱］）などは様々な受容体に結合するため，非定型に近いとも言える。非定型の中でもリスペリドンは錐体外路症状や高プロラクチン血症を起こしやすく，定型に近い印象である。よって，"定型・非定型"と抗精神病薬を2つに分節するのではなく，混沌の中から個々の薬剤のプロフィールを今一度調べ，その性格に配慮した選択をすべきであろう。

[参考文献]

1) Samara MT, Cao H, Helfer B, et al. Chlorpromazine versus every other antipsychotic for schizophrenia: a systematic review and meta-analysis challenging the dogma of equal efficacy of antipsychotic drugs. Eur Neuropsychopharmacol 2014; 24（7）: 1046-1055.
2) Leucht S, Cipriani A, Spineli L, et al. Comparative efficacy and tolerability of 15 antipsychotic drugs in schizophrenia: a multiple-treatments meta-analysis. Lancet 2013; 382（9896）: 951-962.
3) Lieberman JA, Stroup TS, McEvoy JP, et al. Effectiveness of antipsychotic drugs in patients with chronic schizophrenia. N Engl J Med 2005; 353（12）: 1209-1223.
4) Correll CU. Antipsychotic use in children and adolescents: minimizing adverse effects to maximize outcomes. J Am Acad Child Adolesc Psychiatry. 2008; 47（1）: 9-20.

43 がん患者におけるせん妄治療：抗精神病薬の選択

Dégustation

大野　智

ポイント

- せん妄の治療の第一ステップは，原因への対応。
- せん妄に対する薬物治療は，抗精神病薬。
- 「定型・非定型」「第一世代・第二世代・第三世代」などの分類があるが，効果については，いずれの薬剤もほぼ同等。
- ただし，副作用プロファイルは，薬剤によって異なるとの報告がある。
- 薬剤の選択においては，患者の状態と副作用プロファイルを鑑みながら選択することが望ましい。

イントロダクション

　せん妄とは，認知機能（記憶，見当識など）や知覚（錯覚，幻覚など）の異常を伴う意識障害である。がん患者においては，身体状態が悪化する終末期に，せん妄の頻度が高くなる。高齢者の患者の場合，認知症とせん妄との鑑別が困難なケースもあるが，せん妄の症状は短期間（通常は数時間から数日）のうちに出現し，1日のうちで変動する傾向がある点が特徴である。

がん患者におけるせん妄の発現要因には、準備因子（年齢、脳の器質的病変の存在など）、誘発因子（環境変化、睡眠障害、可動制限、疼痛、心理ストレスなど）、直接原因（せん妄そのものの原因）に分けられる。直接原因は多岐にわたり（表1）、せん妄の治療にあたっては、まず、この直接原因への対応

表1 がん患者における「せん妄」の原因

原　因	具体例
腫瘍	脳転移、髄膜播種
代謝性脳症 （臓器不全）	肝臓、腎臓、肺などの機能障害 （高 NH_3 血症、高 BUN 血症、低酸素血症など）
電解質異常高	高 Ca 血症、低 Na 血症
薬剤性	オピオイド類、ベンゾジアゼピン系薬剤、ステロイド、抗コリン性薬剤、H_2 ブロッカーなど
感染症	肺炎、敗血症
血液学的異常	貧血
栄養障害	低蛋白血症
腫瘍随伴症候群	ホルモン産生腫瘍など
治療の副作用	手術、化学療法、放射線療法

表2 代表的な抗精神病薬の分類

分　類		一般名	商品名
定型抗精神病薬	第一世代	ハロペリドール (Haloperidol)	セレネース［大日本住友製薬］ リントン［田辺三菱製薬］
非定型抗精神病薬	第二世代	リスペリドン (Risperidone)	リスパダール［ヤンセンファーマ］
		オランザピン (Olanzapine)	ジプレキサ［イーライリリー］
	第三世代	アリピプラゾール (Aripiprazole)	エビリファイ［大塚製薬］

が求められる。特に、がん患者の不眠や不安に対して、安易にベンゾジアゼピン系薬剤を使用することは厳に慎むべきである点は覚えおいていただきたい。当然ではあるが、誘発因子への配慮も並行して行う必要がある。

薬物治療としては、抗精神病薬が用いられる。現在、多種多様な抗精神病薬が使用可能であり、「定型・非定型」「第一世代・第二世代・第三世代」などと分類されている。薬剤の分類を表2に示す。なお、抗精神病薬の多くが糖尿病患者・糖尿病既往患者に対して、「禁忌」あるいは「慎重投与」となっているので、処方の際には留意が必要である。

デギュスタシオン

抗精神病薬の本来の適応疾患である統合失調症に対する有効性と副作用については、多くの議論があるものの、薬剤による差異はほとんどないとされる。

表3 がん患者のせん妄管理における各抗精神病薬の違い

	ハロペリドール (n = 21)	リスペリドン (n = 21)	アリピプラゾール (n = 21)	オランザピン (n = 21)	p値
せん妄の回復					
2〜3日後	47.6%	42.9%	52.4%	42.9%	0.964
4〜7日後	76.2%	85.7%	76.2%	61.9%	0.418
副作用					
すべて	19.0%	4.8%	9.5%	42.9%	0.009
Dystonia*	9.5%	—	—	—	0.100
Parkinsonism*	19.0%	4.8%	—	—	0.012
鎮静	—	—	—	28.6%	0.001
悪化	—	—	9.5%	14.3%	0.661
Multiple	9.5%	—	—	14.3%	0.186

＊錐体外路症状　　　　　　　　　　　　　　　　　　（文献1より作成）

がん患者のせん妄への有効性を検証した薬剤同士の比較対照試験においても，薬剤による差異はほとんどない。しかし，最近，副作用のプロファイルの違いに注目した研究が報告された[1]。せん妄の管理において，ハロペリドール，リスペリドン，アリピプラゾール，オランザピンを比較検討したところ，有効性は同程度であった。しかし，副作用プロファイルについては，ハロペリドールにて錐体外路症状，オランザピンにて鎮静の頻度が他の薬剤に比べて高いことが明らかとなった（表3）。

　この結果から，がん患者のせん妄に対する薬物治療の薬剤選択において，患者の身体症状の状態などを鑑み，望ましくない副作用を避ける，あるいは副作用を許容できるかどうかなどを踏まえ判断することも一考に値すると思われる。

　ただし，がん患者のせん妄は，誘発因子，直接原因への対応により，症状が改善することがままある。せん妄の症状を押さえ込むためだけの薬物治療は，厳に慎まなければならない。

[参考文献]

1) Boettger S, Jenewein J, Breitbart W. Haloperidol, risperidone, olanzapine and aripiprazole in the management of delirium: A comparison of efficacy, safety, and side effects. Palliat Support Care 2014; 1-7. doi: 10.1017/S1478951514001059.

44 がん疼痛のベースライン鎮痛に使用するオピオイドの比較：オキシコドンとフェンタニル貼付剤とモルヒネ

Dégustation

森田達也

ポイント

- 鎮痛効果については，オキシコドン，フェンタニル貼付剤，モルヒネに差はない。
- 副作用は，便秘はフェンタニル貼付剤が少ない。他は同じである。
- エビデンス上は定かではないが，フェンタニル貼付剤は高用量では鎮痛が悪くなる（と実感している臨床家が多い）。

イントロダクション

がん疼痛のベースライン鎮痛に用いられるメジャーなオピオイドといえば，オキシコドン，フェンタニル貼付剤，モルヒネだろう。3剤について比較検討する。

オキシコドン

オキシコドンは現代日本のがん疼痛の治療の主流である。なんといっても小

規格が発売されたのが大きい。薬学的には「半合成テバイン誘導体」であり，デバインとは，アヘンからモルヒネ，コデインを製造する過程で生じる。構造的にはモルヒネにとても似ている（図1）。

　徐放剤，速放剤に加えて，オキシコドン注射薬もラインナップされたため，座薬がないこと以外はモルヒネと同じラインアップがそろっている。内服ができなくなってもそのままオキシコドンの管理が可能になり，オキファスト®10mg＝モルヒネ注10mgの換算になることもわかりやすい。

　基礎からの知見を頼りとして「モルヒネより神経障害性疼痛にきく」（だから腹腔神経叢に腫瘍が浸潤する）「膵臓がんの痛みにききやすい」とか，「モルヒネより（多少？）吐き気が少ない」という説明をしばしば見かけるが，臨床的には，オキシコドンとモルヒネはほぼ同じ効果，副作用である。最近のメタ分析でもオキシコドンの効果も副作用もモルヒネと本質的に同等であると結論している[1]。初期鎮痛を受ける「膵臓がん患者さんだけ」を対象としたオキシコドン vs モルヒネのhead-to-headの比較試験でも，鎮痛には変わりなく，副作用（吐き気，便秘，眠気）も変わりはなかった[2]。そもそも，もし，オキシコドンによって生じる嘔気がモルヒネより多少少なかったとしても（たとえば，25％［95％信頼区間，22〜28％］vs. 32％［29〜35％］），大ざっぱに言って，約30％の人で嘔気が出るかもしれないという事実には大きな差がない。したがって，制吐剤を出しておいたり，説明をしておこうという臨床上の対応には変わりがない。このあたりの数％の差に大きな臨床的に意味があるとも思えない。「統計学的な差」に振り回されないようにしたいものだ。

　オキシコドンのメリットは，投与量と，「印象」である。

　モルヒネで開始しようとすると，最低20mg/日であるが，オキシコドンであればオキシコドン10mg/日（モルヒネ15mg/日に相当する）といったより少量から開始できる。「少な目，少な目」を優先するわが国の鎮痛治療では出番が多い（もっとも，これは，がん疼痛の古典ではモルヒネ10mg×6＝1日60mg/日を開始量とする主張も多いため，だから鎮痛が不十分だという主張

図1 オピオイドのイメージ

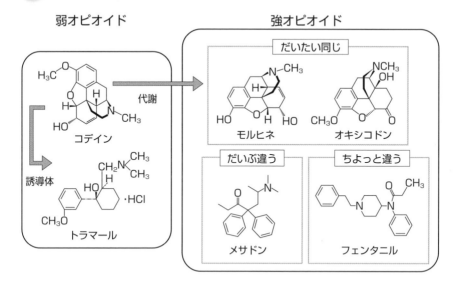

と表裏である…）。

印象という点では，モルヒネが処方されると，「モルヒネ，え？　大丈夫？？」のような印象をもっている人はまだ多いので，「モルヒネですけど安全ですから…」といった一連の説明を，「(オキシコドンは)麻薬扱いですけど，モルヒネではないので…」のように，普通の人に安心できるように説明できるという実践上のメリットがある。

デメリットとしては，呼吸困難に効果があるかわからないことがある。

フェンタニル経皮吸収薬

フェンタニル経皮吸収薬の発売は，それまで内服できないために注射薬を用いざるを得なかった（＝入院せざるを得なかった）患者さんにかなりの福音をもたらした。これは間違いない。フェンタニルは合成麻薬であり，μ受容体に

選択的に作用する点で，モルヒネやオキシコドンとはやや毛色の違うグループのオピオイドに属する（図1）。

製剤としては，ジェネリックも含めて複数製剤が販売されているが，そもそもの毎日の経皮吸収や疼痛の変動幅を考えれば，個々の製剤間の細かい薬物上のパラメーターに大きな臨床的な意味はない。最も大きいのは，3日貼付用（代表選手，デュロテップ®パッチ）と1日貼付用（代表選手，フェントス®）の違いである。よく誤解されるが，この両製剤は血中濃度の動きはほぼ同様で，1日用だから「よりはやく」上昇するわけではない。フェントスの開発は国内メーカーが行ったため，（日本人が）「毎日入浴してもいいように」1日交換できる製剤を作ったのがあたった。短期間にシェアをうばったことは記憶に新しい。外国では一度貼ると数日間貼っておくというタイプが人気らしいが，日本では「入浴前にはがしてお風呂から上がったら貼り替える」人気が高かった。

これらの製剤では，投与量の表記が紛らわしい。これは，国内の麻薬管理のきまりで「製剤に含まれている麻薬の合計量を表記しないといけない」ことになっていることに由来する。各製剤には「予備の分」も含んだオピオイド合計量が記載されている。国際的には，放出速度で「＊＊ug/時間」で表現することが一般的である。たとえば，50ug/時間が放出される（1日1,200ug/日のフェンタニルが投与される）製剤は，フェントス2mg（1日），デュロテップパッチ4.2mg（3日）となる。国際化して併記を投与速度にしてもらうように何度か当局に依頼したようだが，麻薬管理の法改正の壁が高かったようである。一覧表で確認するか，あるいは，投与速度をむしろ頭に入れておくほうがよい。

フェンタニル経皮吸収薬のメリットはなんといっても，内服できなくても経皮的に投与可能なことである。それゆえに安易に用いられているという面もあるが，モルヒネ相当120mg/日以上といったオピオイドが経皮的に投与できるというのは導入当時としては画期的な出来事であった。

その他のメリットとして，便秘の副作用が明らかに少ないことが挙げられる。
デメリットは，血中濃度が上がるまでに時間がかかることである。貼付剤を

新しく貼付または増量してから血中濃度が安定してくるのは 24 ～ 48 時間以降である。これは，痛みが強く時間の単位でオピオイドの増量・調整をしないといけない患者さんには使用するべきではないことを意味している。そうはいっても，鎮痛そのものよりも，家にいることが患者さんにとって優先事項が高い場合には，フェンタニル貼付剤でゆるゆるとベースアップしながら，その間の疼痛をアンペック座薬など速放剤で補う作戦を立てることは許されるだろう。増量の間隔は 72 時間か，比較的急ぐ場合には 48 時間なら許容範囲である。24 時間ごとの増量はしてはいけないことが製薬メーカーのみならず実証研究からも勧告されている。

　コントラバシーとして，フェンタニル貼付剤を初回投与していいか，という問題がある。保険適用はモルヒネなどのオピオイドからの切り替えであるので，オピオイドの初回投与としては使用しないこととなっている。エビデンス的には，オピオイドの初回投与を受ける患者さんにフェンタニル貼付剤を初回投与して安全だったとするものが多い（図 2）[3]。問題なのはフェンタニル製剤の臨床研究のほとんどがメーカーのグラントによるものであり，publication

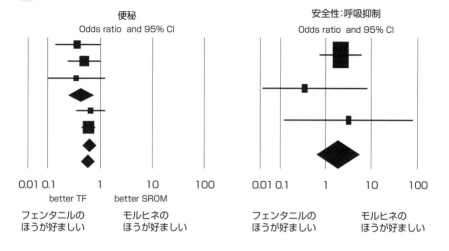

図2 フェンタニル貼付剤と経口モルヒネ徐放剤のオピオイド開始時のメタ分析

bias が指摘されている。フェンタニル貼付剤の最小規格はフェントス 1mg（モルヒネ 30mg）であるので，初回投与しても問題のない量ではある。しかし，経口オピオイド製剤と異なることは，仮に過量投与になった場合，経口製剤であれば患者さんが内服できなくなるので自然と中止になるが，経皮吸収薬では患者さんが眠気が強くても，意識がなくなっても，薬剤自体は皮膚から体に入り続ける危険がある。

モルヒネ

古典的ながん疼痛の標準治療薬とされてきた。最近では，（比較試験によってエビデンスが確立しているわけではないという点から）「標準治療薬」とは呼ばれなくなったが，かわらず，「reference drug」と考えられている。

モルヒネのメリットとしてまず上がるのは，剤型が豊富な点である。徐放剤，速放剤，注射薬と，高濃度の注射薬，（日本人の好きな）座薬がラインアップされている。既存の製剤で対応できない大量を使用する患者さんに対しても，モルヒネ原末を使用することで，モルヒネ 2,000mg/120ml 分 6 といった製剤をつくることができる（モルヒネの水溶性は非常に大きい）。注射薬では，通常の 10mg/1 ml のモルヒネ注射薬で持続皮下注を行おうとすると，2ml/時間で投与したとしても 480mg/日までしか投与できないが，アンペック®注（1ml でモルヒネ 40mg を投与できる）を使用することで 1 本の持続皮下ルートから投与できる。

「呼吸困難に対して効果のあることが示されている唯一のオピオイド」というのも今のところのメリットである。COPD の患者さんを多く含む慢性の呼吸困難をもつ患者さんを対象としたメタ分析や，がん患者さんを対象とした比較試験によって，モルヒネは今のところ呼吸困難に対して効果のあることが示されている唯一のオピオイドである。しかし，フェンタニルやオキシコドンでも同様の効果がありそうなことも示唆されつつあるのでこの点については今後

メリットではなくなるかもしれない。同様の観点から，鎮咳作用も強い（コデインがモルヒネの前駆体である）ことから，肺がんなど咳の強い患者さんに対してオピオイドの導入に鎮咳も兼ねてコデインをまず用いて，次にモルヒネに切り替えていくパターンもある。

　モルヒネについては，（エビデンスではないが）「他剤ではみられない総合的な効果」を実感しているという臨床医は多い。合成麻薬であるオキシコドンやフェンタニルで痛みがとりきれない時に少量のモルヒネを使用する（切り替えるか併用する）ことで痛みの取れ方がずっとよくなることがある。特に，フェンタニル貼付剤の効果が不十分な時など他のオピオイドで効果がない時に，モルヒネに切り替えることはかなり有効である。エビデンス的には，オピオイドローテーション（オピオイドスイッチング）という方法である程度の実証レベルがある。

　一方，デメリットとしては，腎不全での使用があるだろう。モルヒネは肝臓で代謝されて Morphine-3-Gluclonide（M3G）と Morphine-3-Gluclonide（M6G）という代謝産物を生じる。このうち，前者はオピオイド活性がなく（オピオイドとしての鎮痛効果がなく），神経毒性がある（ミオクローヌスやせん妄の原因となる）。後者にはモルヒネを上回るオピオイド活性があり，モルヒネと同様の作用・副作用を生じる。モルヒネは国内では腎不全では「使用しないこと」として紹介されることが多いが，海外では特に短期間であれば減量して使用とされることも多い。

デギュスタシオン

　エビデンス面から効果と副作用だけを考えると，3剤の比較は図3のようになる[4]。実際の選択では，効果と副作用に加えて，実際に可能な投与経路と，併存している症状が選択の基準になる。筆者がそこそこ妥当ではないかと考える選択を図4に示す。

図3 ベースライン鎮痛薬としてのオキシコドン vs フェンタニル貼付剤 vs モルヒネ

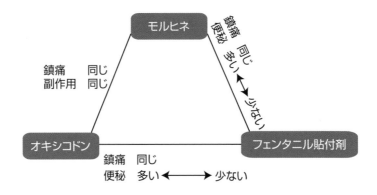

　まず，経口が可能な場合．可能とはいっても，便秘が非常に強いとか早晩消化管閉塞になって経口摂取ができなくなりそうな時には，まず，フェンタニル貼付剤で始めるのは，「あり」だろう（より慎重には，フェンタニルの注射薬で開始して，投与量を決めてから切り替えるが，ルートが増えることが非常にQOLを損ねる場合はある）．残る患者さんのうち，咳や呼吸困難といった呼吸器症状が中心にある患者さんではモルヒネで始めるのが古典的な知見からは勧められる．あるいは，モルヒネの前駆物質であるコデインを間にはさんでからモルヒネに変更すればほとんど同じ薬剤の変更だからスムーズである．それ以外の患者さんでは，今のオピオイドのラインアップだとオキシコドンがやはり使いやすい．ワンクッション置きたい場合には，トラマドールをはさむ場合もあるだろう．

　導入した後，モルヒネで吐き気や眠気といった副作用が生じた場合にはオキシコドンに，オキシコドンで副作用が生じた場合はフェンタニルに変更する．フェンタニルでは副作用で困るということあまりないが，鎮痛が不十分になる場合にはその段階で他のオピオイドを併用（変更）にする．追加（変更）するオピオイドとしては，オキシコドンや現在ではメサドンという選択があるが，

図4 オピオイドの特性にしたがった選択パターン

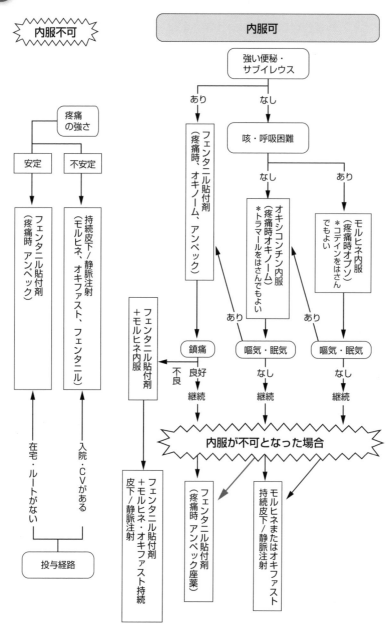

まず考えるのは使用経験が長く慣れているモルヒネである。

最終的に内服が困難になった場合には，モルヒネを使っている場合はそのままモルヒネの持続注射に，オキシコドンを使っている場合はオキファストかモルヒネの持続注射に変更する。注射薬の使用しにくい環境であれば，フェンタニル貼付剤に変更することも「あり」だろう。

経口投与ができない場合は，原則は，注射ではある。特に，痛みが不安定で，毎日，毎時間の単位の調整が必要な患者さんでは注射がよい。ある程度痛みが安定していて，数日単位の調整でも大丈夫，効きすぎた時にもちゃんと誰かが様子をみているので対応できる，ということであれば，フェンタニル貼付剤も現実的には選択可能である。

[参考文献]

1) King SJ, Reid C, Forbes K, Hanks G. A systematic review of oxycodone in the management of cancer pain. Palliat Med 2011; 25 (5): 454-470.
2) Mercadante. Clin J Pain 2010; 26: 794-797.
3) Tassinari D. J Palliat Care 2009; 25: 172-180.
4) 森田達也著，白土明美編集．緩和治療薬の考え方、使い方．中外医学社，2014.

Dégustation 45 がん疼痛のレスキュー薬として使用するオピオイドの比較：オキシコドンとモルヒネとフェンタニル口腔粘膜吸収薬

森田達也

ポイント

- ベースライン鎮痛に対しては，従来の速放性オピオイド（オキノーム，オプソ）を使用する。
- ベースライン鎮痛のできている突出痛に対しては，まず，従来の速放性オピオイドを使用し，効果が遅いか持ち越しがある場合に口腔粘膜吸収性フェンタニルを使用する。
- 突出痛に対して，口腔粘膜吸収性フェンタニルは，従来の速放性オピオイドより効果出現が早い。
- 口腔粘膜吸収性フェンタニル間での臨床的な効果の差はないだろう。

イントロダクション

　レスキュー薬，というのは，疼痛時に使用する薬剤ということである。レスキュー薬のオピオイドが注目され始めたのは，この数年，「ベースラインの鎮痛はある程度できるが，1日に数回痛い」状態（骨転移による体動時痛が代表的）をもっと効率よく鎮痛する方法がないか，が言われ始めてからである。こ

れは逆に，定期的にオピオイドを使用する患者さんの70％に一時的な痛みの増悪がある．逆に言えば，定期的なオピオイドの増量をしても疼痛がすべてなくなるわけではないとの知見が増えてきたことを反映している．

　臨床的には，ベースライン鎮痛ができているが1日に数回だけ増悪する痛みのある患者さんに，「まだレスキュー使っている」からといって，ベースアップを行うと眠気が生じやすい．意識障害やせん妄の原因にもなる．その時に，ベースアップはしないで，レスキュー薬を上手に使うということが求められるようになった．

　言葉の定義であるが，一次的に増悪する痛みに対して，突出痛（breakthrough pain）があてられる．突出痛は，ベースラインの疼痛を含む時と含まない時があるが，近年は，ベースラインの痛みが緩和されている患者さんで生じる一時的な痛みの増悪（ベースラインの痛みの増悪ではなく，骨転移による体動時の痛みなど別に起きる痛み）のみを指す場合が多くなってきた．本章では，突出痛と言えば，ベースラインの痛みの増悪ではない，痛みの増悪を指すこととする（イメージとしては，骨転移のある患者さんが安静時には何ともなくて，動いた時だけ痛くなる状態が適切である）．

■ オキノーム® ── オキシコドン　塩野義

　オキシコドン製剤でレスキュー薬として使用されるのは，オキノームであり，2.5mg，5mg，10mg，20mgとラインアップが多い．スティック状で無味であり，飲みやすくも作られている．

　オキノームに限らず，経口のオピオイド速放製剤は，内服後15〜30分で効果があり，30〜1時間で血中濃度が最高になる．持続は4〜6時間程度である．

■ オプソ® ── モルヒネ　大日本住友

　モルヒネ製剤でレスキュー薬として使用されるのは，オプソとモルヒネ錠である．剤型は，5mg，10mgである．より高用量が必要な場合には，モルヒネ

末が使用可能であり，水に溶いて処方する．たとえば，モルヒネ80mg/回がレスキュー薬として必要な場合は，「オプソ8包（モルヒネ錠8錠）」では飲むのも大変なので，モルヒネ80mg/水20mlといった処方が可能である．モルヒネは非常に苦いので，単シロップなど薬剤部で取り決めたものを味覚の調整のために追加する．モルヒネが製剤化される前の時代は，ブロンプトンカクテルといって，モルヒネにワインやオレンジジュースをまぜて甘くしたものが処方されていた．オーソドックスなレシピは，「塩酸モルヒネ20mg，単シロップまたはブドウ酒を10ml，精製水適量」のようなものである（これに制吐剤としてコントミンが入っていたりしたのを見ると，歴史を感じる―コントミンは最初に作られた抗精神病薬）．オプソでは，モルヒネの苦みを何とかするために味付けがされているが，これを嫌がる患者さんも多い．我々が手軽に苦みを味わうにはリン酸コデイン散の苦みを想像するとよい．

　モルヒネの速放製剤も，他の経口のオピオイド速放製剤と同じように，内服後15～30分で効果があり，30～1時間で血中濃度が最高になる．持続は4～6時間程度である．水溶液のほうが多少効果が早いとされている．

■ 口腔粘膜吸収性フェンタニル

　この数年で最も開発ラッシュを迎えている鎮痛薬である．口腔粘膜からフェンタニルが吸収されると短い時間に作用を発現し，効果の持続も短い．適正使用量が1日の総オピオイド量から決まらないために，患者さんごとにtitrationをする必要がある（のが，なんといっても面倒である）．つまり，どの患者さんに対しても，その製剤の最小量から使ってみて，効果がある量を決めていくというプロセスが必要である（必要ない・短縮できるという議論もあるがここでは触れない）．

　従来の速放性オピオイドと口腔粘膜吸収性フェンタニルとの比較を表1にまとめた．非常に簡単に言えば，口腔粘膜吸収性フェンタニルは，すぐ効き，効き目が短いが，高価で使用方法が煩雑，ということである（高価で使用方法が

煩雑だが，すぐ効き，作用時間が短い，といってもよい）。これは，比較試験のメタ分析でも，モルヒネ速放製剤に比較して，口腔粘膜吸収性フェンタニルの効果発現が特に最初の15分，30分で早いことで確かめられている（図1）[1]。オキシコドンとの比較では，オキシコドン速放剤とイーフェン®とのhead-to-headでの比較試験が行われており，イーフェンに軍配が上がっている[2]。

　突出痛の多くが5分以内にピークに達して持続が60分以内であることと，従来の速放性オピオイドは30分以降に効き始めてピークが60分，持続時間が4時間であることから考えて，効果の出現に間に合わない，効果が持ち越しすぎる患者さんに最も恩恵がある。一方，高価で使用方法が煩雑なことは，すべての治療が口腔粘膜吸収性フェンタニルに置き変わるものでもないことを意味する。ヨーロッパや米国など複数の国で，口腔粘膜吸収性フェンタニルの使用は従来の速放性オピオイドで効果が不十分な場合に限るべきとされている。

　製剤としては，アブストラル®（舌下錠）とイーフェン®（歯茎にはさむ，メーカーは勧めないが舌下でも同様の効果になる）がある。キャンディーのようになっているアクレフ®は，治験まで終了したが，なめ残したフェンタニルをどう処理するかで当局との折り合いがつかず国内での販売は見送られた。海外では，さらに，ぜんそくの吸入薬のように鼻腔内にしゅっと吹き入れるスプ

表1 従来の速放性オピオイドと口腔粘膜吸収性フェンタニルの比較

	従来の速放性オピオイド	口腔粘膜吸収性フェンタニル
特徴	（オプソ®，オキノーム®）	（アブストラル®，イーフェン®）
薬物動態	立ち上がりゆっくり （1時間） 半減期長い （4時間）	立ち上がり速い （15分） 半減期短い （1時間）
使用方法	簡便	複雑
費用	安価	高価
突出痛に対する効果	劣る？	より有効？

従来の速放性オピオイドより口腔粘膜吸収性フェンタニルのほうが効果があるか？

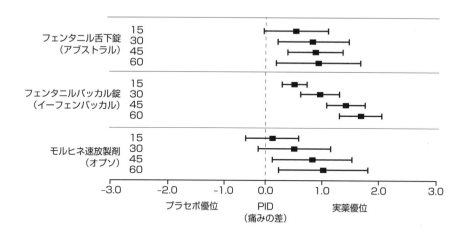

レーが発売されている。

　今のところ国内で販売されている口腔粘膜性フェンタニルについて，各メーカーはそれぞれの製剤の利点を例によっていうが，大局的には大きな差はない（図2）。アブストラルの強みは，製剤バリエーションが少なく少数の規格で対応が可能なこと，舌下投与で使用しやすいこと，味がいいことであろうか。イーフェンの強みは，アブストラルと比較して早期の鎮痛がよさそうな点である。

デギュスタシオン

　レスキュー薬として使用されるオピオイドの突出痛での効果を図3にまとめた。口腔粘膜吸収性フェンタニルは，確かに，突出痛に対して，実験環境下で従来のオピオイドよりも鎮痛効果が早い。では，すべてのレスキュー薬を口腔粘膜吸収性フェンタニルに変更するべきなのだろうか。

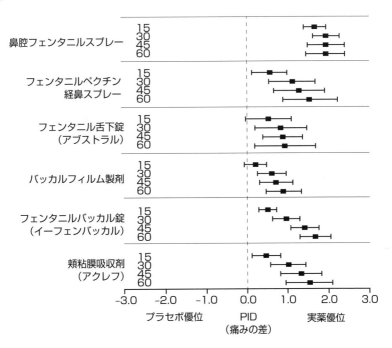

図2 口腔粘膜吸収性フェンタニルの中では何がよいか？

　まず前提として，ベースライン疼痛の緩和されていない場合は，この検討外であることが重要である。ベースライン鎮痛ができていない患者さんでは，ベースライン鎮痛に使用している薬剤（徐放性オピオイド，経皮吸収性オピオイド）を増量するのが最優先である。各国のガイドラインにおいて常に強調されているのは，粘膜吸収性フェンタニルの適応となるのは，ベースライン鎮痛のできている患者さんの突出痛であって，ベースラインの鎮痛ができていない時のレスキュー薬として漫然と使用してはならないことである。ベースラインの鎮痛ができていない時は，従来通りのレスキュー薬を使用して，定時オピオイドを増量することになる。

　では，ベースラインの鎮痛はできている，「ほんまもんの突出痛」に対して

図3 がん疼痛のレスキュー薬としてのオピオイド

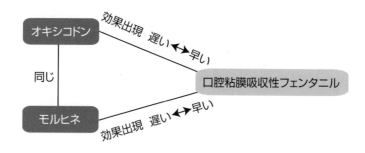

はどうだろうか。薬学的には確かに口腔粘膜吸収性フェンタニルがまさっており，臨床研究の知見もそれを後押ししている。しかし，口腔粘膜吸収性フェンタニルを使用するには，titration を行って適正用量を決める必要があり，適正用量の決められない患者さんが 10 〜 30％存在する（intention-to-treat の観点からは failure である）。しかも，従来の速放性オピオイドでも特に問題ない患者さんがいる，高価であることから考えると，現状では，突出痛に対してもまずは従来の速放性オピオイドを使用し，効果の出現に間に合わない，効果が持ち越しすぎる，従来薬で副作用のある患者さんを適応とするべきだろう。

　もう一つ重要な点を指摘したい。患者さんが痛みを感じてから鎮痛されるまでの時間は，「薬を内服してから鎮痛するまでの時間（いわゆる薬の試験で比較される効果発現までの時間）」とイコールではないことである。多くの患者さんで，「痛みを感じてから飲もうと思うまでの時間」「薬を飲もうと思ってから，実際に薬が手元にあるまでの時間」がある。薬剤の差で短縮されるのは，「薬を内服してから鎮痛するまでの時間」だけに他ならない。突出痛の患者さんで，鎮痛薬を経口オピオイドからフェンタニル製剤に変更したとして，しかし，入院患者さんで麻薬の管理を看護室でしているために，「ナースコールを押してから麻薬を持っていく」ようでは本末転倒である。「薬を飲もうと思ってから，実際に薬が手元にあるまでの時間」に相当な時間がかかってしまう。

麻薬の自己管理は法律上可能であり，推進されている。薬剤の作用時間は短くなったけど，肝心のその薬が手元に来るまでに時間がかかる…のようなことのないようにしたい。

[**参考文献**]

1) Zeppetella G. J Pain Symptom Manage 2014; 47: 772-785.
2) Ashburn MA. Anesth Analg 2011; 112：693-702.

46 がん疼痛に対する経口の鎮痛補助薬の比較：リリカとトリプタノールとサインバルタとテグレトールとメキシチールと経口ケタミン

Dégustation

森田達也

ポイント

- 鎮痛補助薬の個々の優劣は定まっていない。
- プラセボ比較試験で効果があったものも少数で，効果があったとしてもその幅は限られている。
- ガバペンチン誘導体，三環系抗うつ薬を第一選択とする専門家が多い。
- NNTは必ずしも小さくないので，患者さんにとって効果があるかどうかをしっかりと判断する必要がある。少なくとも，鎮痛補助薬によって「よけいに苦しい症状が増えた」ということがないように。

イントロダクション

教科書的には，鎮痛補助薬は，「主たる薬理作用には鎮痛効果を有しないが，鎮痛薬と併用することにより鎮痛効果を示す薬物」をいう。鎮痛薬と鎮痛補助薬の境目も最近は曖昧なものであるが，NSAIDs，アセトアミノフェン，オピオイド以外の薬剤を指すことで納得している人が多い。

鎮痛補助薬の主な出番は神経障害性疼痛であり，腕神経叢，腰・仙骨神経

叢，脊柱管など神経を巻き込んで腫瘍が進行した時に生じる難治性疼痛に対して，オピオイドとともに使用される。

　鎮痛補助薬はガバペンチン誘導体（ガバペン®，リリカ®）の登場前と登場後で分けて考えることができる。登場前（pre gabapentin era）の主たる鎮痛補助薬は，トリプタノール®に代表される抗うつ薬と，テグレトール®に代表される抗けいれん薬であった。いずれも鎮痛効果がそこそこあることは確かめられているが，副作用の点から緩和ケアでは使用しにくい薬剤だった。その後，ガバペン・リリカが登場し，鎮痛補助薬の第一選択は国際的にガバペンチン誘導体になっている（gabapentin era）。ここでは，がん疼痛に使用される代表性薬剤として，リリカ，トリプタノール，サインバルタと，ついでに，テグレトール，メキシチール®，経口ケタミンについてまとめる。

■ リリカ® ── プレガバリン ファイザー

　リリカは，現在わが国で，がんの神経障害性疼痛に保険適用のある唯一の鎮痛補助薬である。国際的には，(より安価な) ガバペンのほうが使用されるが，わが国ではリリカが保険適用を取得したためにリリカがもっぱら使われる。武田鉄也の効果もなかなか強力であった。

　ガバペンチン誘導体はもともとGABA作動薬として開発されてきたが，開発されてみると効果があるのはカルシウムチャネルであることがわかったため，カルシウムチャネルブロッカーとして分類される。シナプス前のカルシウムチャネルに結合し，神経伝達物質が遊離する引き金となるカルシウムの流入を減らし，グルタミン酸などの神経伝達物質をおさえて神経興奮を緩和する。

　ガバペンチン誘導体は最も豊富な実証研究のある鎮痛補助薬の一つで，がん領域では数少ない比較試験がある。イタリアで行われた無作為化比較試験では，オピオイドで鎮痛不十分ながんによる神経障害性疼痛の患者さん121名を対象とした[1]。どうでもいいかもしれないが，この研究のPIのCaraceniは，WHOラダーを作ったVentafriddaの後継者で，ヨーロッパ緩和医療学会の疼

痛ガイドラインの作成責任者である。介入群ではオピオイドに加えてガバペン1,800mgを，対照群ではオピオイドだけを用いた。疼痛のエンドポイントとしては，Average pain（1日での平均の痛み）のNRSが33％以上低下した場合を「有効」と定義した（平均値の比較は最近は用いられず，カットオフを決めることがすすめられている）。結果としては，痛みの平均値ではガバペン併用群は7.0から4.6，オピオイド単独では7.7から5.5と，絶対値で0.8くらいのまあまあの（中程度の）差があった。一方，「有効率」をみると，最初の5日ほどはガバペンを加えているほうが有効な患者さんが多いようだったが，後半ではあまり変わりはなくなった（図1）。この結果を受けて筆者らは，「ガバペンの限定的な効果を示した（Our study could demonstrate a limited role of gabapentin as adjuvant to opioids for neuropathic pain）」と結論した。

この研究はしばしば，「ガバペン誘導体ががん疼痛に有効だった」という根拠として用いられる。それは間違っていないが，研究者自身が述べているよう

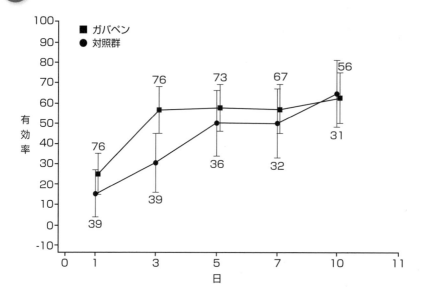

図1 がん患者におけるガバペンの神経障害性疼痛に対する有効率

に効果の幅はあまり大きくない。臨床の実感としては,「少し後押ししたかな」くらいの感じであると言える。

リリカに特徴的な副作用として，浮腫，失神がある。浮腫は特に終末期患者さんでは静脈閉塞，低栄養などいろいろな原因で起こりうるが，リリカ内服中に器質的な原因のはっきりしない浮腫を生じたら中止を検討するほうがいい。

■ **トリプタノール®** ── アミトリプチリン 日医工

歴史の古い抗うつ薬で三環系抗うつ薬に属する。鎮痛薬としてもガバペン登場前も登場後も確実な鎮痛効果のある鎮痛補助薬として使用されており，下降抑制系の賦活を経由して鎮痛効果を示す。非がん領域での豊富な臨床試験と対照的に，がん疼痛では効果を示した比較試験はほとんどない。

トリプタノールが，慢性疼痛で使われるほどには緩和ケアで頻用されない理由は，厄介な抗コリン性副作用にある。三環系抗うつ薬は抗うつ薬の中でも最も抗コリン性が高い薬剤で，トリプタノールはその中でも最も抗コリン性が強い。抗コリン性の副作用は，せん妄，便秘・まひ性イレウス，尿閉，口渇である。緩和ケア対象の患者さんでは，オピオイド，抗がん剤のいずれもこれらをきたす可能性がある薬剤を使用している場合が多いので，単独では大丈夫でも,「合わせ技で副作用が出現」(相加作用)になってしまう場合が少なくない。特にやり直しの効かない終末期ではかなり慎重に使うべき薬剤と言える。

抗コリン作用の弱い三環系抗うつ薬ということで，鎮痛効果よりも安全性を優先する医師は，ノリトレンを使用しており，国際的にもトリプタノールより使用がすすめられているが，国内ではそれほど使用されていないようだ。

■ **サインバルタ®** ── デュロキセチン 塩野義

サインバルタはSNRIで，特に鎮痛効果を前面に出した薬剤である。抗うつ薬では，ノルアドレナリンに作用する薬剤，すなわち，三環系抗うつ薬とSNRIに鎮痛効果がある（SSRIにはない）ことになっている。うつ病の患者

さんに対するマーケッティングで,「痛みのある人,それはうつ病かもしれません」との広告を打ったことでも有名になった.サインバルタはもともと糖尿病性神経障害の疼痛にエビデンスがあり,その後,繊維筋痛症など慢性疼痛領域に用いられてきた.

がん領域では,化学療法による神経障害性疼痛での効果が示唆されている.抗がん剤による神経障害性疼痛の大規模な試験が発表されたのでみておく.

この研究では,ドセタキセル,パクリタキセル,オキサリプラチン,シスプラチンによるCTCAE1以上の神経障害性疼痛患者さん231名を対象とした(図2)[2]).対照群ではプラセボを,治療群ではサインバルタ30mg 1週間に続いて,60mg 4週間の計5週間投与した.主要評価項目は疼痛のNRSで,糖尿病の試験との比較可能性を重視したため,糖尿病の神経障害性疼痛で使用された有効率の基準として,痛みのNRSが0.98以上改善したら有効と定義された.さて,結果は,投与前後での痛みの変化は,治療群では1.06の改善,

図2 抗がん剤による神経障害性疼痛に対するサインバルタの効果

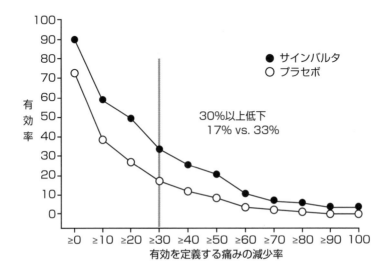

対照群では0.34の改善（平均値としては治療群と対照群に0.73の差）であり，治療群で有意に改善した。30％以上の改善を有効と定義した場合は，治療群の33％，対照群の17％が有効，50％以上の改善を有効と定義した場合は，治療群の20.7％，対照群の8.5％が有効となった。

総合的にみると，30％痛みの減る人が，無治療なら17％，サインバルタを使用すると33％になるということで，「ものすごく有効である」というわけではないが「そこそこには有効」と感じられる治療といえるようだ。興味深いのは，プラチナ系の抗がん剤による痛みには有効であったが，タキサン系の抗がん剤の痛みには効果がなく，同じ化学療法剤による神経障害性疼痛といっても，原因が異なる（原因ごとに臨床試験が必要である）ことが示唆されたことだ。

サインバルタは，SSRI，SNRIの常として，嘔気が生じる場合が多いので，もともと嘔気・食欲不振のあるこの患者さんグループで実際に使用する場合には，痛みが減ったという自覚と，嘔気や食思不振との自覚とのバランスを患者さんがどう評価するかが，患者さんが満足するかどうかの基準になるのではないかと思われる。

■ テグレトール® ── カルバマゼピン ノバルティス

テグレトールは鎮痛補助薬としての抗けいれん薬としては定番の薬である。特に，三叉神経痛で使用されることが多く，ペインクリニック出身の医師はしばしば緩和ケアでも利用している。抗けいれん薬は薬剤によって作用機序が違うが，これは，Naチャネルの遮断が主な機序である。

がん疼痛を対象といた大規模な試験はないが，臨床家の実感としては，「きれがいい」というものが多い。がん患者さんで使用する上では，しかし，Stevens-Johnson症候群や，致命的な骨髄抑制を生じることがある。使用する上では（医師は一生に一度しか体験しなかったとしても，患者さんにとっては一生に一度のことなので），万が一にもこれらの副作用を生じるリスクと，テ

グレトールを鎮痛補助薬として使用するメリットをよく比較検討する必要があるだろう（筆者は，比較検討するとたいていの場合，使用しないほうに旗が揚がる）。

■ メキシチール® ── メキシレチン ベーリンガーインゲルハイム

抗不整脈薬もしばしば鎮痛補助薬として使用され，内服ではメキシチールが代表選手である。イギリスを含むヨーロッパでは，一時期（局地的に？），タンボコール®（フレカイニド［エーザイ］）が用いられていた（国内では突然死のリスクや，抗精神病薬との併用によるQT延長症候群の可能性も考えるとほとんど処方する医師はいないと思われる）。非がん患者さんを対象とした比較試験では，メタ分析で中程度の効果があるとされているが，がん患者さんでは大規模な臨床試験はない。大きな副作用はないが胸焼け・消化器症状の原因となる。

■ ケタラール® ── 経口ケタミン 第一三共プロファーマ

ケタラールはNMDA受容体拮抗薬として鎮痛補助薬として用いられる。ごく最近ケタミンの経静脈・皮下投与の効果がよくデザインされた比較試験で否定された（346ページ参照）。経口ケタミンは，ケタミンに加えて，肝臓で代謝されたノルケタミンの効果によって鎮痛効果がある（かもしれない）と考えられている。少数の比較試験や，比較群をもたない試験で有効性が示唆されている（が，比較試験を行ったら効果ないのかもしれない）。

デギュスタシオン

鎮痛補助薬の評価は，よくデザインされた臨床試験が行われるようになってから，「下がる」傾向にある。この理由を少し考えてみたい。図3は慢性疼痛領域での鎮痛補助薬のNNTを示したものである。これをみると，三環系抗う

つ薬でNNT3程度，SNRIやガバペンチン誘導体でNNT5程度の効果を認める薬剤が多い。しかし，がん疼痛領域では比較試験を行うと鎮痛効果のなかったとする試験も少なくない。この最も大きい理由は，対照群に使用される鎮痛薬にある。がん疼痛では両群共ににオピオイドが投与されていることが多く，非がん疼痛でみられるように完全に鎮痛薬がないという比較試験は行い得ない。したがって，「オピオイドを超えるかなり確実な鎮痛効果」がなければ，鎮痛効果を測定できないと考えられるようになってきた。

　これを受けて，最近に出版されたEuropean Association of Palliative Care（EAPC：国際的に最大規模の緩和ケアの学術団体）のガイドラインでは，「鎮痛補助薬のNNTとNNHの幅は狭いようだ（Gap between NNT and NNH may be very small）」と表現が修正された[4]。少し前であれば，難治性疼痛の患者さんに次々と鎮痛補助薬を重ねていくという治療がすすめられる向きがあったが，今日では，投与した後，効果をがっちりと（厳しめに）判定して確かな効果がないものは中止するほうがすすめられる。

　その上で何を使用するかであるが，現在の鎮痛補助薬のエビデンスをまとめると図4のようになる[5]。第一選択はやはり，がんを対象とした比較試験で「中程度の」効果が検証されており，かつ，保険適用も取得しているリリカが使いやすいだろう。浮腫，失神に気を付ければ，眠気以外に致死的な副作用も（他の薬剤と同じ程度以上には）ない点も使用しやすい点である。状態のよい患者さんでは，トリプタノールも第一選択に入るだろう。その場合には，抗コリン性副作用の禁忌がないことを確認する必要がある。サインバルタは化学療法の神経障害性疼痛では第一選択といってよいが，それ以外では第二選択以降である。リリカの効果が不十分な時，トリプタノールが使用できない時に，追加，使用するのが妥当だろう。その場合には，嘔気を出現してもいいかどうかの見極めになる。テグレトール，メキシチール，経口ケタミンはこれ以降の薬である。メキシチールは「だめもと」で使ってみて数日で効果が判断できる点はよい（投与量の増量がいらないため）。この先は個人の好き嫌いというか判断の

図3 非がん疼痛における鎮痛補助薬のNNTとNNH

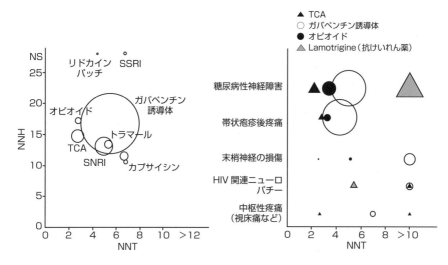

※円の大きさは対象患者数を示す.

図4 がん患者に対する経口投与可能な鎮痛補助薬

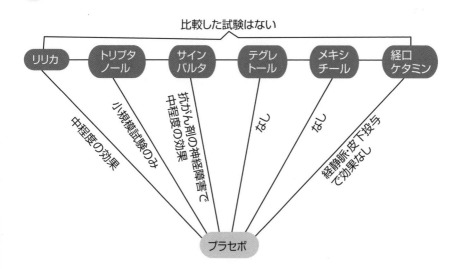

領域だが，筆者はテグレトールは使用しない。経口ケタミンを使用している。就眠の確保でリボトリール®（クロナゼパム）を使用する場合もある。

　このように見てくると，「鎮痛補助薬をあえて使用しない」とか，「安全な鎮痛補助薬しか使用しない（少なくとも，効果よりも，まず安全性の高い鎮痛補助薬を選択する）」という考えがありなのではないか，と現時点では考えている。

[参考文献]

1) Caraceni A, Zecca E, Bonezzi, et al. Gabapentin for neuropathic cancer pain: a randomized controlled trial from the Gabapentin Cancer Pain Study Group. J Clin Oncol. 2004 Jul 15; 22 (14) : 2909-2917.
2) Smith EM, Pang H, Cirrincione C, et al. Effect of duloxetine on pain, function, and quality of life among patients with chemotherapy-induced painful peripheral neuropathy: a randomized clinical trial. JAMA. 2013 Apr 3; 309 (13) : 1359-1367.
3) Finnerup NB, Sindrup SH, Jensen TS. The evidence for pharmacological treatment of neuropathic pain. Pain. 2010 Sep; 150 (3) : 573-581.
4) Bennett MI. Effectiveness of antiepileptic or antidepressant drugs when added to opioids for cancer pain: systematic review. Palliat Med. 2011 Jul; 25 (5) : 553-559.
5) 森田達也著,白土明美編集．緩和治療薬の考え方、使い方．中外医学社，2014.

47 がん疼痛に対する非経口の鎮痛補助薬の比較：ケタミンとキシロカイン

Dégustation

森田達也

ポイント

- ケタミンは無効とする質の高い比較試験がある。キシロカインはほとんどエビデンスがない。
- 患者さんにとって効果があるかどうかをしっかりと判断する必要がある。少なくとも，鎮痛補助薬によって「よけいに苦しい症状が増えた」ということがないように。

イントロダクション

鎮痛補助薬も経口以外になるとそもそもの選択肢がぐっと数が少なくなる。国際的にも国内でも使用可能かというと，ケタミンとキシロカインくらいになる。それ以外に出ては消え出ては消えしたあまたの「鎮痛補助薬」があるが，やはり定着するほど効かなかったということを意味する。

■ ケタラール® ── 経口ケタミン 第一三共プロファーマ

NMDA受容体拮抗薬であるケタラールは治療抵抗性のがん疼痛にしばしば

使用されてきたが，がん疼痛でのエビデンスはとても少ない。2012年のコクランレビューでは，「がん性疼痛に対して，強オピオイドにケタミンを追加することの効果・副作用は確立していない」と結論していた[1]。

オーストラリアのJacksonのグループは，burst ketamineという方法を用いてケタラールの有効性を主張してきた。Burst ketamineとは，ケタミンを比較的高用量で数日間投与して中止する，というステロイドパルスに似た使い方のことを指す。1990年代後半に行った研究では，オピオイドと鎮痛補助薬を併用しても緩和できない患者さんに対して，ケタミンを100〜300〜500mg/3〜5日と投与したところ，全体の67％で有効（痛みのVRSが50％以上低下）だったと報告した。当時は，緩和ケアで臨床試験を行うことは「非倫理的である」という考えがあったためか，ランダム化も盲検化もしなかったと述べられている。

Burst ketamine以外に，ケタラールを少量から，たとえば，50mg/日から開始して，鎮痛が得られるまで増量するといった方法は比較的多くの国，施設で行われてきた方法である。

さて，近年，同じオーストラリアの緩和ケアの多施設研究グループ（PACCSという）のHardyとCurrowがプラセボを利用した比較試験を行った（図1）[2]。この試験では，オピオイドがある程度（経口モルヒネ60mg以上）使用され，かつ，あらかじめ設定した鎮痛補助薬が少なくとも1つ十分量投与されてもaverage painが3以上のがん患者さん185名を対象とした。実際に投与されていた薬剤は，アセトアミノフェン，NSAIDS，ガバペン®，テグレトール®，トリプタノール®などなど。対照群はオピオイドのみで，治療群はburst ketamineをオピオイドに併用した。結果はなかなかの反響を呼ぶものであった。Average painで2以上の低下を有効とした場合，効果は全くなく，有効とされたのは，対照群で27％，治療群は31％であった。NNTは25（信頼区間が，6-∞）であった。この手の研究では，通常，痛みがひどい患者さんでは（グラフの右側の7以上の患者さんでは）有効率が高くなる傾向が

みられるが，痛みの強い患者さんでも対照群とあまり変わりないようである。さらに探索的にであるが，たとえば，有効率の定義を，average painではなくworst painが2以上低下する，としても対照群23%　介入群27%で有意差はなかった。また，右のグラフのように，平均値の解析もしているが，最小の痛み，平均の痛み，最大の痛みともほとんど変化がなかった。その一方，対照群に比較してケタラール投与群では副作用の出現が多く，NNH6（信頼区間が，4〜13），つまり，6人に1人ではあまり効果がないにもかかわらずケタラールのために不快な症状，特に，意識障害，精神症状，眠気などを体験したと結論している。

　今回の研究の最も大きな限界は，ケタミンが有効なサブグループを同定できなかったのではないか，ということだろう。肺がんの患者さん全員を対象としてタルセバ®（エルロチニブ［中外製薬］）を投与しても，遺伝子変異のある患者さんだけを対象とした臨床試験を行わなければ，個々の患者さんへの再現性は得られない。残念なことに，「ケタミンが有効そうな患者さん」を同定する生物学的マーカーはまだ見つかっていないので，実際には不可能だが，もし「中枢性感作のある患者さんだけ」を対象としたら，という疑問（希望？）は

図1　がん患者におけるケタミンの比較試験

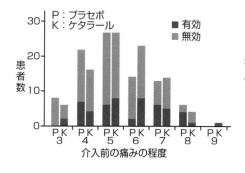
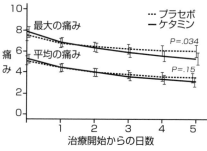

なくならない。この知見が示したことは,「オピオイドと鎮痛補助薬1種類を使っても痛みの平均値が3より下がらない患者さん」全体に対して,ケタミンを「100〜300〜500mg/日」と投与すると,オピオイド単独と比べて痛みを和らげないようだが,副作用が増える,というものだ。現時点で,ケタラールをすべて使用することをやめる必要はないと筆者は考えるが,これまで思われていたよりもケタラールそのものの効果はない(他の方法,オピオイドや時間経過,非薬物療法,その他の医学介入でよくなっている)可能性を考える必要がある。つまり,ケタラールを一度投与するのはいいが,その後モニタリングをしっかりと行い,「効いているか効いていないかあまりわからない」時には一旦中止する方向により決断したほうがいいと考えられる。

ケタラールの主な精神症状であり,幻視が有名である。終末期では,せん妄を励起する可能性もある。脳圧亢進作用があるため,脳転移のある患者さんでは禁忌とされている。

■ キシロカイン® ── リドカイン　アストラゼネカ

キシロカインは国際的にはあまり使用されないが,国内では1990年代後半に「ブーム」があった鎮痛補助薬である。当時はキシロカイン点滴静注用(1,000mg/10ml)があったため,皮下注や静注の中に少量混ぜて投与できたという簡便性も大きかった。内服できない患者さんでは現実的に使用できる鎮痛補助薬はキシロカインとケタラールしかなく,ケタラールはどこでも使用可能というわけでもないので,内服できない時に実際に使える選択として用いられることが多い。

効果の程度は,他の鎮痛補助薬と同じく,効いているのかどうか「はっきり」はわからないが,効く(ように見える患者さんはいる)レベルと考えている臨床家が多いと思われる。エビデンス上は,非がん患者さんの神経障害性疼痛を主としたコクランレビューのメタ解析では,キシロカイン静注の前後でのVASの減少平均値は−11で,だいたい10くらいは減少する薬という位置づ

図2 リドカインの経静脈投与のメタ分析（非がん患者）

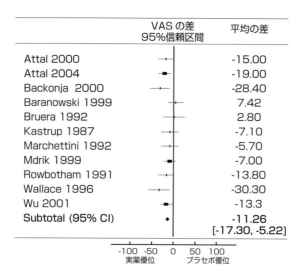

けになる（図2）[3]。がんによる神経障害性疼痛への有効性については，3件程度の無作為化比較試験が行われているが，すべて小規模な試験であり，しかも短時間の投与をしただけのものが多くはっきりした結論は出ていない。たいていの非がんで観察された程度の鎮痛の差はがん疼痛では（オピオイドの鎮痛効果を大きく上回らずに）検出されないことを考えると，質の高い比較試験を行うとあまり差はないことも想定される。特に，キシロカイン中毒がある程度生じ得ることを考えると，「気楽に使う」という薬剤ではないといえる。

デギュスタシオン

経口投与ができない時の鎮痛時補助薬として何を使うかはチャレンジングといえる。エビデンス的には，比較試験で（有効なサブグループが確定されていないだけかもしれないが）効果が否定されているケタミンと，がん対象の試験

図3 非経口の鎮痛補助薬

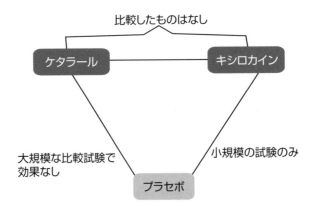

がほとんどないキシロカインからの選択になるからだ（図3）。そもそもこの環境では，鎮痛補助薬を使うことが本当に必要なのかを最初に考えることが臨床家としては重要だろう。放射線治療はどうか，局所の神経ブロックはどうか，オピオイドは（副作用対策をした上で）十分量投与できているか，薬物以外の鎮痛のための介入（リハビリや看護師による介入）は十分行えているか…。

その上で，何らかの鎮痛補助薬をということであれば，「集団を対象とした比較試験では効果がなかったケタミンを，特定のサブグループには効果があるかもしれない，この患者さんは特定のサブグループに属するかもしれない」と思って投与するか，「効果がはっきりしないし，キシロカイン中毒を起こすかもしれないけれど，副作用を見ながらキシロカインを投与する」の二択になる。ここから先は施設や個人の考えになると思われるが，筆者の考えを述べる[4]。

主治医として処方する場合では，第一選択として，精神症状の出現を避けたい状況下では，キシロカインを最初に考え，血中濃度のモニタリングは行う；精神症状の出現があっても回復可能・共用できる状況では，ケタラールを少量から投与するのが，初動としては妥当ではないか。血中濃度がモニタリングさ

ればキシロカインは初回投与とすると大きな害はきたさないであろうし，精神症状のリスクを許容できる場合にはケタミンも数日間の投与も取り返しのつかない事態には至らないだろう．いずれも重要なのは，初動の次，効果の判定であり，数日後の効果判定で「いまひとつよくわからない」場合や，精神症状の出現がみられる場合には一度鎮痛補助薬を中止してみるのが望ましいと考える．

[参考文献]

1) Bell RF. Cochrane Database Syst Rev 2012 Nov 14; 11: CD003351.
2) Hardy J. J Clin Oncol 2012; 30: 3611-3617.
3) Challapalli V, Tremont-Lukats IW, McNicol ED, Lau J, Carr DB. Systemic administration of local anesthetic agents to relieve neuropathic pain. Cochrane Database Syst Rev 2005 Oct 19; (4) : CD003345.
4) 森田達也著, 白土明美編集. 緩和治療薬の考え方、使い方. 中外医学社, 2014.

48 終末期患者の死前喘鳴（デスラットル）に対する抗コリン薬の比較：ハイスコとブスコパンとアトロピン

Dégustation

森田達也

ポイント

- 抗コリン薬が自然経過よりも死前喘鳴を減らせるかは検証されていない。
- 代表的な抗コリン薬（ハイスコ，ブスコパン，アトロピン）では効果は同等である。

イントロダクション

　死前喘鳴（デスラットル）とは，死亡直前にのど元の分泌物が気道を行き来することで生じる音，ゴロゴロ，ゼイゼイ，する音のことをいう。もともと俗語であるため，最近では「気道分泌亢進」（increased bronchial secretions）というほうが主流になりつつある。Type 1 と Type 2 を分けることが習わしで，Type 1 は意識が低下して嚥下ができなくなった時，「唾液」が咽頭に貯留して音を生じるものを指す。これは，死亡前数時間に現れることが多いと言われていて，狭義の死前喘鳴とはこれを指す。唾液の分泌なので，唾液分泌を抑制する抗コリン薬を使用することで，抑えることができる（ことになっている）。一方，Type 2 は，全身状態の悪化や衰弱のために，肺炎や肺水腫により

増加した「気道分泌物」を有効に喀出できなくなり，貯留して音を生じるもので，当然のごとく，薬剤への反応は乏しい。

死前喘鳴に使用する薬剤として，抗コリン薬の代表的な薬剤として，ハイスコ，ブスコパン，アトロピンを比較する。

■ ハイスコ® ── スコポラミン［キョーリン］

古い薬である。最も古典的に用いられる薬で，ホスピスが1960年代にイギリスで始まったころを起源として気道分泌亢進に用いられてきた。安価な薬剤で，特にヨーロッパで好まれており，死前喘鳴だけではなく，消化管閉塞や制吐剤としてもよく使われる。国内では，10年か15年ほど前に発売メーカーが，マーケットもないし利益にならないので製造をやめたいという話になった時に，緩和ケア関係者が代替薬がないことを理由に製造を続けてもらったという経緯があった（らしい）。

BBBを通過して，鎮静系に働く。したがって，いい方向に出れば，患者さんがうとうとして特に死亡直前期には苦痛が軽減することに貢献する。悪いほうに出ると，中枢性の抗コリン作用を生じるということだから，せん妄が生じてしまう。

国際的には経皮下投与されるが，経静脈投与，舌下投与も可能である。

■ ブスコパン® ── ブチルスコポラミン［ベーリンガーインゲルハイム］

腸蠕動を抑えることでもっぱら腹痛の薬として使用されているが，抗コリン薬であるので唾液の分泌を低下させる。腹痛の時にブスコパンを自分で打ったことのある方はわかる方もいるかもしれないが，かなり，ドキドキ，カラカラ，になることがある。ハイスコに比べるとそれでも高価な薬剤に位置づけられている。

BBBを通過しないので，中枢神経への作用がない。

経皮下投与，経静脈投与が可能だが，海外では酔い止めとしてパッチ製剤が

市販されており，米国の在宅ホスピスではパッチ製剤を死前喘鳴の治療として（市販薬から）使用しているところも多い．国内では，ブスコパン軟膏を作成している施設がある．

■ アトロピン® ── アトロピン　各社

徐脈になった時の薬で，循環器の薬という位置づけである．代表的な抗コリン薬であり，唾液分泌には抑制的に作用する．BBBを通過し，しかも悪いことに興奮的に作用するため，緩和ケアでは薬学的なプロフィールからは登場機会のほとんどない薬剤である．

経皮下投与，経静脈投与，舌下投与が可能である．国内の在宅セッティングでは，「硫酸アトロピン点眼薬」を利用して舌下投与される場合がある（ちなみに，アトロピンの舌下用とプラセボの小規模な比較試験では効果がないと結論された）．

図1 死前喘鳴に対する抗コリン薬

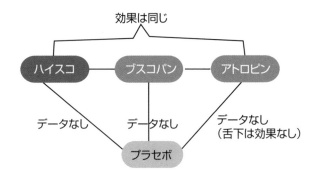

デギュスタシオン

　死前喘鳴に対する薬物療法は，今のところ，プラセボ比較試験がないのが最も大きな課題である[1]。抗コリン薬間の比較については，ベルギーで大変な労力を費やして行われた比較試験があるためにみておこう[2]。

　この試験では，死前喘鳴のある終末期がん患者さん333名（しかも患者さん同意をなるべく取得）を対象としてアトロピン，ブスコパン，ハイスコのいずれかを投与し，Backのスコアというベッドサイドでどのくらいの「音」が聞こえるかを指標にした比較を行った。Backのスコアというのは，ベッドサイドでどのくらいのゼコゼコ，ゴロゴロが聞こえるかを4段階で評価するもので，音が聞こえないの：0，患者さんの近くでかろうじて聞きとれる：1，足元で聞こえる：2，部屋に入った時に聞こえる：3である。介入は，ハイスコ0.25mg vs. ブスコパン20mg vs. アトロピン0.5mgを用いた。1時間後の有効率は，ハイスコ37% vs. ブスコパン42% vs. アトロピン42%，12時間後の有効率がおおむね60%前後で薬剤による大きな差はなかった（図2）。大ざっぱに言えば，ハイスコを用いても，ブスコパンを用いても，喘鳴に対する効果は1時間後で40%くらい，24時間後で60%くらいと評価される。

　もっとも，一番知りたいのはこれが自然経過を上回るのかどうかだが，これについては現在進行中の比較試験もおそらくない。

　さて，以上を踏まえて臨床ではどうか[3]。まず，特に日本の通常のセッティングでは，ハイスコはなかなか「使い慣れている」医師は少ないと思われるので，何か薬物を用いるならば，（ハイスコではなく）ブスコパンを投与する，という選択をもっと積極的に用いるのがいいのだろう。国内の緩和ケアのマニュアルには，「死前喘鳴にはハイスコの持続皮下注射を行う」と記載してあるものも多いが，あまり使い慣れていない薬剤をそのような時に使うのは普通の医師ならためらうべきものである。ブスコパンなら，日本のほとんどの医師は慣れ親しんでいる薬剤だから，ブスコパンを使用するのがよい選択になる場

図2 ハイスコ，ブスコパン，アトロピンの気道分泌亢進に対する効果

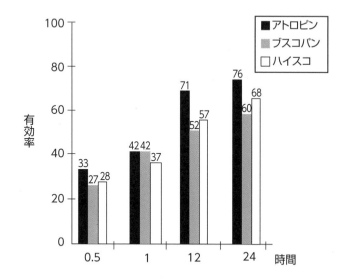

面が多いと思われる。何かの事情で持続点滴がされているなら，少なくした持続点滴の中にブスコパンを2〜3A入れる方法はどこでもやりやすい。

　緩和ケア病棟などやや特殊なセッティングでは，ハイスコの持続投与や，ハイスコの舌下投与は古典的な方法で，今のところの「国際標準」である（ひょっとしてプラセボと変わらないという知見が将来的に出るかもしれないが）。さて，注射薬の使用しにくい自宅ではどうか…。ハイスコをアンプルにすって自宅に置いておき，それを舌下投与するという方法もあるが，なかなか実践上のハードルが高い（払い出しをどうするのか，だれが投与するのか，保険の適用外をどうするのか）。簡便さを第一にするなら，点眼薬でアトロピンの舌下投与を使用しつつ，一方，頭の中では，「比較試験だと差がなかったというのもあるので，この薬剤でかえって副作用が出ないようにしっかりとみよう」と心構えをもつのが現在は妥当だろうか。目の前で患者さんがゴロゴロし

ている時に,「何もしない」というのは医療者にも家族にも無力感をつのらせる.「害のない何か」が緩和ケアになることもあると筆者は考える.

[参考文献]

1) Wee B, Hillier R. Interventions for noisy breathing in patients near to death. Cochrane Database Syst Rev 2008 23;(1): CD005177.
2) Wilders H. Atropine, Hyoscine Butylbromide, or Scopolamine Are Equally Effective for the Treatment of Death Rattle in Terminal Care. J Pain Symptom Manage 2009; 38: 124-133.
3) 森田達也. 死亡直前と看取りのエビデンス. 医学書院, 2015.

49 オピオイド導入時の嘔気対策

大野　智

ポイント

- オピオイド導入時に30〜50％程度の割合で嘔気・嘔吐の副作用が起こる。
- オピオイド導入前に嘔気・嘔吐の原因となる病態がないか評価し，可能な限り原因に対応する。
- オピオイドによる嘔気・嘔吐のメカニズムには，①化学受容器引金帯への刺激，②前庭器への刺激，③消化管（胃）への刺激による3つがある。
- 制吐剤は，想定されるメカニズムから選択し投与する。

イントロダクション

　オピオイド投与初期には30〜50％程度の割合で嘔気・嘔吐の副作用が出現する。継続使用により1〜2週間で耐性が生じるが，一旦嘔気・嘔吐が出現すると継続投与が困難となり服薬アドヒアランスで問題となる。そのため，オピオイド導入時には制吐薬を同時に開始し，予防対策を図ることが大切となる。
　ただし，がん患者は様々な病態を呈しており，オピオイド以外の嘔気・嘔吐の原因に対する評価を導入前に行い，解決可能であれば，まずは，その対策を

表1 がん患者における「嘔気・嘔吐」の原因

原因	具体例
腫瘍	脳転移，髄膜播種，前庭神経周囲の頭蓋骨転移，腹腔神経叢周辺のリンパ節転移，癌性腹膜炎
電解質異常	高 Ca 血症，低 Na 血症
内分泌異常	副腎不全
代謝異常	腎不全，肝不全，高血糖
消化管障害	消化管運動低下，胃内容停滞，便秘，機械的消化管閉塞，胃炎・胃潰瘍による粘膜障害
薬剤性	NSAIDs，抗生物質，ジギタリスなど催吐作用のある薬剤（※オピオイドも含まれる）
炎症・感染症	抗サイトカイン血症
治療の副作用	化学療法，放射線療法による遅発性嘔吐

行わければならない。がん患者における嘔気・嘔吐の原因について表1にまとめた。

本章の本題であるオピオイドによる嘔気・嘔吐が誘発されるメカニズムは，以下の3つの経路がある（図1）。

化学受容器引金帯への刺激

オピオイドが化学受容器引金帯（chemoreceptor trigger zone：CTZ）の μ オピオイド受容体を刺激しドパミン遊離を促し，ドパミン D_2 受容体を介して嘔吐中枢を刺激し嘔気・嘔吐が出現。

前庭器への刺激

オピオイドが前庭器の μ オピオイド受容体を刺激することでヒスタミンの遊離がおき，前庭神経を介して化学受容器引金帯もしくは嘔吐中枢を刺激し嘔気・嘔吐が出現。

図1 オピオイドによる嘔気・嘔吐の病態生理

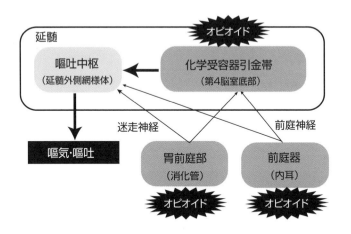

消化管（胃）への刺激

オピオイドが胃前庭部にあるμオピオイド受容体を刺激し，胃の運動を低下させ胃内容物の停留を起こし，胃内圧を増大させる。これが，求心性迷走神経を介して化学受容器引金帯もしくは嘔吐中枢を刺激し嘔気・嘔吐が出現。

デギュスタシオン

オピオイドによる嘔気・嘔吐は，化学受容器引金帯の刺激によるものが最も多く，その刺激をブロックするため，抗ドパミン薬（ドパミンD_2受容体拮抗薬）が第一選択薬となる。しかし，抗ドパミン薬は消化管の蠕動運動を低下させるため，嘔気・嘔吐の原因が消化管にある場合は，逆に症状を悪化させてしまう。そのため，患者さんの病態や主訴によって，嘔気・嘔吐の主たる原因メカニズムを見極めて，想定されるメカニズムに応じて制吐剤を選択することが重要となる。各々のメカニズムの特徴とその対策を以下に列記する。

表2 国内で利用可能なオピオイドの最高血中濃度到達時間（Tmax）

一般名	商品名	投与経路	Tmax［時間］(mean ± SD)
モルヒネ硫酸塩	カディアン	経口	7.3 ± 0.8
	MSコンチン	経口	2.7 ± 0.8
モルヒネ塩酸塩	オプソ	経口	0.5 ± 0.2
	アンペック	直腸内	1.3〜1.5
オキシコドン	オキシコンチン	経口	4.0 ± 2.5
	オキノーム	経口	1.7〜1.9
フェンタニル	フェントス	経皮	20.1 ± 6.1
	イーフェン	経口腔粘膜	0.59〜0.67
	アブストラル	経口腔粘膜	0.5〜1.0

（文献1より作成）

化学受容器引金帯への刺激

　嘔気・嘔吐の出現時間と最高血中濃度到達時間（Tmax）が重なっていることが特徴となる。そのため各種オピオイドの剤形によるTmaxを把握した上で，嘔気・嘔吐の出現時間と重なっていないか確認する。なお，参考までにオピオイドの主な製剤のTmaxの一覧を表2に示す。

【対策】
- ドパミンD_2受容体拮抗薬の投与
  ノバミン®（プロクロルペラジン［塩野義］），セレネース®（ハロペリドール［大日本住友］）など
- 最高血中濃度（Cmax）が低下するような投与法
  1回の投与法を減らし回数を増やすなどの工夫

前庭器への刺激

　嘔気・嘔吐の症状の訴えとして「頭を動かすと気持ち悪くなる」「起き上が

るとふらつく」「乗り物酔いような感じ」などがあったら，前庭器への刺激によるものを考える．

【対策】
- 抗ヒスタミン薬の投与
  トラベルミン®（ジフェンヒドラミン・ジプロフィリン［サンノーバ・エーザイ］），ポララミン®（クロルフェニラミン［MSD］），アタラックス®（ヒドロキシジン［ファイザー］）など

▌ 消化管（胃）への刺激

食事の時や食後に嘔気・嘔吐が出現するような場合は，食事による胃内圧上昇が原因と考える．

【対策】
- 消化管蠕動運動亢進薬の投与
  ナウゼリン®（ドンペリドン［協和発酵キリン］），プリンペラン®（メトクロプラミド［アステラス］）など
- オピオイドの Tmax と食事の時間が重ならないような投与法

ただし，実際の臨床現場では，明確に原因が分けることができず，複数のメカニズムによると思われる場合や原因そのものが同定できない場合もある．そのような時は，上記の①〜③で用いた薬剤を併用することを検討する．または，複数の受容体に作用するコントミン®（クロルプロマジン［田辺三菱］），ジプレキサ®（オランザピン［イーライリリー］）などが使用されることもある．

なお，上記①〜③すべてにおいて，オピオイドの減量，オピオイドの種類の変更（スイッチング），オピオイドの投与経路の変更が可能かどうかは常に検討する．

また，最初に述べた通り，オピオイドの継続使用により嘔気・嘔吐は1〜2週間で耐性が生じる．抗ドパミン薬は錐体外路症状などの副作用を生じる可能

性があることを常に念頭に置き，漫然と制吐剤の投与を継続することは厳に慎み，投与後1～2週間で減量もしくは中止することを忘れてはならない．

[参考文献]

1) 特定非営利活動法人 日本緩和医療学会 緩和医療ガイドライン作成委員会編．がん疼痛の薬物療法に関するガイドライン(2014年版)，金原出版，2014年．

50 バセドウ病治療法の比較：抗甲状腺薬，無機ヨード療法，^{131}I内用療法，手術療法

岩岡秀明

ポイント

- 抗甲状腺薬の第一選択薬は，妊娠時以外はメルカゾール®である。
- 2年以上抗甲状腺薬の治療を継続しても休薬，寛解の目処が立たない場合には，他の選択肢についてもよく説明し，患者さんとよく相談すること。
- 無機ヨード療法，^{131}I内用療法についてもその利点・欠点をよく理解しておく。

イントロダクション

バセドウ病は一般外来でもよく遭遇する疾患である。本書は治療の本なので診断については省略するが，診断のポイントは「甲状腺機能亢進症の患者さんでは，無痛性甲状腺炎をきちんと除外すること」である。

本章では，日本甲状腺学会編「バセドウ病治療ガイドライン2011」[1]の記載を中心に解説する。

バセドウ病の診断が確定した場合，通常は抗甲状腺薬〔第一選択薬はメルカゾール®（チアマゾール MMI［中外製薬］）で治療を開始するが，その長所と

表1 各治療法の比較

	長所	短所
抗甲状腺薬	どこでも行える	1 治療期間が長い 2 副作用がある 3 寛解率が低い
^{131}I内用療法	合併症がない	1 晩発性甲状腺機能低下症が高率に起こる 2 施設が限られる
手術療法	短期間で改善する	1 合併症がある 2 術後再発や甲状腺機能低下症が起こる

短所をしっかりと理解し，患者さんにもきちんと説明しておく必要がある。

表1に抗甲状腺薬，^{131}I内用療法，手術療法，それぞれの長所，短所，主な適応をまとめて示した。どの治療法にも長所，短所があり，抗甲状腺薬以外の場合は，内分泌内科（甲状腺）専門医に紹介することになるのでで，3つの治療法についてよく知っておくことが重要である。

抗甲状腺薬

▶ 抗甲状腺薬の選択，初期投与量[2,3]

【ポイント】
- 妊娠中以外では，MMIが第一選択薬である。
- 妊娠初期，特に4〜7週ではプロパジール®（プロピオチオウラシルPTU［中外製薬］）が勧められる。
- 2年以上治療を継続しても休薬，寛解の目処が立たない場合は，このまま抗甲状腺薬を続けるか，^{131}I内用療法や手術療法に切り替えるか，各治療法の利点と欠点をよく説明し，患者さんとよく相談すること。

表1にまとめたが，抗甲状腺薬の利点は，外来で治療が開始できること，ほとんどの患者さんに適応となること，不可逆的な甲状腺機能低下症に陥るこ

とはほとんどないこと，などである．一方，欠点は，^{131}I内用療法や手術療法と比べ寛解率が低い，寛解に至るまでの治療期間も長い，服薬中止後の予後を判断する確かな指標がない，副作用の頻度が高い，などである．

抗甲状腺薬には2種類あるが，MMIは，初期効果ではPTUよりも早く甲状腺機能を正常化すること，重大な副作用が少ないこと，1日1回から2回投与と服薬アドヒアランスがよいことから，妊娠初期以外ではMMIを第一選択薬とする[2]．

初期投与量は，軽度および中等度（治療開始前のFT4値が7ng/dl未満）の場合はMMI15mg/日（分1投与）から開始することが推奨されている．これは，中等度までの患者さんでは30mg/日とほとんど同等の治療効果が期待でき，かつ副作用の危険性は30mg/日よりも明らかに低いからである．

重度（治療開始前のFT4が7ng/dl以上）の場合は，MMI 30mg/日（分2投与）がよいとされている[3]．

ただしFT4の値は測定キットによってばらつきがあるため，この値は1つの目安として考えてほしい．

MMIが副作用のため使えない場合や妊娠初期の場合は，PTU300mg/日（分3投与）で開始する．PTU300mg/日はMMI15mgとほぼ等しい抗甲状腺作用を示す[3]．

抗甲状腺薬の副作用 [4]

【ポイント】
- 抗体甲状腺薬を投与する場合は，副作用について患者さんに必ず説明すること．
- 副作用には軽度なものと重大なものがある．
- ほとんどの副作用は，服用開始後3か月以内に起こる．
- それぞれの副作用についてよく知り，適切な対応ができるようにしておくことが重要．

【重大な副作用】

① 無顆粒球症：治療開始前に，必ず白血球数と分画も測定しておくこと。治療開始後少なくとも3か月は原則として2～3週間ごとに診察し，副作用のチェックを行う。特に最初の2か月間は2週間ごとに診察することが望ましい。毎回，甲状腺機能検査とともに白血球数，白血球分画も検査する。これは，発生頻度は低いが（0.1～0.5％）特に重大な副作用である無顆粒球症（定義は好中球数 500/mm^3 未満）に注意するためである。定期受診日以外でも，もし38℃以上の発熱，咽頭痛などの症状があれば，抗甲状腺薬の内服を中止して直ちに来院してもらい，至急白血球数と白血球分画を測定する。好中球数が 1,000/mm^3 未満の場合は無症状であっても直ちに抗甲状腺薬を中止してほしい。すぐに入院とし，発熱など感染症状があれば感染症に対する強力な治療が必要となる。無顆粒球症の場合は，すぐに入院設備がある内分泌内科（甲状腺）専門医に紹介しよう。

無顆粒球症を発症した場合，交差反応があるためMMIからPTUへの変更は不可なので，無機ヨードを使用して甲状腺機能が回復後，^{131}I内用療法または手術療法を行う。

メルカゾール（MMI）を販売している中外製薬から，患者さんにお渡しする無顆粒球症についてわかりやすく説明した用紙が用意されているので利用するとよい（図1, 2）。

② 多発性関節炎：発生頻度は約1～2％である。服用開始後2～3か月以内に起こりやすいが，1年以上経って起こることもありえる。対処法としては，まず抗甲状腺薬を中止することで，4週間以内に症状が消失することが多い。症状に対してはNSAIDsを使用する。

③ 重症肝障害：発生頻度は約 0.1～0.2％で，服用開始後2～3か月以内に起こりやすい。

図1

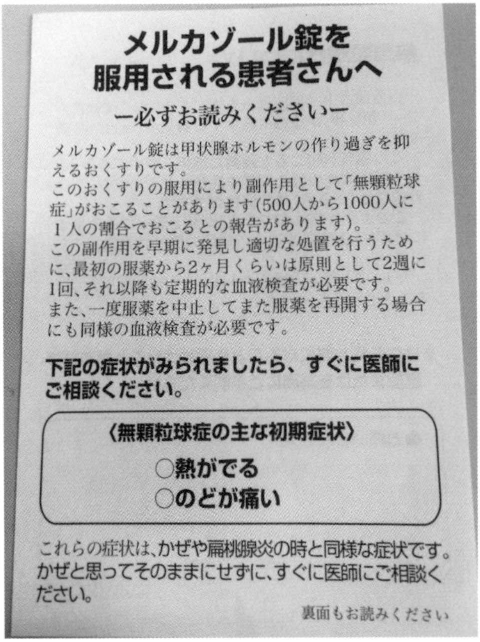

メルカゾール錠を服用される患者さんへ
―必ずお読みください―

メルカゾール錠は甲状腺ホルモンの作り過ぎを抑えるおくすりです。
このおくすりの服用により副作用として「無顆粒球症」がおこることがあります(500人から1000人に1人の割合でおこるとの報告があります)。
この副作用を早期に発見し適切な処置を行うために、最初の服薬から2ヶ月くらいは原則として2週に1回、それ以降も定期的な血液検査が必要です。
また、一度服薬を中止してまた服薬を再開する場合にも同様の血液検査が必要です。

下記の症状がみられましたら、すぐに医師にご相談ください。

〈無顆粒球症の主な初期症状〉
○熱がでる
○のどが痛い

これらの症状は、かぜや扁桃腺炎の時と同様な症状です。かぜと思ってそのままにせずに、すぐに医師にご相談ください。

裏面もお読みください

(中外製薬から提供)

図2

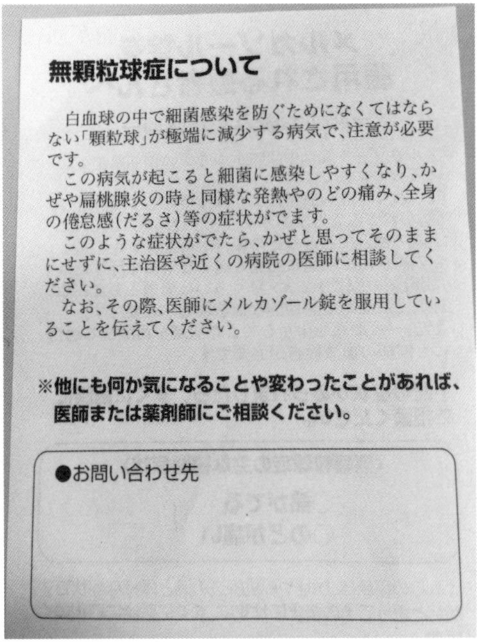

無顆粒球症について

白血球の中で細菌感染を防ぐためになくてはならない「顆粒球」が極端に減少する病気で、注意が必要です。
この病気が起こると細菌に感染しやすくなり、かぜや扁桃腺炎の時と同様な発熱やのどの痛み、全身の倦怠感(だるさ)等の症状がでます。
このような症状がでたら、かぜと思ってそのままにせずに、主治医や近くの病院の医師に相談してください。
なお、その際、医師にメルカゾール錠を服用していることを伝えてください。

※他にも何か気になることや変わったことがあれば、医師または薬剤師にご相談ください。

●お問い合わせ先

(中外製薬から提供)

バセドウ病では，未治療時に軽度の肝機能異常がみられることが比較的多いので，必ず抗甲状腺薬投与前に肝機能検査をしておこう。

PTUのほうが重症肝障害を起こしやすく，米国では重症肝障害が成人23名，小児11名に発症し，成人では13名が死亡，5名が肝移植を受けている。重症肝障害がPTUを第一選択薬にすべきではない理由である。

重症肝障害が疑われた場合は直ちに抗甲状腺薬を中止し，無機ヨードに変更する。

④ MPO-ANCA関連血管炎症候群：年間発生率は0.53～0.73人/1万人であるが，服用開始1年以上経ってから起こりやすく，特にPTUで起こりやすい（PTUはMMIに比し39倍高いという報告がある）ので，PTUを1年以上服用している患者さんでは常にこの副作用を念頭に置くべきである。発熱，関節痛，筋肉痛，風邪症状などに注意する。これらの症状があれば血清MPO-ANCA測定と同時に，CRP，腎機能，検尿をチェックする。この副作用が疑われた場合直ちに抗甲状腺薬を中止し，無機ヨードに変更する。

【軽度の副作用】

① 皮疹（蕁麻疹）：最も多い副作用で4～6％にみられる。かゆみがある場合は抗ヒスタミン薬を使用する。軽症の場合は服用を続けていると，そのまま自然に消失する場合がある。症状が強い場合は，ステロイドを使用し，もう一方の抗甲状腺薬に変更する。

② 軽度肝障害：未治療のバセドウ病では，軽度の肝機能障害がみられる場合が比較的多いので，抗甲状腺薬使用前に必ず肝機能をチェックしておこう。投与開始後3か月までは毎回肝機能検査も実施する。

軽度の肝機能障害の場合は，そのまま抗甲状腺薬を続けるが，肝機能が悪化するようであれば，抗甲状腺薬を中止し無機ヨードに変更する。

▎抗体甲状腺薬の投与方法と中止の目安[5]

【ポイント】

- FT3，FT4，TSH を測定し，FT4 が正常化したら抗甲状腺薬を1錠ずつ減量していく（FT3 は遅れる傾向がある）。
- TSH が測定できるようになったら，TSH が正常範囲に入るように抗甲状腺薬を調節する。
- 1錠隔日投与で，TSH も含め甲状腺機能が6か月間以上正常に保たれていれば，抗甲状腺薬の中止を検討してもよいだろう。
TSH レセプター抗体（TRAb）の陰性化を確認してから中止したほうが再発は少ないと言える。

▎無機ヨード療法[6]

【ポイント】

- 大量の無機ヨードは，速やかに甲状腺機能を抑制する。
- 適応

  甲状腺クリーゼの治療

  副作用で抗甲状腺薬が使用できない場合に，^{131}I 内用療法，または手術療法までの甲状腺機能コントロール

  バセドウ病術前処置

  ^{131}I 内用療法後の甲状腺機能コントロール

- 無機ヨード療法を行う場合は，常にエスケープ現象（ヨードの甲状腺機能を抑える作用がなくなること）が起こりうることを念頭に置く必要がある。
- 無機ヨードは漫然と投与すべきではなく，別の治療へのステップと認識することが重要である。

ルゴール液またはヨウ化カリウムを，ヨード量として 40〜80mg/日投与する。

^{131}I内用療法[7]

【ポイント】
- ^{131}I内用療法は安全な治療法であり，バセドウ病を確実に治すことができる。
- 長期的には甲状腺機能低下症になる可能性が高いことが欠点であるが（11年後には76％が機能低下症になったという報告がある）。これは副作用ではなく，治療効果ととらえる医師が多いようである。

^{131}I内用療法が可能な全国の施設一覧は日本甲状腺学会のサイトに掲載されている。
http://www.japanthyroid.jp/doctor/guideline/about.html

[適 応]
- 絶対的適応
  - 抗甲状腺薬で重大な副作用が出た時
  - MMI，PTUともに副作用で使用できない時
- 相対的適応
  - 抗甲状腺薬も手術も希望しない時
  - 抗甲状腺薬で寛解に入らず，薬物療法を希望しない時
  - 手術後の再発
  - バセドウ病を確実に治したい時
  - 甲状腺腫を小さくしたい時
  - 心臓病，肝臓病，糖尿病などがあり，薬物療法によるコントロールが困難な時

[禁 忌]
- 絶対的禁忌
  - 妊婦
  - 妊娠している可能性のある女性
  - 6か月以内に妊娠する可能性のある女性
  - 授乳婦
- 相対的禁忌
  - 重症バセドウ眼症
- 慎重投与
  - 18歳以下

また患者さんへの説明用の「バセドウ病アイソトープ治療 Q&A」も掲載されているので印刷して使用できる。

http://www.japanthyroid.jp/public/img/basedou.pdf

本章では治療の実際については省略する。

手術療法[8]

【ポイント】

- 甲状腺悪性腫瘍の合併。
- 抗甲状腺薬の重大な副作用。
- 常用量の抗甲状腺薬で甲状腺機能を正常化できない場合。
- 手術は熟練した甲状腺外科専門医が行う必要がある。
- 手術後，治療の必要がなくなる患者さんは 60〜70％程度。
- 手術後，甲状腺ホルモン薬の補充が必要な場合や，抗体甲状腺薬の服用を続ける必要がある場合もしばしばある。

おわりに

バセドウ病に対する 3 つの治療法はそれぞれ一長一短がある。

日本では抗甲状腺薬が第一選択肢であるが，たとえば米国では ^{131}I 内用療法が第一選択肢で，これは医療費の問題や国民性の違いもある。

抗甲状腺薬に長期間固執しすぎないことも必要である。抗甲状腺薬を 2 年以上続けても休薬や寛解の目処がたたない場合は，患者さんに ^{131}I 内用療法や手術療法についてもよくご説明し患者さんに治療法を選択してもらうことが重要である。

そのためには，3 つの治療法の長所，欠点をよく理解しておく（表1）。

[**参考文献**]

1) 日本甲状腺学会編. バセドウ病治療ガイドライン2011. 南江堂, 2011.
2) 抗甲状腺薬の選択. In: 日本甲状腺学会編. バセドウ病治療ガイドライン2011. 南江堂, 2011: 24-30.
3) 抗甲状腺薬の初期投与量. In: 日本甲状腺学会編. バセドウ病治療ガイドライン2011. 南江堂, 2011: 41-50.
4) 抗甲状腺薬の副作用. In: 日本甲状腺学会編. バセドウ病治療ガイドライン2011. 南江堂, 2011: 56-67.
5) バセドウ病薬物治療の中止. In: 日本甲状腺学会編. バセドウ病治療ガイドライン2011. 南江堂, 2011: 75-87.
6) 無機ヨード療法 In: 日本甲状腺学会編. バセドウ病治療ガイドライン2011. 南江堂, 2011: 68-74.
7) ^{131}I内用療法. In: 日本甲状腺学会編. バセドウ病治療ガイドライン2011. 南江堂, 2011: 162-232.
8) 手術による治療. In: 日本甲状腺学会編. バセドウ病治療ガイドライン2011. 南江堂, 2011: 16-21.

51 メファキンとマラロンとビブラマイシンの比較

Dégustation

岩本修一・横林賢一

ポイント

- マラリア予防は専門医でなくとも知っておこう。
- マラリア原虫の増殖の場には「肝臓」と「赤血球」があり，ビブラマイシン®とメファキン®は赤血球内増殖のみに作用し，マラロン®は両方に効果がある。
- 3剤の予防効果に大差はない。
- 重要なのはアドヒアランスで，短期旅行なら帰国後の内服期間が短いマラロン，長期旅行なら週1回投与のメファキン®が適している。
- マラリア予防薬は全額自費であり，最も安価なのはビブラマイシン®。
- 妊婦，授乳婦，小児にはメファキン®。
- 防蚊対策もしよう。

イントロダクション

この3剤は抗マラリア薬である。マラリアはHIV，結核と並ぶ世界三大感染症の一つである。世界で年間2億人が感染し，58万人が死亡している[1]。

日本国内での感染例はなく，年間50〜70例の輸入例のみである[2]。マラリア治療は，ほとんどの臨床医が経験しないであろう。

しかし，マラリア予防については異なる。グローバリゼーションは世界の潮流であり，マラリア流行地域を訪れる日本人や日本在住の外国人は増えている。重症マラリアの死亡率は15〜20％と高く[3]，マラリアによる死亡の最大の原因は，適切な予防内服がなされなかったためと報告されている[4]。したがって，海外渡航者に予防手段の情報提供をするのは，21世紀の臨床医の責務である。

マラリアは蚊に刺されて感染する。マラリア原虫はヒト体内で2段階の増殖プロセスを経る。1段階目は「肝内での増殖」で，分裂体（肝内シゾント）となり，シゾント内でメロゾイトを増殖させていく。2段階目は，「赤血球内での増殖」で，肝細胞を破壊して放出されたメロゾイトが赤血球に侵入した後，分裂体（赤血球内シゾント）となり，メロゾイトを増殖させる。増殖したメロゾイトが赤血球を破壊し血中に放出され，新たな赤血球に侵入する。以上のプロセスで増殖・放出・侵入を繰り返す[5]。

マラリア予防内服として教科書にまず出てくるのはクロロキンである。しかし，日本では承認されておらず入手困難なため，本章では国内で入手可能な3剤について論じる。

■ メファキン® —— メフロキン 久光製薬

メファキンは赤血球内シゾントをターゲットとする抗マラリア薬である。肝内シゾントには効かない。肝内シゾントの期間は4週間であるため，帰国後4週間は内服を続ける必要がある。消失半減期は2〜3週間であり，3剤のうち唯一，週1回内服である。

メファキンで特に問題となる副作用が精神神経症状である。その機序は知られていない[6]。軽度のものでは，めまい，不安，抑うつ症状，不眠，悪夢などがあり，重篤なものでは，視力障害，前庭障害，ニューロパチー，けいれん，

パニック障害を生じうる。危険因子は，うつ病，統合失調症，てんかん，全般性不安障害などの精神疾患の既往である[7]。また，女性のほうが男性よりメファキンによる副作用を起こしやすい[8]。精神神経症状の他には，嘔気・嘔吐，腹部膨満，下痢，腹痛などの消化器症状を起こしやすい。非常に稀な副作用として，好酸球性肺炎が報告されている[9]。

■ マラロン® ── アトバコン・プログアニル グラクソ・スミスクライン

　マラロンはアトバコンとプログアニルの合剤で，日本では2012年12月に承認された。アトバコンは，マラリア原虫のチトクローム bc1 における電子伝達系に対する選択的阻害薬である。プログアニルは，活性代謝物であるシクログアニルがマラリア原虫のジヒドロ葉酸レダクターゼを選択的に阻害しDNA合成を低下させる[10]。マラロンは赤血球内シゾントだけでなく，肝内シゾントもターゲットとして作用するため，3剤の中では唯一，帰国後1週間の内服で終了できる。副作用としては，嘔気・嘔吐，腹部膨満，腹痛，下痢などの消化器症状や頭痛がある[11]。

■ ビブラマイシン® ── ドキシサイクリン ファイザー

　ビブラマイシンはテトラサイクリン系抗菌薬として1960年代に開発され，細菌感染症に対して世界中で使われてきた。1970年代に薬剤耐性マラリアにもテトラサイクリン系が有効であることが報告され，米国では1994年よりマラリア予防にも適用が拡大された[12]。日本ではマラリア予防としての承認はないが，抗菌薬として発売されている。したがって，マラリア予防として使用した際に健康被害が生じた場合は救済制度が適用されない可能性があるため，受診者に説明が必要である。後述するように，3剤の中で最も安価であるため，適応外使用を考慮しても選択肢の一つになる。

　ビブラマイシンはマラリア原虫の apicoplast といわれるタンパク質を機能不全化し，抗マラリア作用を発揮する[12]。赤血球内シゾントのみをターゲット

表1 3剤の特徴比較

	メファキン	マラロン	ビブラマイシン
国内での承認	○	○	×
用法用量（成人）	1週間1回1錠	1日1回1錠	1日1回1錠（100mg）
内服の開始時期	出国の1～2週間前	出国の1～2日前	出国の1～2日前
内服の終了時期	帰国の4週間後	帰国の1週間後	帰国の4週間後
主な副作用	消化器症状 精神神経症状	消化器症状	消化器症状 日光過敏症
妊婦	△※	×	×
小児の適応※	10kg以上	40kg以上	8歳以上

※妊婦や小児はマラリア流行地域への渡航を極力避けるべきである。

とするため、帰国後4週間の内服が必要である。副作用は消化器症状と日光過敏症である[12]。稀ではあるが重篤な副作用として、食道炎や食道潰瘍がある。食事とともに内服すると消化器症状の副作用を軽減できる。日光過敏症が起きるため、内服時は日焼け止めが必須である。テトラサイクリン系抗菌薬でアレルギーの既往がある場合は使えない。

デギュスタシオン

3剤のマラリア予防の有効性に大きな差はない。マラリア予防内服のターゲットとしては、重症化しやすい熱帯熱マラリアを中心に考えるべきである。熱帯熱マラリアに対する有効性は、メファキン85～100％、ビブラマイシン92～96％、マラロン96～100％である。その他のマラリアに対しても予防効果はほぼ同等である[12-14]。なお、三日熱マラリア、卵形マラリアだけにみられるヒプノゾイト（休眠体）には3剤とも効かない。

予防内服において、アドヒアランスは非常に重要である。なぜなら、予防内

服の遵守が予防成功率に直接影響するからである．一般に，アドヒアランスは毎日内服より週1回内服のほうが良好である[12]．アメリカ軍人を対象とした研究では，メファキン週1回内服群のアドヒアランスが98％だったのに比べて，ビブラマイシン毎日内服群では81％と低かったと報告されている[15]．数か月以上の内服では，週1回のメファキンのほうがいいだろう．逆に，1週間程度の短期旅行であれば，帰国後の内服期間が短いマラロンがよい適応である．

マラリア予防内服は保険対象外であり，全額自己負担である．よって，薬剤の費用や処方料，受診料を含めたトータルコストは医療機関によって異なる．2014年の公定価格と渡航期間に応じた薬剤コストを表2に示した．1週間渡航のコストは，ビブラマイシンが圧倒的に低く，メファキンよりマラロンが少し高い．さらに，1か月渡航では，ビブラマイシンが格安であることに変わりはないが，マラロンのコストはメファキンの倍になる．受診者によっては，コスト面が抗マラリア薬選択の決め手となるだろう．

渡航目的が出張や赴任であれば，比較的副作用が少なく，帰国後の内服期間が短いマラロンが選択されることが多い．逆に，観光が目的の場合，コスト面からビブラマイシンやメファキンが選択されやすい．

表2 マラリア予防薬のコスト比較

	メファキン	マラロン	ビブラマイシン
公定薬価（1錠）	851.6円	498.1円	21.6円
1週間の渡航	7錠 （5,961円）	15錠 （7,471円）	29錠 （626円）
2週間の渡航	8錠 （6,812円）	22錠 （10,958円）	36錠 （777円）
1か月間の渡航	10錠 （8,516円）	36錠 （17,931円）	50錠 （1,080円）
2か月間の渡航	14錠 （11,922円）	64錠 （31,878円）	78錠 （1,684円）

上記を総合し，筆者個人の意見をあえてまとめるならば，**お金持ちか会社負担ならマラロン第一選択，渡航期間が1か月以内ならマラロン，1か月以上ならメファキン，コスト重視ならビブラマイシンとなる**。これを総論として，以下に各論を述べる。

　渡航先や現地でのアクティビティも抗マラリア薬の選択に考慮すべきである。タイ・ミャンマー国境付近はメフロキン耐性地域なので，ビブラマイシンかマラロンを使う[5]。ジャングルツアーやラフティングなどの淡水曝露リスクがあれば，マラリア予防に加え，リケッチアやレプトスピラの感染予防も兼ねて，ビブラマイシンを選択してもいい。また，渡航外来ではマラリア以外の感染症に対してワクチン接種を行うことも多い。メファキンは，経口腸チフスワクチンや経口コレラワクチンと同時に内服すると，ワクチン効果が減弱するので，メファキンを内服する3日前までにワクチンを内服する必要がある[16]。

　妊娠中の女性に対して使うことができるマラリア予防薬はメファキンしかない。ただし，メファキンの添付文書には「妊娠または妊娠している可能性のある女性」には禁忌となっている[16]。したがって，メファキンを処方するにあたっては，以下のことを理解した上で受診者に説明する必要がある。まず，妊娠中のマラリア感染は重症化しやすく，胎児にとっても母体にとってもリスクになりうる[17,18]。そして，ビブラマイシンやマラロンは妊婦への安全性が確立していない。ビブラマイシンは胎児に骨発育不全や歯牙のエナメル質形成不全を起こす[12]。マラロンは妊婦への安全性についてのデータが乏しい[19]。メファキンについて，妊婦に対するプラセボ比較試験は行われていないが，市販後調査や前向きデータの解析など複数の研究で，胎児の先天奇形や自然流産の有病率を上昇させないことが示されている[18,20,21]。米国やカナダのガイドラインでは，妊娠中のどの時期においても，メファキン予防内服は認められており，FDAの胎児危険度分類はCategory Bである[17,18]。以上より，妊娠中にマラリア流行地域に行かざるを得ない場合はメファキン予防内服が勧められる。授乳婦にもメファキンが推奨される[22]。

マラリア流行地域に渡航する小児にも予防内服は勧めるべきである．年齢や体重に関係なく投与できるのは，メファキンである．しかし，10kg 未満の小児に投与するのは剤形上，困難である．体重が 10kg 以上 20kg 未満であれば 1/4 錠，20～30kg なら 1/2 錠，30～45kg なら 3/4 錠をそれぞれ週 1 回内服する．8 歳以上であればビブラマイシンも選択肢の一つになる．小児では 2mg/kg を 1 日 1 回内服する（最大 100mg）[5]．マラロンについては，米国や英国では発売されている小児錠（アトバコン 62.5mg/プログアニル 25mg）が日本にはないため，小児には使いにくい．

高齢者の場合は，治療中の疾患や内服薬との相互作用に注意する．GFR 30 ml/分/1.73m^2 以下の慢性腎臓病患者ではマラロンは禁忌である[19]．ビブラマイシンとマラロンはワルファリンなどの抗凝固薬の作用を増強させるため，渡航前にプロトロンビン時間（PT）のモニタリングが必要である[12, 23]．メファキンは心機能に影響するため，心機能異常のある人にはビブラマイシンかマラロンを選択する．

最後に，マラリア予防内服は，長袖を着る，虫除けを使うといった防蚊対策が前提となっていることを付記して結びとしたい．

［参考文献］

1) WHO. World Malaria Report 2014.
   http://www.who.int/malaria/publications/world_malaria_report_2014/en/
2) 国立感染症研究所．マラリアとは．2013 年 3 月 7 日
   http://www.nih.go.jp/niid/ja/kansennohanashi/519-malaria.html
3) WHO. Guidelines for the treatment of malaria. Second edition. 2010
   http://www.who.int/malaria/publications/atoz/9789241547925/en/
4) Mali S, Steele S, Slutsker L, et al. Malaria surveillance - United States, 2008. MMWR Surveill Summ 2010; 59 (7) : 1-15.
5) 岩田健太郎，土井朝子．トラベル・アンド・トロピカル・メディシン・マニュアル．メディカルサイエンスインターナショナル 2012 年，354-355.
6) Schneider C, Adamcova M, Jick SS, et al. Antimalarial chemoprophylaxis and the risk of neuropsychiatric disorders. Travel Med Infect Dis 2013; 11 (2) : 71-80.

7) Croft AM, Clayton TC, World MJ. Side effects of mefloquine prophylaxis for malaria: an independent randomized controlled trial. Trans R Soc Trop Med Hyg. 1997; 91 (2) : 199-203.
8) Schlagenhauf P, Tschopp A, Johnson R, et al. Tolerability of malaria chemoprophylaxis in non-immune travellers to sub-Saharan Africa- multicentre, randomised, double blind, four arm study. BMJ 2003; 327 (7423) : 1078.
9) Katsenos S1, Psathakis K, Nikolopoulou MI, et al. Mefloquine-induced eosinophilic pneumonia. Pharmacotherapy 2007; 27 (12) : 1767-1771.
10) マラロン®添付文書
11) van Genderen PJ1, Koene HR, Spong K, et al. The safety and tolerance of atovaquone: proguanil for the long-term prophylaxis of plasmodium falciparum malaria in non-immune travelers and expatriates. J Travel Med 2007; 14 (2) : 92-95.
12) Tan KR, Magill AJ, Parise ME, et al. Doxycycline for malaria chemoprophylaxis and treatment- report from the CDC expert meeting on malaria chemoprophylaxis. Am J Trop Med Hyg 2011; 84 (4) : 517-531.
13) Overbosch D, Schilthuis H, Bienzle U, et al. Atovaquone-proguanil versus mefloquine for malaria prophylaxis in nonimmune travelers- results from a randomized, double-blind study. Clin Infect Dis 2001; 33 (7) : 1015-1021.
14) Ohrt C, Richie TL, Widjaja H, et al. Mefloquine compared with doxycycline for the prophylaxis of malaria in Indonesian soldiers. A randomized, double-blind, placebo-controlled trial. Ann Intern Med 1997; 126 (12) : 963-972.
15) Sánchez JL, DeFraites RF, Sharp TW. Mefloquine or doxycycline prophylaxis in US troops in Somalia. Lancet 1993; 341 (8851) : 1021-1022.
16) メフロキン®添付文書．2013年
17) CDC. Update: New Recommendations for Mefloquine Use in Pregnancy. http://www.cdc.gov/malaria/new_info/2011/mefloquine_pregnancy.html
18) Schlagenhauf P, Blumentals WA, Suter P, et al. Pregnancy and fetal outcomes after exposure to mefloquine in the pre- and periconception period and during pregnancy. Clin Infect Dis 2012; 54 (11) : e124-e131.
19) マラロン®配合錠医薬品インタビューフォーム．2013年
20) González R, Hellgren U, Greenwood B, et al. Mefloquine safety and tolerability in pregnancy- a systematic literature review. Malar J 2014; 13: 75.
21) Vanhauwere B, Maradit H, Kerr L. Post-marketing surveillance of prophylactic mefloquine (Lariam) use in pregnancy. Am J Trop Med Hyg 1998; 58 (1) : 17-21.
22) 岩田健太郎．キーストンのトラベル・メディシン．メディカルサイエンスインターナショナル 2014年．
23) No authors listed. Warfarin potentiated by proguanil. BMJ 1991; 303 (6805) : 789.

[付記：利益相反表明]

平成 26 年度分（金額：円）

岩岡　秀明

- 講演料

小野薬品工業株式会社	167,055
サノフィ株式会社	111,370
ノバルティス ファーマ株式会社	89,069
アステラス製薬株式会社	55,885
ノボ ノルディスク ファーマ株式会社	55,685
大日本住友製薬株式会社	55,685
日本ベーリンガー インゲルハイム株式会社	66,822
第一三共株式会社	55,683
アステラス製薬株式会社	167,055
株式会社三和化学研究所	33,411
テルモ株式会社	58,533
アストラゼネカ株式会社	155,918

岩田健太郎

- 講演料

アボットジャパン株式会社	111,370
エーザイ株式会社	111,370
大正富山医薬品株式会社	167,056
大日本住友製薬株式会社	167,056
武田薬品工業株式会社	171,829
バイエル薬品株式会社	111,370
ＭＳＤ株式会社	111,370

- 奨学寄附金（自らが分野長である，神戸大学大学院医学研究科微生物感染症学講座感染治療学分野に対して）

大日本住友製薬株式会社	460,000
鳥居薬品株式会社	460,000
ＭＳＤ株式会社	500,000
ファイザー株式会社	1,000,000
株式会社ツムラ	552,000

岩本　修一

- 講演料

武田薬品工業株式会社	34,365
株式会社大塚製薬工場	33,411

(金額：円)

岸田　直樹
- 講演料

	アステラス製薬株式会社	111,370
	ＭＳＤ株式会社	77,959
	第一三共株式会社	77,959
	田辺三菱製薬株式会社	77,959
	日本放送協会	53,500

金城紀与史
- 講演料

	ＭＳＤ株式会社	100,000
	ファイザー株式会社	72,000

倉原　優
- 講演料

	兵庫県医師会	84,403
	社会医療法人同仁会	30,000

徳田　安春
- 講演料

	武田薬品工業株式会社	68,731
	アステラス製薬株式会社	200,000

名郷　直樹
- 講演料

	ファイザー株式会社	80,187
	杏林製薬株式会社	77,959
	第一三共株式会社	55,685
	味の素製薬株式会社	55,685
	中外製薬株式会社	50,116

(金額：円)

能登　洋
- 講演料

アステラス製薬株式会社	211,603
日本イーライリリー株式会社	556,850
MSD株式会社	155,918
ノボ ノルディスク ファーマ株式会社	77,959
キッセイ薬品工業株式会社	77,959
興和創薬株式会社	155,918
サノフィ株式会社	155,554
株式会社三和化学研究所	55,685
第一三共株式会社	133,644
大日本住友製薬株式会社	111,370
武田薬品工業株式会社	192,511
田辺三菱製薬株式会社	77,959
日本ベーリンガー インゲルハイム株式会社	189,329
ノバルティス ファーマ株式会社	77,959
バイエル薬品株式会社	77,959
協和発酵キリン株式会社	412,069

宮内　倫也
- 講演料

持田製薬株式会社	33,411

森田　達也
- 講演料

科研製薬株式会社	77,959
シオノギ製薬株式会社	334,110
第一三共株式会社	111,370
大日本住友製薬株式会社	100,000
大鵬薬品工業株式会社	150,000
ヤンセンファーマ株式会社	150,000

山本　舜悟
- 講演料

大正富山医薬品株式会社	155,918
Meiji Seika ファルマ株式会社	55,685

あとがき —— 製薬メーカーとの付き合い方

　外科系，内科系問わず，医療において薬はなくてはならないものです。そのことは，現代医学における「薬」がなかった時代を思い出していただければ，すぐに理解できます。

　現代医学における「薬」とは，抗生物質とビタミン剤がその嚆矢であるとぼくは思います。両者は20世紀に誕生しました。秦佐八郎とパウル・エールリヒが梅毒治療薬サルバルサンを開発し，アレクサンダー・フレミングがペニシリンを発見し，鈴木梅太郎が（脚気治療薬の）ビタミンB_1を発見する時代です。要するに，薬理学の黎明期です。Goodman & Gilmanの第1版が出版されたのが1941年です。この時代こそが「薬」時代の幕開けなのです。それ以前は敗血症や脚気や壊血病などでたくさんの人が死んでいたのです。「薬」以前と以後においては，人間の健康のあり方は激変しました。

　もちろん，それ以前にも薬はありました。現代の漢方薬のほとんどはそれ以前に開発されたものですし，しかし，こうした薬は患者の病気という「現象そのもの」をターゲットにした薬でした。漢方ではこれを「証」と呼んだのでした。もちろん，漢方医学にも病態生理的な理論はありますが，現代ではこれをサイエンティフィックに承認するのはむずかしいとぼくは思っています。西洋医学においてもかつては水銀とか，かなり危うい「薬」を使っていました。経験的にマラリアや心不全に効く植物は見つかっていましたが，これもペニシリン・ビタミンB_1以降の「薬」とは全然違うレベルの考えかただったとぼくは思います。

　繰り返しますが，現代医学における「薬」は人間の健康のあり方を激変させました。ぼくは「サルバルサン戦記」を書いていてそれを強く実感しました。だから，ぼくは創薬という営みにものすごく敬意を払っています。創薬に携わる人々にも最大級の敬意を払っています。秦佐八郎という人物を心から尊敬するように，現代の創薬関係者も心から尊敬しています。

昨今，医者と製薬メーカー関係者との付き合い方について，いろいろな議論がなされています。「医療において薬は必要不可欠であり，製薬業界を全否定するのは間違っている」という意見を医者側から聞くことがあります。全くそのとおりだとぼくも全面的に賛成します。

　しかし，です。そのような「製薬業界は全否定してはならない」と言う医者の大多数が，たとえばMRさんたちと会話するときに，タメ口なのにぼくは閉口します。そこには人間の健康のあり方を激変させた，創薬に携わる人達に対する敬意が微塵にも感じられません。医者のほうがずっと上から目線なのです。高齢の医者がこれをやっているのを見ると，「ああ，まだやってんだ」と少しがっかりします。若手の医者がこれをやっているのを見ると，「何を勘違いしているのだ，指導医は何を教育していたのだ」とぼくはとてもがっかりします。

　結局のところ，「製薬業界を全否定するのは間違っている」とのたまう連中のほとんどは，単に製薬業界からの接待を正当化する方便として，そのようなセリフを使って言い訳しているにすぎません。そうやって，製薬業界が主催する薬の説明会（と称するお弁当配布会）や，新薬発売1周年記念講演（と称するパーティー）や，社内勉強会の講師（と称する接待）にのこのこ出かけるエクスキューズにしているのです。

　秦佐八郎や鈴木梅太郎やドラモンドやフレミングやドーマクが現代医学に必要不可欠な人物であったように，現代医学に製薬業界は必要不可欠な存在です。それを自覚するのであれば，製薬業界の方々と接するときには敬語を使い，プロとプロの仕事として対等に議論したり，ともに研究すればよいのです。

　サッカーの試合は選手とレフリーがともにプロフェッショナリズムを発揮し，共同作業をすることによってよい試合になります。選手がレフリーを無視したり，リスペクトしない状態であれば試合は壊れます。レフリーが選手を無視したり，リスペクトしないとやはり試合は壊れます。両者は共同作業を行い，そして名試合を共に造り上げているのです。選手のない試合は成立せず，レフリーのない試合は成立せず，両者が互いを無視した試合も成立しません。

かといって，選手がレフリーに食事をごちそうしたり，飲みに行って飲み代をこちらもちにしたり，ましてや金品を渡したりすることは絶対に許されません。それを我々は「賄賂」「八百長」と言います。

　両者はプロとしての礼節を保ち，付き合いを保ちつつもアンタッチャブルな領域には絶対に踏み込んではいけません。弁護士と検察と裁判官，賞の審査員と応募者など，同様の構造はいくらでも見出すことができます。

　医者は薬を施設に採用したり，処方したり，あるいは講演で宣伝したりする絶対的な権限を持っています。製薬業界はこの権限を最大限に利用し，自社利益を追求しようとします。医療・医学において診療界と製薬業界は対等な立場にあるはずですが，金銭的利益という観点からは両者にはラテラリティーが存在します。そのラテラリティーを利用して，製薬業界は医者を誘惑し，医者はそれに見事にひっかかるのです。

　営業活動を行うMRはプロの営業者であり，プロのビジネスマンです。自社製品を売り込むための才能に秀でており，訓練も受けております。しかし，医者の方はこうした営業活動に抗う訓練など受けておらず，そのような才能も所与のものではありません（そういう才能は大学入試や医師国家試験では検定しないからです）。前者は営業のプロであり，後者はアマチュアです。プロとアマチュアが対峙した場合は「勝負にならない」のが一般的です。

　ところが，多くの医者は「自分たちはMRにはだまされない。ちゃんと情報を取捨選択して吟味している」（だから，MRから接待されたっていいんだ）と言います。「自分たちはダマされない」と固く信じこんでいる人物は，詐欺師にとってもっともたやすく騙すことができるカモだというのに。騙すのが難しいのは「おれは騙されているんじゃないか」と常にビクビク怯えているような人物なのですから。

　「自分はカモにされているんじゃないか」とビクビクするような人物が，そもそも賭場で丁半張るようなリスクを冒すでしょうか。ありえません。君子危うきに近寄らず。そういう人物はだから，MRの巧みな新薬説明会や，新薬発売記念パーティーや，講演会，ランチョンセミナーの類には近寄らないので

す。「自分が騙されていない」と確信している人物だけが,諸肌脱ぎにギャンブルに走るのです。

　そういう製薬業界のカモにされた人物は,業界にべったりしているうちにだんだん業界の口調を身につけるようになっていきます。これはどこの業界でも同じことです。芸能界にどっぷりいると芸能界の符丁を身につけ,ヤクザの世界にいるとヤクザの符丁を覚えます。朱に交われば赤くなるのです。製薬業界の自主勉強会の講師なんかに呼ばれ続け,そこでチヤホヤされている医者は,だんだん業界の符丁を覚え,まるでMRのような口の利き方をするようになります。ある医者のHIV系の講演を聞いていたとき,隣にいた奥さんは「まるで背中のファスナーをおろしたら中からMRが出てきそうだ」と言いました。そういう,MRが医者のキグルミを着ているかのような講演は珍しくありません。

　神戸大学病院感染症内科では初期・後期研修医はMRと直接コンタクトをとることは禁止されています。薬の説明会と称する弁当配布会もありません。新薬発売一周年記念パーティーみたいなのは「自主的な判断」に任せていましたが,これも目に余るので先日禁止しました。ただし,後期研修を卒業した彼らが,新天地でそのような誘惑に負けてしまった場合のリスクは危惧しています。女を知らないナイーブな田舎者が都会に出てキャバクラなんかにハマりこむことがあります。だから,形式的に禁止にするだけでなく,何がどう問題なのかを自分で理解してもらわねばなりません。が,言うのは簡単ですが,実際にやるのは難しい。シャブのリスクを体得させるために,「実際にやってみる」ことはできませんから。

　背中のファスナーをおろすとMRが出てきそうな医者たちの問題は,彼らにまったく病識がないことです。少しずつシャブ漬けにされたようなもので,「別に問題無いじゃん。気持ちいいし」なのです。そして,自分たちのあり方を正当化するためにあれこれ詭弁を用いるようになります。「製薬業界は全否定するのは間違っている」といった,ありがちな常套句（クリシェ）を使って自らを正当化します。製薬業界を肯定するのと,MRにタメ口きいたり接待を

受けて権力者の耽美に浸ることは別物なんだ，ということがわかっていません．いや，わからないふりをしています．

「MRなしでどうやって薬の勉強をしたらいいの？」と今でも真顔で訊いてくる医者がいます．逆に「MRからどのようにまっとうな薬の勉強ができるのか」とぼくは問いたい．Aという薬を使えるということは，Aという薬についての一意的な知識があるのみでは不可能です．BやCやDやEといった類似の薬とAを比較して，BでもCでもDでもEでもなく，Aを選ぶべきだ，という必然性を見出して，初めてAという薬を選択できるのです．そのような相対的な視座から薬を語るMRは稀有な存在です．バイアスなしに相対情報を提供するMRは，まずゼロです．「皮膚軟部組織感染症には，うちの第3世代なんとかマイシンよりも値段が安くてPK的に有利で，しかも安価なセファレキシンのほうがベターですよ」というMRはまだ見たことがない．

薬について情報を得たければ，薬のプロで利益相反のない薬剤師さんを活用すればよいのです．そういえば，薬剤師さんにタメ口きく医者もいやですね．ぼくはコメディカルには敬語を基本としていますし（友だちになればタメ口ですが），研修医にもそう指導しています．薬剤師さんはA，B，C，D，Eという薬を相対的に見ることのできるプロですから，MRよりもはるかに妥当性の高い情報を提供してくれます．また，薬剤師とはそういう存在であるべきです．そういう意味では，気軽に相談できる薬剤師を遠くに追いやったものとして，院外薬局制度とはまったくイケてないシステムでした．検査の外注同様，カネの論理でのみものごとを決めると失敗する事例です．

サッカー選手とレフリーの関係のように，医者と製薬業界も誠実に，プロフェッショナルに，互いをリスペクトして医療・医学の発展のために協働していきたいものです．まず今からすぐできることとして，ちゃんと敬語を使うこと，から始めるというのはどうでしょう．

岩田健太郎

商品名索引

®は省略，（　　　）内は一般名を表す．

ア 行

K.C.L. エリキシル（塩化カリウム）　279, 280
MS コンチン（モルヒネ硫酸塩）　361

アイデイトロール（プロプラノロール）　121
アクトス（ピオグリタゾン）　226, 246, 247, 249
アクトネル（リセドロネート）　261, 263
アクレフ（フェンタニルクエン酸塩）　332
アコレート（ザフィルルカスト）　140
アスパラ K（L-アスパラギン酸カリウム）　279
アズマネックス（モメタゾン）　31, 138, 144, 145
アゼプチン（アゼラスチン）　37, 40
アセリオ（アセトアミノフェン静注液）　103
アタバニン（ラクトミン）　192
アタラックス（ヒドロキシジン）　362
アドエア（フルチカゾン／サルメテロール）　137, 139
アトロピン（アトロピン）　352, 354〜356
アトロベント（イプラトロピウム）　149
アナフラニール（クロミプラミン）　288
アノーロ（ウメクリジニウム・ビランテロール）　148, 150, 151, 153
アビガン（ファビピラビル）　19
アピドラ（インスリングルリジン）　235
アブストラル（フェンタニル塩酸塩）　330, 331, 361
アプルウェイ（トホグリフロジン）　227
アベロックス（モキシフロキサシン）　59, 61, 62, 65
アマリール（グリメピリド）　225
アミティーザ（ルビプロストン）　179
アミノレバン（アミノレバン EN）　254, 258
アムロジン（アムロジピンベシル酸塩）　210
アモキサン（アモキサピン）　288
アルサルミン（スクラルファート）　166, 167
アレグラ（フェキソフェナジン）　26, 29, 36〜38, 40, 45, 47〜50

アレグラ FX（フェキソフェナジン）　45
アレジオン（エピナスチン）　37, 39, 40
アレロック（オロパタジン）　26, 39, 40, 45, 47〜50
アログリプチン（ネシーナ）　226
アンプリット（ロフェプラミン）　288
アンペック（モルヒネ塩酸塩）　322, 361
イーフェン（フェンタニル塩酸塩）　330, 361
イーフェンバッカル（フェンタニルクエン酸塩）　331
イトリゾール（イトラコナゾール）　105
イナビル（ラニナミビル）　19, 20, 22
イミグラン（スマトリプタン）　120
イミドール（イミプラミン）　288
イムン　256
インデラル（プロプラノロール）　121
ウィンタミン（クロルプロマジン）　308
ウルティブロ（グリコピロニウム・インダカテロール）　150, 151, 153
エクア（ビルダグリプチン）　242, 243
エスカゾール（アルベンダゾール）　5
エバステル（エバスチン）　26, 37, 40
エビリファイ（アリピプラゾール）　312, 314
エリスロマイシン（エリスロマイシン）　105
エレンタール（エレンタール）　251, 253
エンクラッセ（ウメクリジニウム）　153
塩酸バンコマイシン（バンコマイシン塩酸塩）　75
エンシュア・リキッド（エンシュア・リキッド）　252, 253
オーキシス（ホルモテロール）　150, 151
オキシコンチン（オキシコドン）　361
オキノーム（オキシコドン）　327, 328, 330, 361
オキファスト（オキシコドン）　318
オノン（プランルカスト）　140

オプソ（モルヒネ） 327〜329, 361
オメプラール（オメプラゾール） 164
オルベスコ（シクレソニド）
　　　　　　　137, 138, 143〜145, 147
オングリザ（サキサグリプチン）
　　　　　　　165, 167, 226, 241, 243, 244
オンブレス（インダカテロール） 150, 151

カ行

ガスコン（ジメチコン） 193
カディアン（モルヒネ硫酸塩） 361
カナグル（カナグリフロジン） 227
ガバペン（ガバペンチン） 96, 336, 337, 346
カプトリル（カプトプリル） 206
カロナール（アセトアミノフェン） 93, 94, 99

キシロカイン（リドカイン） 345, 348〜350
キプレス（モンテルカスト） 139
キュバール（ベクロメタゾン）
　　　　　　　　　　137, 138, 144, 145
キュビシン（ダプトマイシン） 77

グラクティブ（シタグリプチン）225, 241〜243
クラビット（レボフロキサシン） 58, 61, 65
クラリシッド（クラリスロマイシン） 64, 302
クラリス（クラリスロマイシン） 64, 302
クラリチン（ロラタジン）
　　　　　　　26, 36, 38, 40, 44, 46〜50
グリミクロン（グリクラジド） 225
グルコバイ（アカルボース） 226
グルコン酸K（グルコン酸カリウム） 278, 281
グルセルナ-EX 255
グルファスト（ミチグリニドカルシウム） 239
クレストール（ロスバスタチンカルシウム） 214
クロザリル（クロザピン） 308
クロフェクトン（クロカプラミン） 312

ケタラール（ケタミン塩酸塩）
　　　　　　　　　341, 345〜348, 350
ケフレックス（セファレキシン） 55

コデイン（コデインリン酸塩）
　　　　　　　　　130, 131, 133, 134
コンスタン（アルプラゾラム） 303
コントミン（クロルプロマジン） 308, 362

サ行

ザイザル（レボセチリジン）
　　　　　　　　26, 38, 40, 42, 46, 50
サイトテック（ミソプロストール）97, 166, 167
ザイボックス（リネゾリド） 76
サインバルタ（デュロキセチン）290, 292, 293,
　　　　　　　295, 298, 336, 338〜340, 343
ザジテン（フマル酸ケトチフェン） 39, 40, 45
ザファテック（トレラグリプチン） 226, 244
シーブリ（グリコピロニウム） 150, 152, 153
ジェイゾロフト（セルトラリン）
　　　　　　　287, 289, 291〜293, 295, 297
ジェニナック（ガレノキサシン） 59, 61, 62
シガノン（ニコチンパッチ） 269
ジスロマック（アジスロマイシン） 65
シナシッド（キヌプリスチン・ダルフォプリ
　スチン） 81
ジプレキサ（オランザピン） 308, 314, 362
シプロキサン（シプロフロキサシン）58, 60, 65
シムビコート（ブデソニド・ホルモテロール）
　　　　　　　　　　　　　　137, 139
ジャヌビア（シタグリプチン） 225, 241〜243
シュアポスト（レパグリニド） 225
ジルテック（セチリジン） 26, 37, 38,
　　　　　　　　　　40, 42, 44, 46〜50
シングレア（モンテルカスト） 27, 139
シンメトレル（アマンタジン） 19

スイニー（アナグリプチン） 226, 243, 244
スーグラ（イプラグリフロジン） 227
スターシス（ナテグリニド） 239
スピオルト（チオトロピウム・オロダテロール）
　　　　　　　　　　　　　　　　150
スピリーバ（吸入用）カプセル（チオトロピウム）
　　　　　　　　　　　　　　158, 159

スピリーバレスピマット（チオトロピウム） 157〜159
スペリア（フドステイン） 126, 128
スルモンチール（トリミプラミン） 288
スローケー（塩化カリウム） 278, 281

セイブル（ミグリトール） 239
ゼスラン（メキタジン） 37, 40
セパゾン（クロキサゾラム） 303
セフゾン（セフジニル） 55, 56
セルシン（ジアゼパム） 303
セルテクト（オキサトミド） 36, 37, 39, 40, 45
セレコックス（セレコキシブ） 108, 109, 112, 115
セレスタミン（セレスタミン） 51
セレネース（ハロペリドール） 314, 361
セレベント（サルメテロールキシナホ酸塩） 150
セロクエル（クエチアピン） 308

ゾシン（ピペラシリン・タゾバクタム） 61
ソセゴン（ペンタゾシン） 93, 94, 98
ソラナックス（アルプラゾラム） 303

タ行

タイガシル（チゲサイクリン） 81
タケプロン（ランソプラゾール） 164, 165, 167
タゴシッド（テイコプラニン） 75
タベジール（クレマスチン） 26
タミフル（オセルタミビル） 19, 21〜23
ダラシン（クリンダマイシン） 78
タリオン（ベシル酸ベポタスチン） 26, 40
タルセバ（エルロチニブ） 347
タンボコール（フレカイニド） 341

チャンピックス（バレニクリン） 269

ツインライン（ツインライン NF） 253, 258

ディオバン（バルサルタン） 205, 208
ディレグラ（フェキソフェナジン・プソイドエフェドリン） 47
テグレトール（カルバマゼピン） 336, 340, 342, 343, 346
テシプール（セチプチリン） 289
テトラミド（ミアンセリン） 289
テネリア（テネリグリプチン） 226, 241, 243, 244
デパス（エチゾラム） 303
デプロメール（フルボキサミン） 289, 292, 295, 296
デベルザ（トホグリフロジン） 227
デュロテップ（フェンタニル） 320
テラナス（ロメリジン） 118
テリボン（テリパラチド） 262
テルシガン（オキシトロピウム） 149

トフラニール（イミプラミン） 288
トミロン（セフテラム・ピボキシル） 55, 56
トラゼンタ（リナグリプチン） 226, 241〜244
トラベルミン（ジフェンヒドラミン・ジプロフィリン） 362
トラマール（トラマドール） 96
トラムセット（トラマドール・アセトアミノフェン） 93〜96, 100
トランデート（ラベタロール） 122
トリプタノール（アミトリプチリン） 288, 289, 336, 338, 342, 343, 346
トリルダン（テルフェナジン） 37
ドルミカム（ミダゾラム） 282〜285
トレシーバ（インスリン デグルデク） 235, 236
トレドミン（ミルナシプラン） 29, 295, 298

ナ行

ナイキサン（ナプロキセン） 108〜110, 112, 115
ナウゼリン（ドンペリドン） 362
ナゾネックス（モメタゾンフランカルボン酸エステル） 28
ナボール（ジクロフェナク） 108
ニコチネル（ニコチンガム） 267
ニコチネル TTS（ニコチン経皮吸収製剤） 267, 269
ニコレット（ニコチンガム） 267, 268

ニポラジン（メキタジン） 40
ニューロタン（ロサルタンカリウム） 206
ネキシウム（エソメプラゾール） 164, 165
ネシーナ（アログリプチン） 241〜245
ノバミン（プロクロルペラジン） 361
ノボラピッド（インスリン アスパルト） 235, 238
ノリトレン（ノリトリプチリン） 288, 289, 338
ノルスパンテープ（ブプレノルフィン） 98
ノルバスク（アムロジピンベシル酸塩） 210

ハ行

ハイスコ（スコポラミン） 352〜356
パキシル（パロキセチン） 289, 292, 293, 295〜297
バクタ（ST合剤） 78
バクトラミン（ST合剤） 78
バナン（セフポドキシム・プロキセチル） 54, 56
ハベカシン（アルベカシン） 81
パリエット（ラベプラゾールナトリウム） 164
バルコーゼ（カルメロースナトリウム） 178
パルミコート（ブデソニド） 137, 138, 143, 144, 146
ピーゼットシー（ペルフェナジン） 309
ビオスリー（ラクトミン） 183, 192
ビオフェルミンR（耐性乳酸菌） 183, 192
ビオフェルミン錠（ビフィズス菌） 183
ビオフェルミン散（ラクトミン） 183
ビクトーザ（リラグルチド） 239
ヒスマナール（アステミゾール） 37
ビソルボン（ブロムヘキシン） 126〜128
ビブラマイシン（ドキシサイクリン） 80, 376
ヒューマログ（インスリン リスプロ） 235, 238
フェロベリン（ベルベリン塩化物水和物） 192, 193
フェントス（フェンタニル） 320, 361
フォサマック・ボナロン（アレンドロネート） 261

フォシーガ（ダパグリフロジン） 227
フォルテオ（テリパラチド） 262
ブスコパン（ブチルスコポラミン） 352〜356
プラビックス（クロピドグレル） 296
プラリア（デノスマブ） 262
プリンペラン（メトクロプラミド） 362
プロザック（フルオキセチン） 292
プルゼニド（センノシド） 172, 175, 177〜179
フルタイド（フルチカゾン） 137, 138, 143, 144
フルタイドエアゾール（フルチカゾン） 145
フルティフォーム（フルチカゾン・ホルモテロール） 137, 139
フルナーゼ（フルチカゾンプロピオン酸エステル） 28
ブルフェン（イブプロフェン） 108, 110, 112
プルモケア 255
プレドニン（プレドニゾロン） 51
プロシュア 256
プロチアデン（ドスレピン） 288
プロパジール（プロピルチオウラシル） 365
プロピタン（ピパンペロン） 308
ブロプレス（カンデサルタンシレキセチル） 205, 206, 210
フロモックス（セフカペン・ピボキシル） 54〜56
ベイスン（ボグリボース） 239
ベネット（リセドロネート） 263
ベポタラップ 8, 14
ペンタジン（ペンタゾシン） 93, 94, 98
ホクナリンテープ（ツロブテロール） 149, 153
ボノテオ（ミノドロネート） 261
ポララミン（クロルフェニラミン） 26, 36〜38, 45〜50, 362
ホリゾン（ジアゼパム） 303
ボルタレン（ジクロフェナク） 108, 110, 112, 115

マ行

マクサルト（リザトリプタン） 122
マグラックス（酸化マグネシウム） 175, 176, 178

マラロン(アトバコン・プログアニル)	376〜378, 380
ミグシス(ロメリジン)	118
ミノマイシン(ミノサイクリン)	80
ミヤBM(酪酸菌)	183, 192
ムコスタ(レバミピド)	167
ムコソルバン(アンブロキソール)	126, 127, 129
ムコダイン(カルボシステイン)	126〜128, 149
メイアクト(セフジトレン・ピボキシル)	54〜56
メイバランスミニ	254, 257
メイラックス(ロフラゼプ)	303
メキシチール(メキシレチン)	336, 341〜343
メジコン(デキストロメトルファン)	130, 131, 133, 134
メソトレキセート(メトトレキサート)	79
メディエフアミノプラス	255, 257
メトグルコ(メトホルミン)	225, 245〜247, 249
メバロチン(プラバスタチン)	214
メファキン(メフロキン)	375, 379
メルカゾール(チアマゾール)	364, 367
モニラック(ラクツロース)	172, 177, 178

ラ行

ラキソベロン(ピコスルファート)	172, 175, 178, 179
ラックビー(ビフィズス菌)	183, 192
ラピアクタ(ペラミビル)	19, 20, 22
ランタス(インスリングラルギン)	235, 236
ランドセン(クロナゼパム)	303
ラントロン(アミトリプチリン)	288
リーゼ(クロチアゼパム)	303
リカルボン(ミノドロネート)	261
リキスミア(リキシセナチド)	239
リスパダール(リスペリドン)	308, 314
リバロ(ピタバスタチン)	214
リピトール(アトルバスタチン)	214
リファジン(リファンピシン)	80
リフレックス(ミルタザピン)	292, 293, 295, 299
リボスチン点鼻液(レボカバスチン点鼻液)	32
リボトリール(クロナゼパム)	303, 344
リポバス(シンバスタチン)	214
リリカ(プレガバリン)	96, 336, 343
リレンザ(ザナミビル)	19〜23
リンデロン(ベタメタゾン)	51
リントン(ハロペリドール)	314
ルジオミール(マプロチリン)	289
ルセフィ(ルセオグリフロジン)	227
ルボックス(フルボキサミン)	289, 292, 295, 296
ルリッド(ロキシスロマイシン)	65, 67
レキソタン(ブロマゼパム)	303
レクサプロ(エスシタロプラム)	287, 289, 291〜293, 295, 297
レニベース(エナラプリル)	197
レミカット/ダレン(フマル酸エメダスチン)	40, 45
レメロン(ミルタザピン)	292, 293, 295, 299
レルベア(フルチカゾン・ビランテロール)	137, 139
ローコール(フルバスタチン)	214
ロキソニン(ロキソプロフェン)	93, 94, 97, 100
ロヒプノール(フルニトラゼパム)	282〜286
ロペミン(ロペラミド塩酸塩)	191, 193
ロンゲス(リシノプリル)	199, 200

ワ行

ワーファリン(ワルファリンカリウム)	3
ワイパックス(ロラゼパム)	303

一般名ほか総合索引

(一般名は太字で表記)

外国語索引ほか

1型糖尿病	5, 229, 233, 235
2型糖尿病	221, 228, 233, 234, 236, 239
3世代セフェム系抗菌薬	64
Ⅳ型尿細管性アシドーシス	105
α-グルコシダーゼ阻害薬	226
α阻害薬	3
β遮断薬	3, 121, 123, 201
ACE阻害薬	3, 197, 199, 201, 205, 206
ARB	201, 205, 206, 211
Clostridium difficile 腸炎	61, 185
COPD (chronic obstructive pulmonary disease)	67, 126, 128, 150〜152, 155
COX-1	104, 106
COX-2選択的阻害薬	89, 104, 109, 110
DPP-4阻害薬	223, 225, 241, 244, 249
GERD (gastroesophageal reflux disease)	164
H_2阻害剤	97
HIV感染	23, 374
ICS	139, 140
L-アスパラギン酸カリウム	279
LABA (long-acting beta-adrenoceptor agonist)	139〜141, 150
LAMA (long-acting muscarinic antagonist)	149, 152
M2蛋白阻害薬	19
MAO阻害薬	97
MMI	366
MRSA感染症	74, 80, 83
MRSA菌血症	77, 80〜82
MRSA肺炎	76
MSSA (メチシリン感受性黄色ブドウ球菌)	74, 83
NAC (N-アセチルシステイン)	103
NaSSA	293, 295
NMDA受容体拮抗薬	345
NPO-ANCA関連血管炎症候群	369
NSAIDs	12, 75, 88〜90, 102, 104, 108, 165
PTH製剤	262, 263, 264
PUD (peptic ulcer diseases)	164
QT延長	65, 119
RANKL阻害薬	262
SGLT3阻害薬	223, 227, 230, 249
SIADH (抗利尿ホルモン不適合分泌症候群)	120, 300
SNRI	97, 287, 290, 291, 295
SSRI	97, 287, 289〜291
ST合剤	74, 84
VRE (バンコマイシン耐性腸球菌)	76

日本語索引

あ行

アカシジア	309
アカラシア	261
アカルボース	226
アジスロマイシン	55, 68〜70
アステミゾール	37
アセトアミノフェン	10, 11, 88, 89, 91, 93, 96, 99, 100, 102, 103, 107
アゼラスチン	32
アゾール抗真菌薬	166
アトバコン・プログアニル	376〜378, 380
アトピー性皮膚炎	49, 187
アトルバスタチン	214, 217, 219〜221
アドレナリン (英名)	39
アトロピン	352, 354〜356
アナグリプチン	226, 243, 244

アナフィラキシー	37, 105
アマンタジン	19
アミトリプチリン	288, 289, 336, 338, 342, 343, 346
アミトリプチン	118
アミノグリコシド系抗菌薬	81
アミノレバンEN	254, 258
アムロジピンベシル酸塩	210
アモキサピン	288
アモキシシリン	55, 68, 70
アリスキレン	202
アリピプラゾール	312, 314, 316
アルコール依存症	304
アルプラゾラム	303
アルベカシン	81
アルベンダゾール	5
アレルギー性鼻炎	37, 51
アレンドロネート	261〜263
アログリプチン	241〜245
アンジオテンシンⅡ受容体拮抗薬（ARB）	196, 200
アンジオテンシン変換酵素（ACE）阻害薬	196
アンブロキソール	126, 127, 129
胃潰瘍	165, 166
意識障害	347
胃食道逆流症	164
胃腸障害	16
一般栄養剤	254
溢流性下痢	173
イトラコナゾール	105
イブプロフェン	108, 110, 112〜114
イプラグリフロジン	227
イプラトロピウム	149
イミプラミン	287, 288
意欲低下	308
インスリンアスパルト	235, 238
インスリングラルギン	6, 235, 236
インスリン製剤	233
インスリンデグルデク	235, 236
インスリンリスプロ	235, 238
インダカテロール	150, 151
インフリキシマブ	5
インフルエンザ	8, 11
インフルエンザ治療薬	19
ウイルス感染症	9, 99
ウイルス性胸膜炎	99
ウイルス性上気道炎	64
うがい薬	8, 13
うっ血除去薬	9
うつ病	119, 123, 272, 287, 296, 300, 376
ウメクリジニウム	153
ウメクリジニウム・ビランテロール	148, 150, 151, 153
壊死性菌膜炎	78
エスシタロプラム	287, 289, 291〜293, 295, 297
エソメプラゾール	164, 165
エチゾラム	304
エナラプリル	199
エバスチン	26, 37, 40
エピナスチン	37, 39, 40
エピネフリン（米名）	39
エポエチンアルファ	5
エリスロマイシン	46, 105
エルロチニブ	347
エレンタール	251, 253
塩化カリウム	278〜281
嚥下困難	261
エンシュア・リキッド	252, 253
嘔気・嘔吐	96, 104, 174, 179, 340, 342, 358〜361, 376
黄色ブドウ球菌	80
横紋筋融解症	120, 213
オキサトミド	36, 37, 39, 40, 45
オキサリプラチン	339
オキシコドン	317, 318, 324
オキシトロピウム	149
悪心	289

オセルタミビル	19, 21〜23	冠動脈血行再建術	270
オピオイド	93, 170, 325, 331, 333, 358, 360	冠動脈疾患	224
オメプラゾール	164, 166	冠動脈バイパス術	271
オランザピン	310, 311, 316	肝不全	359
オロダテロール	150	漢方製剤	9
オロパタジン	26, 39, 40, 45, 47〜50	気管支拡張症	128, 131

か行

咳嗽	8, 12	気管支喘息	37, 122, 131, 132, 136, 137, 140, 142, 145, 146, 152
潰瘍性大腸炎	184, 191	気管支攣縮	20
下気道感染	23	寄生虫感染症治療薬	5
風邪	8, 11, 187, 369	季節性アレルギー性鼻炎	25〜27, 30
風邪症候群	64	季節性アレルギー性鼻炎治療薬	33
家族性地中海熱	106, 107	季節性インフルエンザウイルス感染症	18
葛根湯	15	偽痛風	99, 106
カナグリフロジン	227	気道粘液修復薬	128
ガバペンチン	96, 336, 337, 346	気道粘膜潤滑薬	127
過敏性腸症候群	184	気道分泌促進薬	127
カプセル製剤	154, 160	気道分泌亢進	352, 353
カプトプリル	206	気道閉塞	15
花粉症	30, 33	キノロン系抗菌薬	57, 64, 70
カルシウム剤	9	偽膜性腸炎	191
カルシウム拮抗薬	3, 210	逆流性食道炎	131
カルバマゼピン	336, 340, 342, 343, 346	急性咳	130, 132
カルボシステイン	126〜128, 149	急性冠症候群	248
カルメロースナトリウム	178	急性気管支炎	131
ガレノキサシン	80	急性下痢	190〜192
肝機能障害	65	急性喉頭蓋炎	54
間質性腎炎	65, 120	急性心筋梗塞	113
間質性肺疾患	9	急性腎傷害	63
肝障害	41	急性心膜炎	106, 107
癌性腹膜炎	359	急性腹症	178
関節炎	104	急性腰痛	88, 90
関節痛	12, 369	吸入抗コリン薬	149
関節リウマチ	109	吸入ステロイド薬（ICS）	136, 137, 139, 140, 142, 144
感染性心内膜炎	74	吸入長時間作用性β_2刺激薬	150
感染性腸炎	184	狭心症	270
間代性痙攣	191	強迫性障害	293
カンデサルタンシレキセチル	205, 206, 210	去痰薬	126
がん疼痛	317, 336	起立性低血圧	288, 290, 309

一般名ほか総合索引　397

気流閉塞	155
禁煙補助薬	267
菌血症	74
筋肉痛	10, 12, 369
クエチアピン	311
くしゃみ	10〜12, 26
クラリスロマイシン	66, 67, 70, 71, 80
グリクラジド	225
グリコピロニウム	150, 152, 153
グリコピロニウム・インダカテロール	150, 151, 153
グリコペプチド系抗菌薬	75
グリシルサイクリン系抗菌薬	81
グリニド系薬	223, 225, 244
グリメピリド	225
クリンダマイシン	74
グルコン酸カリウム	278, 281
クレマスチン	26
クローン病	184, 253
クロカプラミン	312
クロキサゾラム	303
クロザピン	308
クロストリジウムディフィシル腸炎	60
クロチアゼパム	303
クロナゼパム	303, 344
クロピドグレル	296
クロルフェニラミン	10
クロルプロマジン	308, 362
経口カリウム製剤	277
経口ケタミン	341, 343, 345〜348, 350
経口抗ヒスタミン薬	25, 26, 30
経口抗ロイコトリエン薬	25, 27, 30
経腸栄養剤	251, 252, 257
経皮的冠動脈形成術	271
傾眠	96
けいれん	375
劇症肝炎	65
結核	374
血管浮腫	196, 197, 199, 201

月経困難症	104
血小板減少	77, 120
結節性紅斑	106
血流感染症	78
ケトアシドーシス	229
解熱鎮痛消炎剤	9
解熱鎮痛薬	9
下痢	61, 104, 165, 179, 376
幻覚	304
高 BUN 血症	314
高 NH3 血症	314
抗アレルギー薬	38
高アンモニア血症	120, 172, 177
口渇	16, 288, 289, 309, 338
口腔粘膜吸収性フェンタニル	329
高カルシウム血症	175
抗菌薬関連下痢症	185
高血圧	205
抗血小板薬	3
高血糖	214, 359
高血糖高浸透圧症候群	235
抗甲状腺薬	364, 365, 370, 372
抗コリン薬	352
合剤吸入薬	137, 151
抗サイトカイン血症	359
甲状腺機能低下症	176, 371
抗精神病薬	313
抗てんかん薬	117
紅斑	227
抗ヒスタミン薬	9, 362
高プロラクチン血症	309
高マグネシウム血症	172
抗マラリア薬	374
誤嚥	301, 304
誤嚥性肺炎	62
呼吸器感染症	77
骨髄炎	80
骨髄抑制（血球減少）	79
骨粗鬆症	260
骨肉腫	264

コデインリン酸塩	130, 131, 133, 134
コルヒチン	102, 105〜107
コルヒチン中毒	105
コレラ	194
昏迷	191

さ行

細菌性急性咽頭炎	55
細菌性髄膜炎	54
サキサグリプチン	165, 167, 226, 241, 243, 244
錯乱	191
ザナミビル	19〜23
ザフィルルカスト	140
サルメテロール	137, 139, 150
酸化マグネシウム	171, 175
三環系抗うつ薬	97, 287, 288, 338
三叉神経痛	340
ジアゼパム	303
耳介軟骨炎	106
シクレソニド	137, 138, 143〜145, 147
シクロオキシゲナーゼ（COX）-1	103
ジクロフェナク	113, 114
ジゴキシン	166
脂質異常症	213
次硝酸ビスマス	191
シスプラチン	339
死前喘鳴（デスラットル）	352, 354, 355
シタグリプチン	225, 241〜243
次炭酸ビスマス	191
市中肺炎	54, 55, 67
歯痛	95
耳痛	12
失神	309, 338, 342
ジバルプロエックス	120
しびれ	290
ジフェンヒドラミン・ジプロフィリン	362
ジプラシドン	311
シプロフロキサシン	59, 62, 71
次没食子酸ビスマス	191
シメチコン	193
ジメチコン	193
シメチジン	46
重症肝障害	369
重症急性膵炎	257
十二指腸潰瘍	164, 165, 167
終末期膵がん	256
術後疼痛	104
消化管吸収機能異常	165
消化管出血	289
消化管蠕動運動亢進薬	362
消化管粘膜障害	104
消化性潰瘍（PUD）	104, 163, 164
上気道炎	131
上気道感染	13, 14
焦燥	300, 304
小腸粘膜障害	167
上腹部痛	163
食思不振	174, 340
食道炎	261, 264, 377
食道潰瘍	80, 377
視力障害	375
心筋梗塞	4, 112, 160, 228, 248, 270, 271
神経筋疾患	23
神経障害	224
神経障害性疼痛	104, 335, 337, 339
人工呼吸器関連肺炎	165
心室性頻脈	65
心室頻拍	65
腎症	224
腎障害	41
振戦	120
腎前性腎不全	105
浸透圧性下剤	172, 177
シンバスタチン	214, 217, 219〜221
心不全	205
腎不全	359
蕁麻疹	37, 39, 49, 51, 369
膵臓がん	318
錐体外路症状（EPS）	307〜309, 311, 362

髄膜播種	359	双極性障害	272, 291, 300
睡眠障害	269	ソマトロピン	5
睡眠薬	282	**た行**	
水様性下痢	193	第一世代抗ヒスタミン薬	44, 46
スクラルファート	166, 167	大血管症（動脈硬化症）	228, 241, 244
スコポラミン	352〜356	代謝性アシドーシス	9, 280
スタチン	4, 213, 214, 219	**耐性乳酸菌**	183, 192
頭痛	12, 104, 300, 304, 376	大腿骨頸部骨折	260
スティーブンス・ジョンソン症候群	9, 80	大腸刺激性下痢	172, 173
ステロイド性骨粗鬆症	264	第二世代抗ヒスタミン薬	44〜46
ストレプトグラミン系抗菌薬	81	第二世代ヒスタミン H_1 受容体拮抗	40
スマトリプタン	120, 123	退薬性ジスキネジア	309
スルホニル尿素薬（SU薬）	223, 225, 244	脱水	227
		脱抑制	304
性機能障害	289, 296, 297	ダパグリフロジン	227
脆弱骨折	264	ダプトマイシン	74, 76, 77, 83, 84
整腸剤	181, 183	タモキシフェン	296
咳	10, 11	タロミプラミン	288
セチプチリン	289	胆癌	23
セチリジン	26, 37, 38, 40, 42, 44, 46〜50	チアゾリジン薬	226
摂食障害	178	チアマゾール MMI	364, 367
セファレキシン	55	チオトロピウム	158〜160
セフォペラゾン	279	チゲサイクリン	81
セフカペン・ピボキシル	54〜56	遅発性ジスキネジア	309
セフジトレン・ピボキシル	54〜56	中断症候群	290
セフジニル	55, 56	中毒性巨大結腸症	191
セフテラム・ピボキシル	55, 56	中毒性表皮壊死融解症	9, 80
セフポドキシム・プロキセチル	54, 56	聴覚過敏	300, 304
セフメタゾール	279	腸管狭窄	171
セフロキシム	71	腸管閉塞	171
セルトラリン	287, 289, 291〜293, 295, 297	長時間作用性 β_2 刺激薬（LABA）	136
セレコキシブ	113	腸閉塞	174, 178
セレスタミン	51	鎮咳薬	9, 130
セロトニン症候群	131, 300	鎮痛補助薬	335, 345, 350
喘息	23, 105, 330		
喘息（重積）発作	9, 127, 146, 150	椎体圧迫骨折	260
前庭障害	375	ツインライン NF	253, 258
センノシド	172, 175, 177〜179	痛風	103, 107
全般性不安障害	376	痛風発作	105
喘鳴	352, 355		
せん妄	167, 283, 313, 314, 316, 338		

ツロブテロール	149, 153
低カリウム血症	176, 178, 277
低カルニチン血症	55
定型抗精神病薬	307, 314
テイコプラニン	74, 76, 82
低酸素血症	314
低ナトリウム血症	289
低マグネシウム血症	177, 280
テオフィリン	136, 137, 140, 141, 152, 153
デキストロメトルファン	130, 131, 133, 134
デスラットル	352
テトラサイクリン	74, 376
テネリグリプチン	226, 241, 243, 244
デノスマブ	261
デュロキセチン	290, 292, 293, 295, 298, 336, 338〜340, 343
テリパラチド	260, 262, 263
テルフェナジン	37
てんかん	41, 376
転倒	304
統合失調症	304, 307, 309, 310, 376
糖尿病	213〜216, 218, 219, 223, 233, 247, 249, 258, 315, 339
糖尿病合併症	246, 247
糖尿病性ケトアシドーシス	122, 235
糖尿病薬	246
動脈硬化症	241, 244
ドキシサイクリン	74, 377〜380
毒素ショック症候群	78
特発性蕁麻疹	39, 49
ドスレピン	288
ドセタキセル	339
ドパミン D_2 受容体拮抗薬	360, 361
トピラマート	121
トホグリフロジン	227
トラマドール	93, 96, 99, 324
トリミプラミン	288
トレラグリプチン	226, 244
ドンペリドン	362

な行

ナテグリニド	239
ナプロキセン	113, 114
難治性頻脈	156
ニコチンガム	266〜268, 273
ニコチン経皮吸収製剤	267, 269
乳酸アシドーシス	235, 249
乳糖不耐症	185, 188
乳幼児ボツリヌス症	8, 14
尿管結石	104
尿閉	290, 309, 338
尿路（性器）感染症	59, 227
認知機能障害	23, 307
認知症	313
ネシーナ	226
熱傷	257
眠気	38, 132, 192, 347
ノイラミニダーゼ阻害薬	18, 21, 22
脳血管疾患	270
脳卒中	111, 224, 248
ノリトリプチリン	288, 289, 338

は行

肺炎	74, 82, 131, 165, 314
肺がん	323, 347
肺結核	131
敗血症	314
排尿障害	288
肺膿瘍	62
パクリタキセル	339
バセドウ病	364, 369, 371, 372
発声困難	10
発熱	10, 304, 369
パニック障害	293
バルサルタン	205, 208
バルプロ酸	118, 120, 122, 123
バレクリニン	266〜268, 270〜272, 274
パロキセチン	289, 292, 293, 295〜297
ハロペリドール	308, 311, 316

バンコマイシン	74, 76, 82, 83	フェニレフリン	10
ハンディヘラー	152, 155, 156	フェンタニル	
ピオグリタゾン	228		317, 319, 324, 327, 330〜332, 361
非がん性慢性疼痛	95	副腎不全	359
ビグアナイド薬	223, 225	腹痛	104, 174, 376
ピコスルファート	172, 175, 178,179	腹部膨満	174, 193, 376
鼻汁	26	浮腫	338, 342
皮疹	79, 227	ブチルスコポラミン	352〜356
ヒスタミン H_1 受容体拮抗薬	36, 38	ブデソニド	137, 138, 143, 144, 146
ヒスタミン H_2 受容体拮抗薬	39, 164	ブデソニド・ホルモテロール	137, 139
ビスフォスフォネート製剤	260	浮動性めまい	96
ビスマス製剤	192, 261, 263	フドステイン	126, 128
ピタバスタチン	220, 221	ブプレノルフィン	98
非致死の心筋梗塞	215	フマル酸エメダスチン	40, 45
非致死的脳卒中	215	フマル酸ケトチフェン	39, 40, 45
非椎体骨折	263	不眠	284, 290, 309, 375
非定型抗精神病薬	307, 314	プラバスタチン	214, 218, 220, 221
ヒドロキシジン	362	プランルカスト	140
ピパンペロン	308	フルオキセチン	292
ビフィズス菌	183, 192	フルチカゾン	28, 29
皮膚感染症	55	フルニトラゼパム	282〜286
鼻副鼻腔炎	131	フルバスタチン	219〜221
皮膚軟部組織感染症	54, 80, 84	フルボキサミン	289, 292, 295, 296
鼻噴霧ステロイド薬	25, 26, 28, 30	フレカイニド	341
鼻閉	10, 11, 26	プレガバリン	96, 336, 343
ピペラシリン・タゾバクタム	61	プレドニゾロン	51
びまん性汎細気管支炎	128	プロクロルペラジン	361
病態別栄養剤	251, 252, 255	プロスタグランジン製剤	104
ビランテロール	137, 139	フロセミド	166
ビルダグリプチン	242, 243	プロトンポンプ阻害薬（PPI）	
鼻漏	10, 11		97, 104, 164, 165
頻尿	16	プロバイオティクス	192, 194
ファビピラビル	19	プロピルチオウラシル	365
不安障害	287, 293, 375	プロプラノロール	118, 120, 123
不安定狭心症	215, 271	ブロマゼパム	303, 304
フィルグラスチム	5	ブロムヘキシン	126〜128
フェキソフェナジン		ベーチェット病	106, 107
	26, 29, 36〜38, 40, 45, 47〜50	ベクロメタゾン	137, 138, 144, 145
フェキソフェナジン・プソイドエフェドリン 47		ベシル酸ベポタスチン	26, 40
		ベタメタゾン	51

ペニシリン	67	ミダゾラム	286
ベラパミル	118	ミチグリニドカルシウム	239
ペラミビル	19, 20, 22	ミノサイクリン	74
ペルフェナジン	311	ミノドロネート	261
ベルベリン塩化物水和物	192	耳鳴り	290
変形性関節症	98	ミルタザピン	29, 300
片頭痛	117, 119〜121	ミルナシプラン	29, 295, 298
ベンゾジアゼピン系抗不安薬	301, 303, 305	無顆粒球症	308
ペンタゾシン	93, 100	胸焼け	163
便秘	96, 170, 171, 174, 175, 288〜290, 309, 318, 338, 359	メキシレチン	336, 341〜343
		メキタジン	37, 40
ボグリボース	239	メサドン	324
発赤	103	メトクロプラミド	362
ポビドンヨード	13	メトトレキサート	79
ホルモテロール	137, 139, 150, 151	メトホルミン	225, 227, 245〜247, 249
		メトロニダゾール	279
ま 行		メフロキン	377〜380
マクロライド系抗菌薬	63, 64	めまい	120, 132, 192, 288, 290, 309, 375
末梢神経障害	100	免疫栄養剤	256, 258
末梢動脈障害	224	免疫調整経腸栄養剤	251
まひ性イレウス	338	網膜症	224
マプロチリン	289	モキシフロキサシン	59, 61, 62, 65, 70, 71
マラリア	374, 375, 377	モメタゾン	28, 31, 138, 144, 145
慢性肝疾患	23, 77	モルヒネ	132, 134, 317, 322, 324, 326, 361
慢性気管支炎	131	モンテルカスト	27, 28, 139
慢性下痢	258		
慢性腎臓病	105, 258, 380	**や 行**	
慢性腎不全	23	薬剤性粘膜潰瘍	268
慢性蕁麻疹	42, 49	薬剤性副腎不全	51
慢性頭痛	100	腰痛	88, 91, 99, 104
慢性咳	130, 133, 134	ヨーグルト	181, 186, 188
慢性腸管炎症	165	抑うつ症状	375
慢性疼痛	100, 287, 290	四環系抗うつ薬	287, 289
慢性閉塞性肺疾患	20, 23, 66, 132, 154, 155, 159		
慢性便秘治療薬	179	**ら 行**	
		ライ症候群	9
ミアンセリン	289	酪酸菌	183, 192
ミグリトール	239	ラクツロース	175
ミソプロストール	163		

ラクトミン	183, 192	レパグリニド	225
ラニナミビル	19, 20, 22	レバミピド	167
ラベタロール	122	レボカバスチン	32
ラベプラゾール	164	レボセチリジン	27, 29
ランソプラゾール	164, 165, 167	レボチロキシン	166
		レボフロキサシン	62, 69, 71, 80
リキシセナチド	239	ロイコトリエン拮抗薬	136, 139～141
リザトリプタン	122	ロキシスロマイシン	66, 67
リシノプリル	199, 200	ロキソプロフェン	93, 99
リスペリドン	311, 316	ロサルタンカリウム	206
リセドロネート	263	ロスバスタチン	214～216, 219～221
リドカイン	349	ロフェコキシブ	109, 112, 113
リナグリプチン	226, 241～244	ロフェプラミン	288
リネゾリド	76, 77, 82, 84	ロフラゼプ	303
リファンピシン	74, 80, 84	ロペラミド塩酸塩	191, 193
緑内障	41	ロメリジン	119, 122
リラグルチド	239	ロラゼパム	303
		ロラタジン	27, 28, 31
ルセオグリフロジン	227		
ルビプロストン	179	**わ行**	
レスピマット製剤	154, 160	ワルファリンカリウム	3, 296
レスピラトリーキノロン	61		

[編者略歴]

＊岩田健太郎　Kentaro Iwata
神戸大学都市安全研究センター感染症リスクコミュニケーション分野
神戸大学医学研究科微生物感染症学講座感染治療学分野
神戸大学医学部附属病院感染症内科
神戸大学医学部附属病院国際診療部

島根県生まれ。島根医科大学（現・島根大学）卒業。沖縄県立中部病院，ニューヨーク市セントルークス・ルーズベルト病院内科，同市ベスイスラエル・メディカルセンター感染症科，北京インターナショナルSOSクリニック，亀田総合病院を経て現職。

薬のデギュスタシオン ── 製薬メーカーに頼らずに薬を勉強するために

2015年11月20日　第1版第1刷 ©
2018年6月10日　第1版第7刷

編　集　岩田健太郎
発行者　宇山閑文
発行所　株式会社　金芳堂
　　　　〒606-8425 京都市左京区鹿ヶ谷西寺ノ前町34番地
　　　　振替　01030-1-15605
　　　　電話　075-751-1111（代）
　　　　http://www.kinpodo-pub.co.jp/
組　版　株式会社　データボックス
印　刷　株式会社　サンエムカラー
製　本　有限会社　清水製本所

落丁・乱丁本は直接弊社へお送りください。お取替えいたします。

Printed in Japan
ISBN978-4-7653-1656-9

JCOPY ＜(社)出版者著作権管理機構　委託出版物＞
本書の無断複写は著作権法上での例外を除き禁じられています。複写される場合は，そのつど事前に，(社)出版者著作権管理機構（電話 03-3513-6969，FAX 03-3513-6979，e-mail: info@jcopy.or.jp）の許諾を得てください。

●本書のコピー，スキャン，デジタル化等の無断複製は著作権法上での例外を除き禁じられています．本書を代行業者等の第三者に依頼してスキャンやデジタル化することは，たとえ個人や家庭内の利用でも著作権法違反です．

好評発売中

診断のゲシュタルトとデギュスタシオン

［編集］岩田健太郎

A5判・296頁　定価（本体3,200円＋税）
ISBN978-4-7653-1566-1

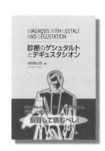

ゲシュタルト診断とは「見た目診断」である。診断を各要素（所見等）の構造物（ゲシュタルト）として捉え，診断のプロセスをブラインドテスト（デギュスタシオン）になぞらえて，日常診療で出会う病気の全体像を解説した。病気のイメージがよく伝わってきて，診療現場で役立つ読んで楽しい面白い本！初学者の診断方法の確立，思考プロセスでの新しい指針，若い医師の基本的スキルの向上，ジェネラリスト的医療センスの向上などに役立つ。

診断のゲシュタルトとデギュスタシオン2

［編集］岩田健太郎

A5判・314頁　定価（本体3,300円＋税）
ISBN978-4-7653-1616-3

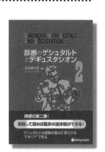

ベストセラー「診断のゲシュタルトとデギュスタシオン」の第二弾である。
新しい執筆者も加わり内容はさらにパワーアップした。
"名医"たちは患者のどこを診て，何を考え，疾患をどう診ているのか？
「臨床医のためのオムニバス」！
臨床診断の洞察的な目を追体験しながら，診断の困難と楽しみを同時に再発見できる。

金芳堂　刊